神经外科进展与技术标准
总主编　Concezio Di Rocco

经颅内镜手术
Endoscope-controlled Transcranial Surgery

提高术中可视化的标准
Advancing the Standard of Intraoperative Visualization

主　编　Waleed Abdelfattah Azab
主　审　万经海
主　译　郭致飞　赵　兵
副主译　夏　亮　何　洁
译　者（按姓氏笔画排序）
　　　　何　洁　安徽医科大学第二附属医院 神经外科
　　　　周青青　荆州市第一人民医院 神经外科
　　　　赵　兵　安徽医科大学第二附属医院 神经外科
　　　　夏　亮　浙江省肿瘤医院 神经外科
　　　　郭致飞　安徽医科大学第二附属医院 神经外科
　　　　童南阳　浙江省肿瘤医院 神经外科
校　者（按姓氏笔画排序）
　　　　万经海　中国医学科学院肿瘤医院 神经外科
　　　　王嘉炜　中国医学科学院肿瘤医院 神经外科
　　　　刘　奇　中国医学科学院肿瘤医院 神经外科
　　　　刘昂斯　中国医学科学院肿瘤医院 神经外科
　　　　杨　明　中国医学科学院肿瘤医院 神经外科
　　　　陈雨佳　中国医学科学院肿瘤医院 神经外科
　　　　孟肖利　中国医学科学院肿瘤医院 神经外科
　　　　惠　珂　中国医学科学院肿瘤医院 神经外科
　　　　蔡洪庆　中国医学科学院肿瘤医院 神经外科

人民卫生出版社
·北京·

版权所有，侵权必究！

图书在版编目（CIP）数据

经颅内镜手术 /（科威特）瓦利德·阿卜杜勒法塔赫·
阿扎布（Waleed Abdelfattah Azab）主编；郭致飞，赵兵
主译. -- 北京：人民卫生出版社，2025. 6. -- ISBN
978-7-117-38112-3

Ⅰ. R651. 1

中国国家版本馆 CIP 数据核字第 20253JS891 号

| 人卫智网 | www.ipmph.com | 医学教育、学术、考试、健康，购书智慧智能综合服务平台 |
| 人卫官网 | www.pmph.com | 人卫官方资讯发布平台 |

图字：01-2025-0556 号

经颅内镜手术
Jinglu Neijing Shoushu

主　　译：郭致飞　赵　兵
出版发行：人民卫生出版社（中继线 010-59780011）
地　　址：北京市朝阳区潘家园南里 19 号
邮　　编：100021
E - mail：pmph @ pmph.com
购书热线：010-59787592　010-59787584　010-65264830
印　　刷：北京盛通印刷股份有限公司
经　　销：新华书店
开　　本：710×1000　1/16　　印张：15
字　　数：277 千字
版　　次：2025 年 6 月第 1 版
印　　次：2025 年 7 月第 1 次印刷
标准书号：ISBN 978-7-117-38112-3
定　　价：150.00 元

打击盗版举报电话：010-59787491　E-mail：WQ @ pmph.com
质量问题联系电话：010-59787234　E-mail：zhiliang @ pmph.com
数字融合服务电话：4001118166　E-mail：zengzhi @ pmph.com

中文版序

近二十年来，我国颅底内镜技术的发展十分迅速，垂体腺瘤、颅咽管瘤和脊索瘤的内镜手术已经进入世界前列。相比之下，经颅内镜技术发展相对滞后。因为，脑实质不能像鼻腔鼻窦那样为内镜提供手术通道和操作空间。近年来，我国大的神经外科中心也逐步开展经颅内镜技术，但整体发展不平衡。为了进一步推广经颅内镜技术，万经海、郭致飞、赵兵教授组织翻译了《经颅内镜手术》一书。

Springer 出版社出版的"神经外科进展与技术标准"系列丛书每年出版一卷，在国际上很有影响力，推动了全球神经外科新技术、新进展的推广应用。迄今为止，已经出了 52 卷。第 52 卷即《经颅内镜手术》。该书先介绍了内镜与显微镜的光学比较、传导束成像和荧光造影的应用以及颅底内镜解剖，然后重点介绍了不同部位（脑内、颅底、脑室、纵裂、脑桥小脑角、松果体区）、不同病变（肿瘤、血肿、动脉瘤、蛛网膜囊肿以及脑神经疾病）的经颅内镜手术策略与技巧，对经颅内镜技术的推广应用很有意义。

我认真阅读了此书，觉得内容很好，值得推荐。希望该书的出版对我国经颅内镜技术的推广普及起到积极作用。

北京市神经外科研究所
首都医科大学附属北京天坛医院
2025 年

中文版前言

近二十年来，神经内镜技术的发展十分迅速，宽广的视野、良好的照明、高清晰的图像显示明显提高了手术的安全性和有效性。特别是经鼻内镜技术，逐渐改变了垂体腺瘤、颅咽管瘤脊索瘤等颅底肿瘤的传统手术方式，同时大大提高了肿瘤全切除率，降低了手术并发症的发生率。相比之下，除脑室镜外的经颅内镜技术发展相对滞后。因为，脑实质不能像鼻腔鼻窦那样为内镜提供手术通道和操作空间。

近年来，有文献报道，采用圆形或卵圆形桶状脑牵开器（endoport）代替脑压板，在脑实质内构建手术通道，在内镜下切除肿瘤（通道技术），避免大范围切开脑皮层，可以360°均匀撑开脑组织，降低脑牵拉损伤；神经内镜可以抵近观察，照明、放大更好，能够提高手术效果。还有报道，通过微骨窗开颅，利用颅内自然间隙如颅底脑池、纵裂、四叠体池进行相应病变的内镜手术，能够明显减少医源性脑损伤。经颅内镜技术逐渐引起了人们的关注。我国大的神经外科中心也逐步开展经颅内镜技术，但整体发展不平衡。

为了进一步推广和规范经颅内镜技术，我们组织翻译了本书，意在介绍国际经颅内镜手术理念与手术技巧，供国内同仁开展经颅内镜技术借鉴和参考。受译校者水平限制，本书翻译过程中一定存在一些不足，甚至错误，恳请读者批评指正。

郭致飞
安徽医科大学第二附属医院

万经海
国家癌症中心/中国医学科学院肿瘤医院
2025年

原著前言

困难不在于开发新想法,而在于摆脱旧想法。

John Maynard Keynes(1883—1946)

几十年来,手术显微镜一直是颅内手术可视化的金标准。它前所未有地显示了颅内复杂的正常和病理解剖结构的许多细节,并为探索无限的新手术视野铺平了道路。

显微镜虽然存在固有的缺点,但自从用于脑外科手术以来,几乎一直是唯一的可视化方法。手术显微镜最显著的缺点之一是,在通过由有限的骨瓣、皮质切口和重要的神经血管结构限制的小通道进行脑手术时,术野周边的光能会部分损失。现在很少人骨瓣开颅进行脑部手术,大多数颅脑显微手术都是小骨窗暴露。因此在显微镜下手术时,术者会感觉到照明度和清晰度较低。

在颅脑显微手术中使用显微镜以外的光学设备要通过有限的暴露进行操作,同时实现对手术区域内的结构进行可视化和控制。早期的尝试表明,小骨窗暴露时,内镜为可视化问题提供了一种解决方案。硬质内镜因其光学特性、设计和小直径,可以更靠近视野中的手术目标,提供更好的照明和清晰度。然而,内镜控制手术并没有得到太多的普及,因为外科医生不习惯应用它。有人认为,内镜会使手术通道更加拥挤和操作空间更加狭小;也有人认为,内镜镜头后方的结构不可见(镜后盲区),手术器械的进出会损伤周围结构。

尽管有这样的观点,但这种手术理念是适用的,并有许多优势。在我看来,这些优势对于提高显微手术的可视化水平是不可或缺的。从这个角度来看,这本书的构思出来了,我邀请了采用这种策略的神经外科同道们来撰写本书,尽可能多地介绍内镜控制的经颅手术。这是为了以一种实用的方式展示这种手术方法的优势,使读者和神经外科从业医生更接近这一想法。

这本书包括多个章节,涵盖了在全内镜控制下颅脑手术的多种手术方法。我希望它能阐明一种不同且更好的策略,旨在提高经颅手术的术中可视化标准。

Waleed Abdelfattah Azab

目 录

第一章
神经外科手术显微镜和硬质内镜的光学比较

Athary Saleem, Nathan S. Chisvo, Waleed Yousef, and
Waleed Abdelfattah Azab

1.1　手术显微镜

　　19 世纪，显微镜首次以放大镜眼镜的形式引入手术 [1]。1921 年，斯德哥尔摩的耳鼻喉科医生 Carl Nylen 首次在手术中使用显微镜治疗慢性中耳炎 [2]。第一台双目显微镜是由 Gunnar Holmgren 使用独立光源开发的。多年来，耳鼻喉科医生一直在推动显微镜的发展 [3,4]。1952 年，蔡司由 Hans Littman 开发了他们的新型显微镜，用户可以在不更换目镜或改变工作距离的情况下改变显微镜的放大倍数，新的显微镜型号是 OPMI 1 [3,5]。

　　手术显微镜不断发展，1957 年 Theodor Kurze 在一例 5 岁儿童的面神经鞘瘤切除手术中首次将其引入神经外科 [3-5]。1966 年，Yasargil 参观了伯灵顿的显微外科研究实验室。在那里，他是第一个利用显微镜进行颞浅 - 大脑中动脉搭桥手术的人。Yasargil 进一步优化显微镜，使显微镜头部能够手动倾斜 [4]。现代显微镜发生了巨大的变化，采用了更先进的光学技术，包括更清晰的复消色差透镜、自动对焦、更长的景深和更强的电动变焦。特别是放大和聚焦照明功能对于观察小神经和血管结构的复杂细节至关重要 [3]。手术显微镜的其他优点包括提供解剖细节的放大和同轴照明 [6,7]。

　　手术显微镜的放大倍数从极低（2～5 倍）到超过 50 倍不等，并且采用立体光学设计，通常它们具有 150～300mm 的大焦距，保证了显微镜和手术部位之间足够的操作空间 [8]。

1.2　内镜

　　1806 年，Philipp Bozzini 构思了一种由长管和外部光源组成的仪器，称为"Lichtleiter"或光导体。Lichtleiter 是一个细长的漏斗，另一端有一面反射镜和一根蜡烛，用于观察空腔 [9]，但是 Bozzini 的发明从未用于临床实践。最早报道的使用透镜的内镜被称为膀胱镜，由 Maximilian Nitze 于 1877 年发明，用于通过尿道检查膀胱内部。1932 年，G. Wolf 使用了第一台半柔性胃镜。1959 年，Harold H. Hopkins 发明了用于图像传输的杆状透镜。1963 年，Karl Storz 将用于图像传输和照明的光纤束结合在一起。1992 年，内镜远端装有摄像头的视频内镜问世。在 20 世纪 90 年代末，包括传感器和光源在内的内镜取得了重大进展[6,10-12]。神经内镜的应用因其众多可视化优势而大大增加，包括朝向手术区域的更高强度的光、精确的特写细节展示和更宽的视角[6,7]。

内镜的光学特性可以克服手术显微镜的光学局限性，在同一手术过程中结合两种可视化工具称为内镜辅助显微手术[6,13,14]。内镜辅助显微手术是一种有效的方法，可以增加手术区域的照明，同时增强病理解剖结构的视觉展示[6,7]。目前的硬质内镜甚至可以通过微小的手术通道插入，并生成清晰准确的深层病理图像。它们的直径约为 2～4mm，为显微解剖结构提供充足照明[6]。当一个组件被变焦时，与聚焦功能导致光强降低的显微镜相比，透镜在更明亮的光线下显示了更多微观结构的细节。使用显微镜时，内镜中心轴和更多可视化的结构区域都可以安全地操作[6]。由于这些情况，可以结合手术显微镜和内镜的优点，从而相互减少两种视觉控制系统的弱点[6,15,16]。然而，值得注意的是，虽然成角度的内镜光学系统提供了不同的视角，但手术的挑战不仅在于观察，还在于对远处的结构进行手术和操作[17]。目前的内镜以宽视角为特征，可致鱼眼现象，使内镜尖端前方的结构呈现出三维立体的[6]。

硬质内镜具有刚性轴，能够准确确定其方向，可用于内镜辅助和内镜控制的神经外科手术。带有倾斜轴的内镜器械也是这些手术的理想选择，因为它们为器械操作提供了更多的手术空间。镜头的前部可以倾斜不同的角度，提供 0°、30°、45°、70° 和 120° 的视角[12,13,18]。表 1.1 总结了内镜与手术显微镜的光学特性。

表 1.1　内镜与手术显微镜的光学特性比较

	硬质内镜	手术显微镜
光学设计	• 它使用光纤或数字成像系统来可视化手术区域 • 光纤内镜由数千根玻璃纤维组成，它们传输光线照亮手术部位，并将图像传输回相机 • 数字内镜采用电荷耦合器件或互补金属氧化物半导体传感器将光信号转换为数字图像[18]	• 设计有双目观察系统，提供手术区域的立体视图 • 光路包括物镜、中间透镜和目镜 • 物镜捕获图像并将其投影到中间透镜上，然后中间透镜将图像放大并传输到目镜，以便外科医生进行可视化[19]

续表

	硬质内镜	手术显微镜
视野和放大倍数	• 提供广角视野，通常为 0° 至 120°，以可视化手术视野边界 • 放大倍数是通过数字方式实现的，使外科医生能够以数字方式放大或缩小，而无需更换镜头 • 视野和放大倍数的灵活性增强了外科医生在手术过程中适应不同解剖场景的能力 [20]	• 它们提供可变放大倍数选项，通常从 3 倍到 40 倍不等，允许在不同细节级别检查手术部位 • 更高的放大倍数有助于精确操作和识别复杂的结构 • 较高的放大倍数通常与较窄的视野有关，这限制了外科医生对周围解剖结构的认识 [21]
照明	• 内镜利用 LED 或氙气等集成光源进行照明 • 光线通过内镜的引导装置传播并分散到手术区域 [18]	• 照明是通过同轴光源实现的，通常是氙气灯或 LED 灯 • 光线穿过物镜，聚焦在手术区域 • 同轴设计最大限度地减少了阴影，并提供了均匀的照明 [22]
景深	• 与手术显微镜相比，内镜提供了更大的景深 • 景深的增加允许更宽的聚焦范围，使手术区域的更大一部分能够同时保持清晰聚焦 [20]	• 物镜的数值孔径、工作距离和放大倍数会影响手术显微镜的景深 • 手术显微镜提供浅景深，在操作不同深度的结构时需要精确的焦点调整 [19]

（赵兵 译，刘昂斯　万经海 校）

参考文献

1. Roper-Hall MJ. Microsurgery in ophthalmology. Br J Ophthalmol. 1967;51:408–14.
2. Nylen CO. The otomicroscope and microsurgery. Acta Otolaryngol. 1972;73:453–4.
3. Uluc K, Kujoth GC, Baskaya MK. Operating microscopes: past, present, and future. Neurosurg Focus. 2009;27(3):E4.
4. Kriss TC, Kriss VM. History of the operating microscope: from magnifying glass to microneurosurgery. Neurosurgery. 1998;42:899–907.
5. Schultheiss D, Denil J. History of the microscope and development of microsurgery: a revolution for reproductive tract surgery. Andrologia. 2002;34:234–41.
6. Perneczky A, et al. Keyhole concept in neurosurgery: with endoscope-assisted microsurgery and case studies; 1999. p. 7–27.
7. Perneczky A, Fries G. Endoscope-assisted brain surgery: part 1-evolution, basic concept, and current technique. Neurosurgery. 1998;42:219–24.
8. Anbar M, Spangler R, Scott P. Clinical biophysics. W.H. Green; 1985.
9. Zada G, Liu C, Apuzzo ML. "through the looking glass": optical physics, issues, and the evolution of neuroendoscopy. World Neurosurg. 2013;79(2 Suppl):S3–13. https://doi.org/10.1016/j.wneu.2013.02.001.
10. Assina R, Rubino S, Sarris CE, et al. The history of brain retractors throughout the development of neurological surgery. Neurosurg Focus. 2014;36:E8.

11. Goodrich JT. How to get in and out of the skull: from tumi to "hammer and chisel" to the Gigli saw and the osteoplastic flap. Neurosurg Focus. 2014;36:E6.
12. Kanshepolsky J. Extracranial holder for brain retractors. Technical note. J Neurosurg. 1977;46:835–6.
13. Perneczky A, et al. Introduction. In: Keyhole approaches in neurosurgery. Vienna: Springer; 2008. p. 644. https://doi.org/10.1007/978-3-211-69501-2_1.
14. Punt J. Neuroendoscopy. In: Moore AJ, Newell DW, editors. Neurosurgery. London: Springer Specialist Surgery Series. Springer; 2005. https://doi.org/10.1007/1-84628-051-6_6.
15. Cote M, Kalra R, Wilson T, Orlandi RR, Couldwell WT. Surgical fidelity: comparing the microscope and the endoscope. Acta Neurochir. 2013;155(12):2299–303.
16. Raheja A, Kalra R, Couldwell WT. Three-dimensional versus two- dimensional neuroendoscopy: a preclinical laboratory study. World Neurosurg. 2016;92:378–85.
17. Rigante L, Borghei-Razavi H, Recinos PF, Roser F. An overview of endoscopy in neurologic surgery. Cleve Clin J Med. 2019;86(10):16ME–24ME.
18. Reisch R, Khaw AV, Dincer N, et al. 3DHD technology in neurosurgery: a review. Minim Invasive Neurosurg. 2011;54(5-6):201–6.
19. Gildenberg PL, Krauss JK. Textbook of stereotactic and functional neurosurgery. Springer Science & Business Media; 2013.
20. Zada G, Kim AH, Governale LS, Laws ER. Advances in endoscopic neurosurgery. J Neuro-Oncol. 2011;101(3):323–32.
21. Lee JY, Cho JH, Joo JD, et al. Comparative analysis of the accuracy of different minimally invasive placement techniques for freehand pedicle screw installation in the lumbar spine. J Neurosurg Spine. 2011;14(1):1–7.
22. Haque R, Sharma BS, Mathuriya SN. Microscope-integrated indocyanine green video angiography in the surgical management of cerebral arteriovenous malformations: an initial experience. Neurol India. 2011;59(3):394–8.

第二章
纤维束荧光成像和共聚焦内镜下的脑肿瘤解剖

Alvaro Cordoba

学习目标

♦ 了解脑白质和肿瘤位置深层解剖的有用性。

♦ 学习内镜技术以及如何将其与离体组织学相结合。

♦ 改善脑肿瘤切除的边界。

♦ 扩大神经外科学科的目标。

2.1 介绍和发展历程

2.1.1 共聚焦显微镜的演变

美国科学家和发明家 Marvin Minsky 于 1955 年首次引入共聚焦显微镜，并证明了通过针孔和探测器组合可以获得光学截面，从那时起，在过去的 60 年里，基于针孔等效物阻挡离焦光的原理，已经发展了许多共聚焦显微镜。

脑肿瘤手术后患者的存活率在很大程度上取决于切除的程度，然而，外科医生在手术中辨认健康脑组织与病变组织仍然面临挑战。显微镜技术的改进，以及新型荧光剂的开发，正在帮助神经外科医生克服这些困难，使我们在肿瘤切除过程中能够更好地辨认肿瘤边界。

据报道，多模态脑导航宽视野荧光图像引导手术（fluorescence image-guided surgery，FIGS）在胶质瘤切除、解剖学辨识方面具有许多优势，但它确实存在限制其实用性的一些不足。高分辨率共聚焦显微内镜（17WFNS_17.indd）最近被应用在神经外科手术中，并显示出脑肿瘤切除的优势。随着这项技术的不断改进和在手操作过程中的应用，神经外科医生感觉更加舒适，共聚焦显微内镜有助提高肿瘤切除效果和改善患者的预后。尽管使用了术中磁共振成像（magnetic resonance imaging，MRI）和宽视野荧光图像引导手术等成像技术，但文献报道的肿瘤全切除率仍然很低。如前所述，一个主要原因是这些宽视野成像技术缺乏分辨率，也缺乏灵敏度，无法检测这种弥漫性肿瘤边缘的弥散性肿瘤细胞,因此神经外科医生面临着需要主观判断影像学强化程度以确定适当的手术切除边界的挑战。对于单个的外科医生或多个外科医生之间来说,这个过程既不是定量的,也不是可重复的。应用轴外多模态脑导航技术,依据肿瘤大体外观、结合显微解剖,可以辨别瘤脑界面。然而,其他病变不太容易区分,特别是在先前治疗过、脑水肿或微浸润的情况下,对于胶质瘤和更高级别的肿瘤尤其如此。除了识别肿瘤边界外,术中确定肿瘤分级和组织学亚型的经验至关重要,尤其是脑膜瘤。根据大体组织特征确定切除范围是不够的,神经导航可能因大脑移位而不可靠。在伴有脑水肿的胶质瘤患者内镜手术中,由于术前MRI 或立体定向活检都无法可靠预测肿瘤分级,因此,一些人主张在胶质瘤切除过程中使用冷冻切片病理学来确认组织分型,然而这很耗时,并且依赖于侵入性活检。术中冷冻切片分析可能会产生误导或无法诊断,特别是在切除过程中出现机械性组织破坏的情况下,这种诊断的不可预测性因胶质瘤的固有异质性而进一步复杂化,低级别肿瘤基质中可能存在高级别胶质瘤细胞,有的学者建议需要定量测量原卟啉Ⅸ(protoporphyrin Ⅸ,PpⅨ)荧光,例如使用光谱测量探针。为了克服复杂中线处和中线外的脑肿瘤切除术中的这些困难,最新研究将常规术后神经病理学方法转化为实时术中技术。这就不可避免地促使了一种潜在的强大的新生事物的发展,即宽视野术中高分辨率光学切片显微镜或共聚焦显微镜。

2.2　解剖学亮点和临床应用

♦ 深入了解白质传导束。
♦ 传导束和肿瘤定位的解剖关系。
♦ 共聚焦内镜的多模态方法。
♦ 脑肿瘤显微解剖。

　　尽管成像技术取得了巨大进步,但在过去,大量学者的解剖学研究描述并没有停止,这成为最重要的知识来源。自 1982 年以来,解剖学教师的经验证实了这一点。1684 年,Raimond Vieussens 描述了脑传导束(图 2.1 和图 2.2),然后在 1932 年,Joseph Klinger 通过其他技术证实了它们。

　　目前,它们被应用于唤醒手术过程以及功能性 MRI 规划肿瘤手术入路中。这些技术的结合,再加上内镜和显微内镜,使得术中监测技术能够通过多学科途径实现。

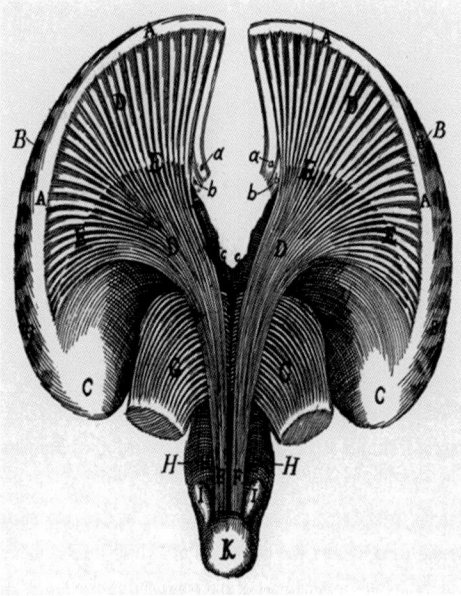

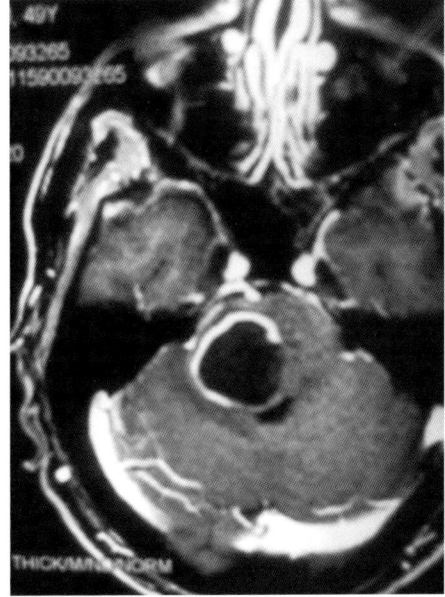

图2.1　Raymond VIEUSSENS（1641—1716），全部神经束图谱（1684）（通过在水中／油中煮沸固定）

图2.2　恶性桥脑病变伴中心坏死水肿

2.3　方法

　　共聚焦显微镜是一种光学成像技术，它使用点照明和空间针孔来消除比焦平面厚的样本中的离焦光，从而提高光学显微镜之外的光学分辨率，并检测非常接近焦平面的荧光产生的光。术中共聚焦显微镜使这种方法小型化，能够在细胞水平上以空间分辨率显示活组织细胞结构，最终，让医生实时看到活检图像，以帮助立即做出手术决策。这种显微镜可以直接与组织接触，实时定量标记细胞的存在，而不需要切除活检和耗时的组织病理学检查。虽然后来才成为神经外科设备的一部分，但该技术已被广泛使用，并已被证明在中枢神经系统以外的各种身体区域都是可行的，包括结肠、胰腺、胃和肺泡。在神经外科，分辨和检测标记细胞稀疏亚群的能力，如胶质瘤弥漫边缘的肿瘤细胞，可以提供一个标准化的定量指标，神经外科医生最终可以通过该指标优化他们的肿瘤切除手术，并客观地确定他们手术的明确"切除范围"。共聚焦显微内镜的使用受到器械尺寸和神经外科医生术中整合难易程度的限制（图2.3）。

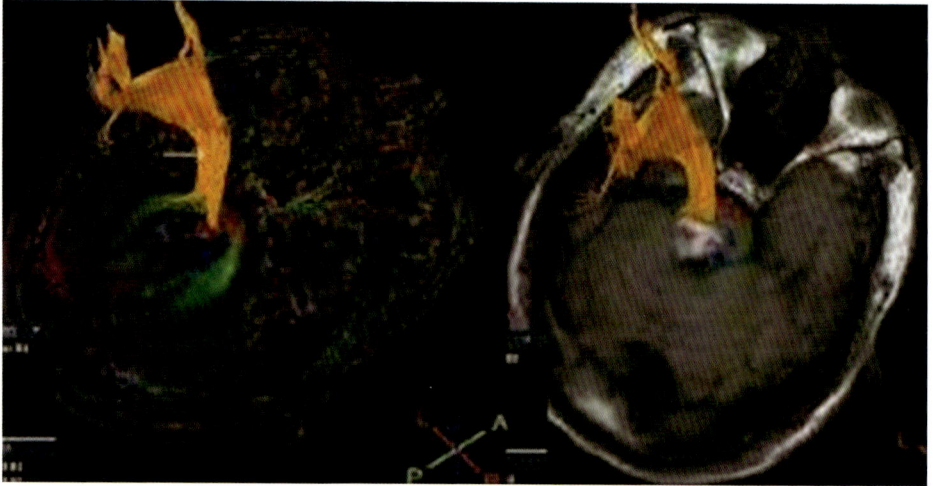

图 2.3 低级别胶质瘤 MRI

　　直到最近,所需设备的大小还限制了该技术,只能在台式环境中检查切除的组织样本或分离的细胞。然而,较新的技术具有纤维光学和微观微型化的特点,大大扩大了其便携性和在体内临床环境中的适用性。这些系统现在由一个微型手持探头和一个带液晶屏的可移动工作站组成,使用单根光纤作为照明光源和探测器,获取高分辨率图像后,并将其与小型化扫描和光学系统相结合。因此,共聚焦显微内镜在胃肠道中的广泛使用。在很大程度上是因为该技术易于整合到传统视频内镜的远端。膀胱黏膜、皮肤和眼睛也用体内共聚焦显微镜进行了类似的研究。最近,体内共聚焦显微镜已被用于机器人辅助的根治性前列腺切除术。

　　显微镜设计经历了许多修改,以实现光学切片,如多光子激发、单轴共聚焦显微镜、双轴共聚焦(dual axis confocal,DAC)显微镜和结构照明。扫描机制设计也有所不同,包括近端扫描相干纤维束、5 个远端扫描纤维尖端。市面上有几种共聚焦显微镜系统,包括 Cellvizio 和 Optiscan FIVE 1,这两种系统都已用于神经外科。凤凰城巴罗神经研究所(Barrow Neurological Institute,BNI)的研究人员使用的 Optiscan 系统是第一台用于人体活体脑肿瘤切除的显微镜,Optiscan 具有 475μm × 475μm 的视场和 250μm 的焦平面深度。由于用于成像的独特共振扫描机制,这种显微镜有时在一定程度上也受到慢帧率(0.8 帧 /s)的限制导致运动伪影,并使该装置的临床使用效果降低。Cellvizio 是基于相干纤维束技术的 3 微型显微镜,这些共聚焦显微镜将束内的每根光纤视为一个单独的共聚焦针孔,对失焦和散射光进行空间滤波用于中等深度组织的高对比度成像。近端扫描使装置的远端尖端非常小（0.5～3mm）且灵活，这些技术的一个缺点是，它们通常不允许对焦平面进行轴向调整，因为这样做的机制会显著增加这些装置远端的尺寸。虽然深入成像的能力不是术中确定组织状态的必要条件，但在手术中调整光学切片设备的焦平面具有实际优势。例如，轴向成像深度的调整允许外科医生搜索最佳成像平面，在该平面内，手术损伤组织最小，信号水平和对比度最佳。基于纤维束的入路的另一个局限性是，目前的纤维束制造商使用的玻璃纤维在 405nm 激发时会产生较大的自发荧光背景，在其他激发波长（如 488nm）下，虽然自发荧光背景不明显，但自发荧光背景限制了这些技术用于成像 5- 氨基酮戊酸（5-aminolevulinic acid，5-ALA）诱导的 PpⅨ荧光的能力，其中最佳吸收峰在 405nm 处。Optiscan 和 Cellvizio 都使用 488nm 的激发光，而 Cellvizio 还使用 660nm 的单波段激发光。EndoMAG1 也已被评估用于神经外科，圆形扫描场覆盖 300μm×300μm，扫描深度为 80μm。除了利用传统单轴共焦方法的微型光学切片设备外，最近还在努力开发一种使用被称为 DAC 显微镜或分光瞳共聚焦显微镜的另外一种共聚焦结构的术中显微镜。在 DAC 架构中，照明和收集光束路径在空间上是分开的，这与典型显微镜的常见路径配置相反。模拟和实验表明，DAC 配置在组织的光学切片对比度方面具有一定的优势，包括与传统的单轴共聚焦显微镜相比，能够在更深的深度成像。此外，双轴设计利用低数值孔径（numerical-aperture，NA，亦称弱聚焦）光束，而不是传统共聚焦显微镜首选的高 NA 光束，使其在便携式设备中具备直径范围为 3～10mm 的可扩展性。这些设备利用微型微电子机械系统（microelectronic mechanical system，MEMS）扫描镜来扫描组织内的图像。MEMS 扫描显微镜已被证明能够实现高帧率（高达 30Hz）成像，这在临床环境中有利于减少手持使用过程中的运动伪影和图像模糊。手持式（即笔大小）便携式共聚焦激光显微内镜（confocal laser endomicroscopy，CLE）正在脑肿瘤手术中得到应用[1-8]，因为它能够在肿瘤切除过程中实时显示具有亚细胞分辨率的组织的精确组织病理学信息[8-13]。CLE 是一种与荧光药物或探针结合使用的荧光成像技术，虽然荧光剂已广泛地被用于胃肠病学和其他医学专业的 CLE，但由于潜在的毒性，荧光剂的选择在体内人脑使用方面受到限制[8,9,11,14]。目前批准用于人脑体内的荧光染料包括荧光素钠（fluorescein sodium，FNa）、吲哚菁绿和 5-ALA[9,15,16]。其他荧光染料，如吖啶橙、吖啶黄（acriflavine，AF）和甲酚紫，可用于离体的人脑组织[12,17]。在神经外科肿瘤学中，CLE 已被用于在切除过程中快速获取有关肿瘤组织细胞的光学和结构信息，并探查瘤床情况[12,13]，系统操作的细节在前面已经详细描述[8,12,13,18,19]。简而言之，神经外科医生可以用手握住 CLE 探头，用柔性仪器支架将其固定到位，或将探头滑过组织表面以获得"光学活检"结果，图像采集速度在每秒 0.8～20 帧，具体取决于特定 CLE 系统的运转。结合纤维束造影，外科医生可以随时将探头置于固定位置并进行肿瘤的切除，然后根据需要方便地取下探头（图 2.4、图 2.5 和图 2.6）。CLE 成像被认为可能有利于评估肿瘤边缘区域或检查可疑的功能性侵袭肿瘤切除过程末期附近的脑皮层。

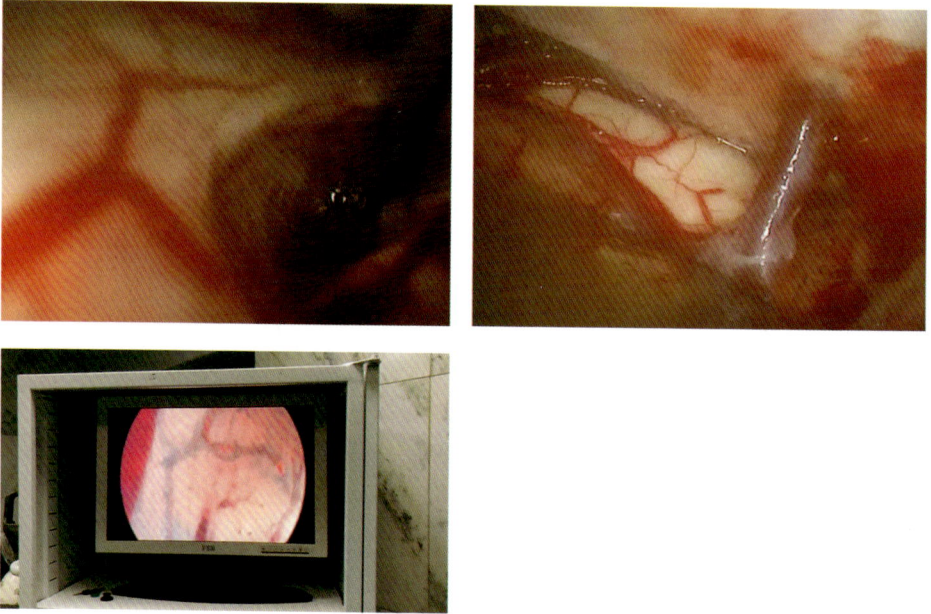

图2.4 使用 MRI 纤维束成像和导航联合进行手术入路的规划

图2.5 Andrea 共聚焦系统的内镜图像同时显示有用的解剖结构和血管渗透性表现

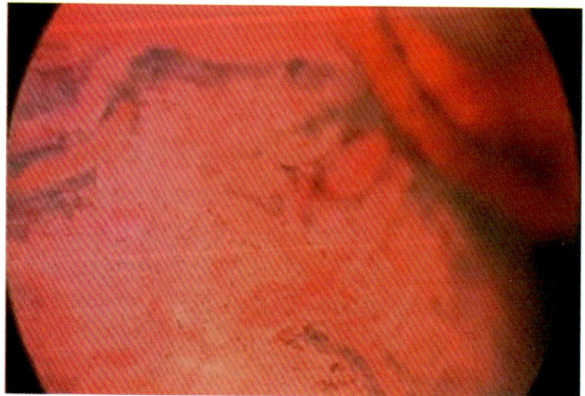

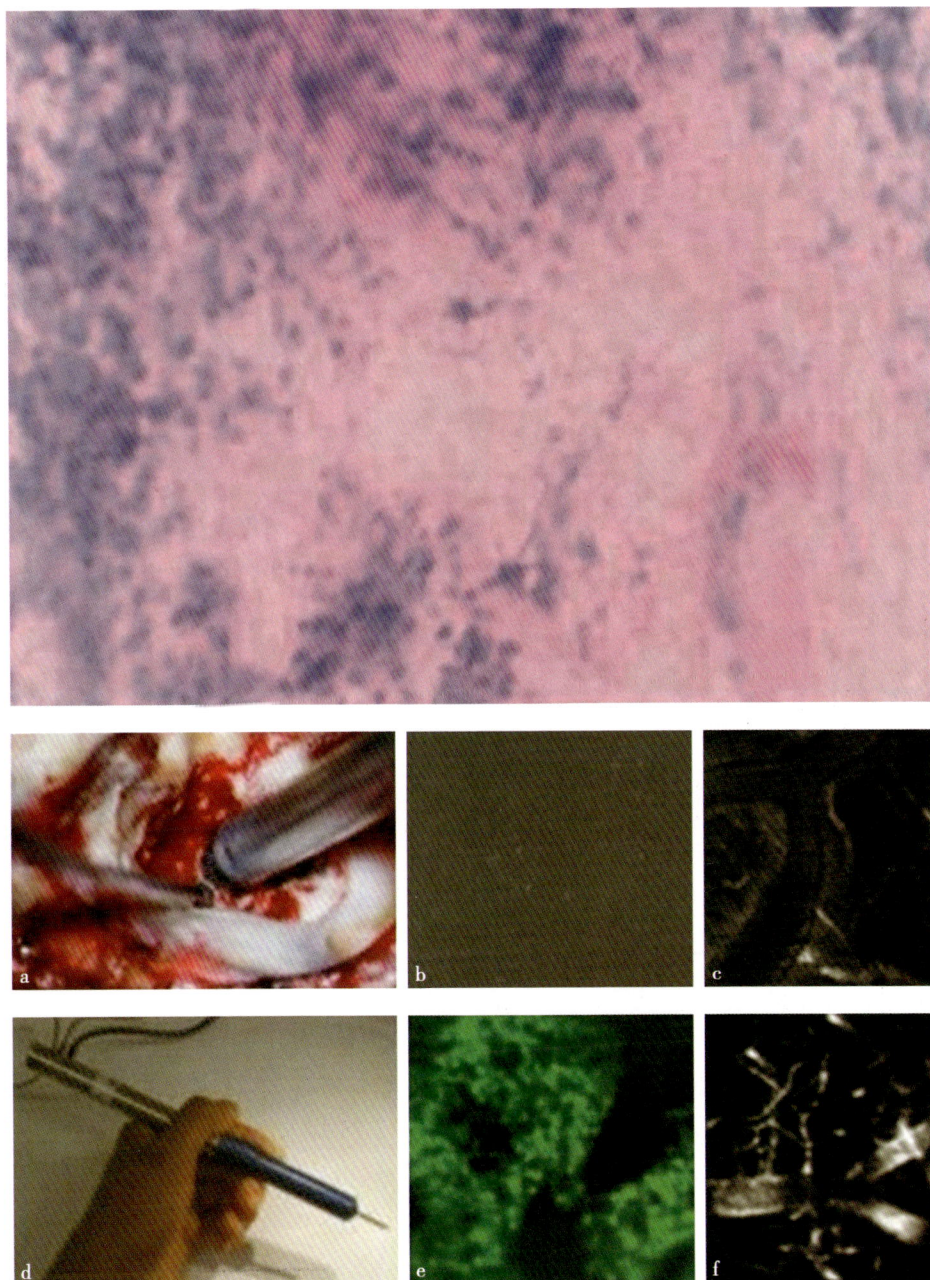

图2.6 共聚焦内镜神经导航的多模态方法

图像显示在连接到系统的触摸屏监视器上（图 2.7、图 2.8 和图 2.9）。神经科医生使用脚踏板模块来控制扫描和图像采集的深度，助手还可以使用触摸屏控制图像的采集。CLE 图像可以被处理并呈现为静止图像、数字视频循环播放或三维数字立体成像。

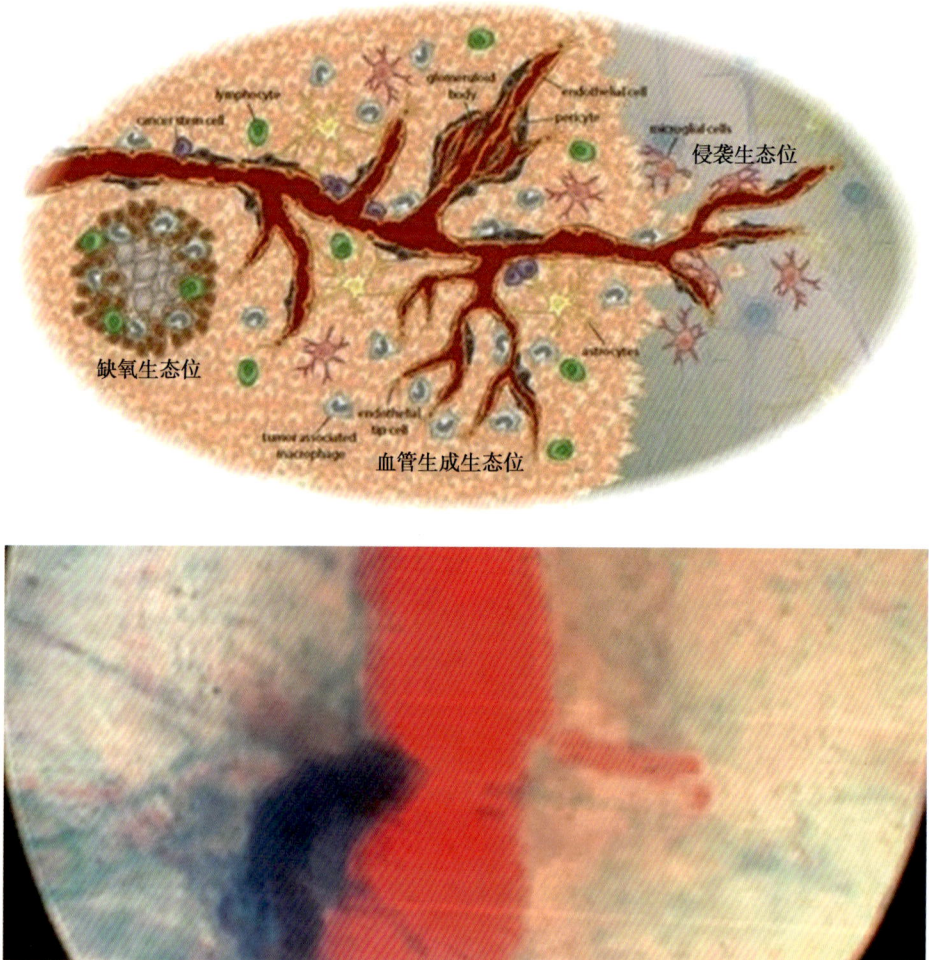

图 2.7　高级别胶质瘤的共聚焦光学图像。显示血管侵袭和血管周边被染色的外膜细胞

CLE 是一种有前景的技术，其目的是优化或最大限度地增加恶性浸润性脑肿瘤的切除和 / 或提高组织活检的阳性率。在手术过程中，当探查肿瘤边界区域或肿瘤切除后瘤床内可能存在残余恶性或扩散肿瘤的组织时，CLE 可能具有特殊价值 [5]。使用激光扫描共聚焦显微技术（laser scanning confocal endomicroscopy,

LSCE）体外诊断多形性胶质母细胞瘤（glioblastoma multiforme，GBM）时，符合世界卫生组织（World Health Organization，WHO）的所有显微镜标准（即细胞数量 / 密度标准、细胞多形性、有丝分裂图、微血管增生和假栅栏坏死）。LSCE 还发现了 GBM 中的其他特征，如在选定标本中，周围坏死的栅栏状肿瘤细胞、巨细胞和纤维状肿瘤基质 / 血管中的细胞凋亡图。

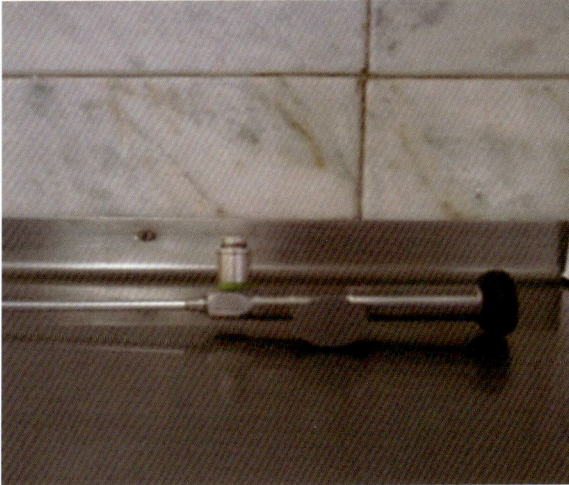

图 2.8　共聚焦组织学和血管结构的不同技术

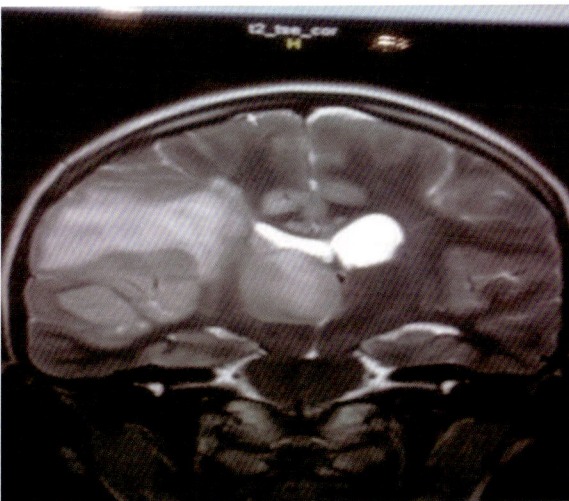

图 2.9　恶性胶质瘤的肿瘤侵袭。不同类型细胞的组合

2.4　讨论

尽管迄今为止液体单晶弹性体（liquid single-crystal elastomer, LSCE）已在体内成功应用，但要将该技术完全纳入神经外科手术室，仍有许多工作要做。我们认为，未来的进展将主要来自 3 个领域：用于体内肿瘤成像的荧光和非荧光技术；提高共聚焦内镜技术的成像质量、深度和易用性；在神经外科和神经病理学工作流程中改进 LSCE 技术的整合。2010 年，Schlosser 等 [20] 报道了 LSCE（他们称之为神经激光显微镜）在人脑组织中的首次应用，本研究检查了 9 名胶质母细胞瘤（GBM）患者，并将 LSCE 检查结果与离体脑组织样本的常规组织病理学结果进行了比较，在脑肿瘤标本切除后立即在手术中使用 LSCE，然后将标本送去用于常规组织病理学检查［即苏木精 - 伊红（H&E）染色、周期性酸性希夫染色、银浸渍和 / 或免疫组织化学染色］。在 LSCE 检查之前，将盐酸阿克拉韦局部应用于离体组织样本，通过这项技术，Schlosser 等能够通过增强的渗透性和滞留效应主要观察荧光素和 ICG，这意味着由于血脑屏障的破坏和泄漏增加，荧光素优先被肿瘤组织吸收。另一方面，使用 5-ALA 可通过细胞内荧光检测肿瘤细胞，但其区分肿瘤边缘的能力有些不足，部分原因是难以辨别的肿瘤边界附近的荧光水平（图 2.10）。目前可用的这 3 种荧光剂的循环时间也有限，很容易扩散到间隙空间中或从间隙空间中扩散出来。

术中共聚焦显微镜结合专门用于肿瘤生物标志物的分子成像探针，未来可能在神经外科 LSCE 应用中发挥重要作用。已被研究用于脑肿瘤的分子探针可分为 3 种功能类别：肽、抗体和纳米粒子。这些探针的有效性和适用性是基于它们对肿瘤组织的选择性、对光漂白和自发荧光的抗性（通过使用近红外探针）以及患者用药的安全性。

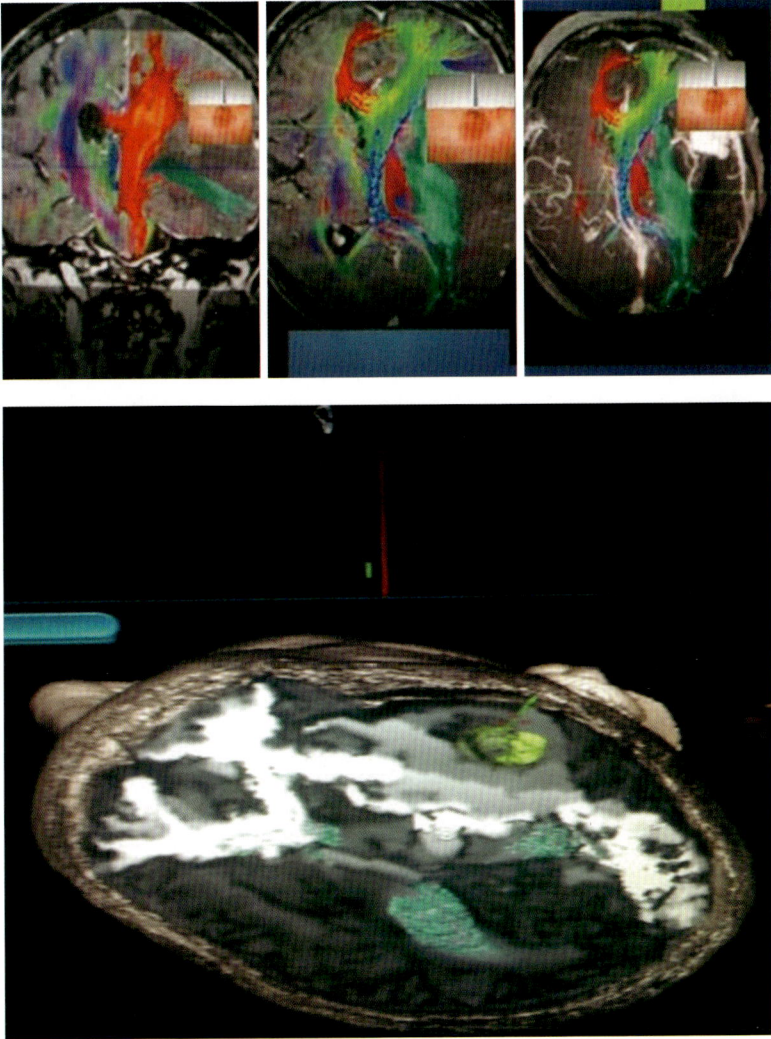

图2.10　共聚焦视觉模型

2.5　手术要点

- ♦ 使用类似显微镜的内镜进行多模态下的脑肿瘤切除。
- ♦ 三维纤维束和脑肿瘤重建，可以避免正常区域的损伤。
- ♦ 用适当的反应和深度对肿瘤进行染色。
- ♦ 合理确认肿瘤边界和扩大切除术。

2.6 结论

脑肿瘤手术的多模态方法需要深入了解解剖学和神经外科技术，以便结合该技术的所有优势。

脑肿瘤手术中的扩大切除概念应包括在病变边缘使用共聚焦内镜，以便在微观组织学范围内进行安全和真正的广泛切除成为可能。事实上，随着现代激光设备的使用，我们可以在研究和临床应用中开辟一个非常有趣的领域。

（郭致飞 译，刘昂斯　万经海 校）

参考文献

1. Mahe E, Ara S, Bishara M, et al. Intraoperative pathology consultation: error, cause and impact. Can J Surg. 2013;56(3):E13–8. https://doi.org/10.1503/cjs.011112.
2. Paull PE, Hyatt BJ, Wassef W, Fischer AH. Confocal laser endomicroscopy: a primer for pathologists. Arch Pathol Lab Med. 2011;135(10):1343–8. https://doi.org/10.5858/arpa.2010-0264-ra.
3. Newton RC, Kemp SV, Shah PL, et al. Progress toward optical biopsy: bringing the microscope to the patient. Lung. 2011;189(2):111–9. https://doi.org/10.1007/s00408-0119282-7.
4. Tearney GJ, Brezinski ME, Bouma BE, et al. In vivo endoscopic optical biopsy with optical coherence tomography. Science. 1997;276(5321):2037–9. https://doi.org/10.1126/science.276.5321.2037.
5. Charalampaki P, Javed M, Daali S, Heiroth H, Igressa A, Weber F. Confocal laser endomicroscopy for real-time histomorphological diagnosis. Neurosurgery. 2015;62:171–6. https://doi.org/10.1227/neu.0000000000000805.
6. Kiesslich R, Neurath MF. Endoscopic confocal imaging. Clin Gastroenterol Hepatol. 2005;3(7):S58–60. https://doi.org/10.1016/S1542-3565(05)00252-1.
7. Lowe DG. Distinctive image features from scale-invariant keypoints. Int J Comput Vis. 2004;60(2):91–110. https://doi.org/10.1023/B:VISI.0000029664.99615.94.
8. Dalal N, Triggs B. Histograms of oriented gradients for human detection. In: Proceedings of the IEEE computer society conference on computer vision and pattern recognition (CVPR '05). San Diego, CA: IEEE; 2005. p. 886–93.
9. Chang C-C, Lin C-J. LIBSVM: a library for support vector machines. ACM Trans Intell Syst Technol. 2011;2(3:article 27. https://doi.org/10.1145/1961189.1961199.
10. Nister D, Stewenius H. Scalable recognition with a vocabulary tree. In: Proceedings of the IEEE computer society conference on computer vision and pattern recognition (CVPR '06). New York, NY: IEEE; 2006. p. 2161–8.
11. Gonzalez RC, Woods RE, Eddins SL. Digital image processing using MATLAB. Upper Saddle River, NJ, USA: Prentice-Hall; 2003.
12. Lowe DG. Object recognition from local scale-invariant features. In: Proceedings of the 7th IEEE international conference on computer vision (ICCV '99). IEEE; 1999. p. 1150–7.
13. Yang J, Yu K, Gong Y, Huang T. Linear spatial pyramid matching using sparse coding for image classification. In: Proceedings of the IEEE conference on computer vision and pattern recognition (CVPR '09). Miami, FL: IEEE; 2009. p. 1794–801.
14. Wang J, Yang J, Yu K, Lv F, Huang T, Gong Y. Locality-constrained linear coding for image classification. In: Proceedings of the IEEE computer society conference on computer vision and pattern recognition (CVPR '10). San Francisco, CA: IEEE; 2010. p. 3360–7.
15. Saul L. K., Roweis S. T (2000) An introduction to locally linear embedding. ; http://www.cs.toronto.edu/~roweis/lle/publications.html.

16. Boyd S, Parikh N, Chu E, Peleato B, Eckstein J. Distributed optimization and statistical learning via the alternating direction method of multipliers. Found Trends Mach Learn. 2010;3(1):1–122. https://doi.org/10.1561/2200000016.
17. Ojala T, Pietikäinen M, Mäenpää T. Multiresolution gray-scale and rotation invariant texture classification with local binary patterns. IEEE Trans Pattern Anal Mach Intell. 2002;24(7):971–87. https://doi.org/10.1109/TPAMI.2002.1017623.
18. Feichtinger HG, Strohmer T. Gabor analysis and algorithms: theory and applications. Springer; 2012.
19. Jain V, Seung HS. Natural image denoising with convolutional networks. In: Proceedings of the 22nd annual conference on neural information processing systems (NIPS '08); 2008. p. 769–76.
20. Schlosser HG, Suess O, Vajkoczy P, van Landeghem FK, Zeitz M, Bojarski C. Confocal neurolasermicroscopy in human brain—perspectives for neurosurgery on a cellular level (including additional comments to this article). Cent Eur Neurosurg. 2010;71:13–9.

第三章
荧光造影在内镜神经外科中的应用

Sonia Ajmera, Rachel Blue, and John Y. K. Lee

3.1 简介

内镜的使用改变了前颅底和脑室手术的方式，允许采用侵入性较小的方法，同时扩大了手术视野。尽管内镜在各种手术中的应用取得了进展，但人们仍在寻求进一步的手术辅助手段来改善神经血管结构和颅内病变的识别。

两个关键的术中辅助工具是神经导航和多普勒超声[1]。基于先进的成像和实时空间映射，神经导航提高了定位准确性，并促进了精确的手术路径。然而，一旦进行颅内脑组织内操作，神经导航的准确性就会受到影响，在脑内手术中比颅底手术更受影响[2]。多普勒超声提供血管系统的实时反馈，但只有在适当目标区域时才有用。

荧光造影作为增强手术可视化的潜在解决方案，已经获得了广泛的关注。这些化学制剂选择性地积聚在特定的组织或结构中，在手术过程中产生明显的视觉标记，所提供的视觉对比有可能使复杂解剖区域的导航更加准确。荧光造影的使用需要适当的术中内镜滤光片，视觉反馈与传统白光下提供的视觉反馈相结合。内镜和荧光造影的结合有望提高术中的清晰度和精确度。

3.2 内镜神经外科中使用的荧光剂

3.2.1 5-氨基酮戊酸

5-氨基酮戊酸（5-aminolaevulinic acid，5-ALA）是美国食品药品管理局（Food and Drug Administration，FDA）批准的用于胶质瘤切除的化学制剂，由 Walter Stummer 于 1998 年首次报道[3-5]。它是天然存在于血红素合成过程中的中间产物，可以自然转化为原卟啉Ⅸ，这是一种荧光分子，可以在血脑屏障破坏的组织中积累，通常在麻醉诱导前 3 小时左右给药。作为可见光谱造影剂，5-ALA 在最高浓度下在肿瘤内呈红色，在边缘呈粉红色。当在紫蓝光下观察时，它是可见的，激发波长约为 375～410nm，观察到的红色发射波长为 620～710nm[5]，其应用与提高胶质瘤切除率和无进展生存率有关[3]。在转移性脑肿瘤、恶性淋巴瘤、破裂动脉瘤、脑膜瘤和生殖细胞瘤中的应用也有报道[3,6]。5-ALA 的局限性包括穿透性差和由于正常脑实质的自发荧光导致的潜在视觉模糊[7]。5-ALA 的不良反应包括恶心、轻度低血压和给药后 48 小时内的光敏性[8]。

3.2.2　荧光素

荧光素钠是一种非特异性荧光染料，最初用于眼科手术。它在钴蓝光的 465～490nm 波长处激发，在 520～530nm 波长处发出亮绿色荧光[9]，具有穿过受损血脑屏障并在这些部位积聚的能力。因此，它不仅在肿瘤中积聚，还可以积聚到肿瘤周围的水肿或炎症区域[10]。荧光素给药时间取决于临床适应证。据报道，有效给药在解剖可视化或脑脊液识别前几秒至几分钟，但肿瘤可视化至少需要提前 1 个小时给药[11-13]。荧光素的副作用包括给药后 24 小时内尿液、黏膜和皮肤变色、皮疹、恶心、头晕、血管性水肿以及腹部和胸部疼痛[8,9]。

3.2.3　吲哚菁绿

吲哚菁绿（indocyanine green，ICG）是一种近红外造影剂，与血浆蛋白结合，在 750～800nm 左右的激发波长下可见，在较长的发射波长下也保持可见[1]。一般在术中视频血管造影中使用，通常在相关血管系统可视化前几秒以 5～25mg 的剂量给药[1,7,14]。Lee 及其同事最近报道了一种使用 ICG 的替代技术，称为第二窗口 ICG（second-window ICG，SWIG），其中在手术干预前 24 小时给予 5mg/kg 的剂量。ICG 的渗透率在 1 小时达到峰值，在 7～48 小时之间趋于平稳；由于肿瘤具有可渗透的血管内皮，ICG 的积累允许在此时间框架内通过增强渗透性和保留效应（enhancement permeability and retention，EPR）持续观察肿瘤[7]。ICG 也被证明可以渗透到血供丰富的结构，如垂体，在扩大和标准经蝶窦入路期间，在蝶窦开放期间的早期剂量为 12.5～25mg[1,15-17]。据报道，与 5-ALA 相比，ICG 具有更好的组织穿透性，降低了脑水肿的自身荧光，并且几乎没有不良反应[1,7,8,15]。它已被证明在常见的颅底病变（如垂体腺瘤、颅咽管瘤和脊索瘤）可视化方面具有特殊效果，同时还能增强胶质瘤、脑膜瘤和转移瘤的可视化[7]。

3.3　荧光造影在内镜神经外科中的应用

内镜已用于颅底、脑室和中线入路，用于肿瘤活检和切除、脑室造瘘术、脑脊液漏修复和动脉瘤治疗。由于采样不足，神经内镜病变活检的失败率高达

30%[10]。据报道，添加氟载体可以在内镜下提高肿瘤的识别和增加切除率。内镜和荧光造影的结合也用来提高显微镜难以充分显示的深部病变的切除程度。此外，内镜能动态放大视图、能更好地识别神经血管解剖结构，这是显微镜无法实现的。因为，随着手术深度的增加，显微镜的直线观察和视野受到限制。荧光造影能使上述手术入路的关键解剖结构看得更清楚，而这些解剖结构可能在白光下会很难发现。

3.3.1 肿瘤切除：颅底、脑室和中线部位

3.3.1.1 5-ALA

Takeda 等报告了两例使用 5-ALA 进行脑室生殖细胞瘤可视化，从而在内镜下安全活检，在白光下肿瘤与脑组织无法区分[3]。2014 年，Cornelius 和其同事报告了内镜和 5-ALA 引导下经眉弓入路切除嗅沟脑膜瘤和经前外侧入路切除累及视神经管的前床突脑膜瘤。这些深部手术通道限制了使用传统显微镜的观察能力，然而，使用内镜可以发现和切除残留的荧光染色肿瘤[18]。同样，Ruzevick 报告了 5-ALA 引导下开颅内镜手术切除鞍旁、脑室和小脑角肿瘤，认为在荧光透视下蓝光内镜能够更好地识别和切除肿瘤[19]。Strickland 使用 5-ALA 和内镜切除了额叶深部的胶质母细胞瘤[20]。

3.3.1.2 荧光素

荧光素已与内镜联合用于切除脑深部中线部位恶性肿瘤，特别是伴有血脑屏障破坏的高级别胶质瘤[12]。与 5-ALA 相比，一些人更喜欢它的低成本效益。值得注意的是，使用荧光素不会很好地识别低级别胶质瘤，这可能是由于血脑屏障没有被破坏[10]。Alessando 和其团队报告了一组使用荧光素对脑室内病变进行活检的病例，包括肿瘤和炎症[10]。在组织细胞增生症和肉芽肿病等炎症病理中的使用荧光素是唯一的，他们利用了荧光素的非特异性。

3.3.1.3 ICG

在颅底手术中，ICG 的术中血管系统的显示非常好，特别是在垂体手术中可视化颈内动脉[1,17,21,22]。ICG 允许在骨质磨除前后进行颈动脉识别[22]。在扩大的内镜经鼻入路中，有报道称采用两次注射法，第一次剂量为 12.5mg，用于在鼻中隔皮瓣制作期间识别蝶腭动脉，并定位颈内动脉和硬膜外动脉；第二次在肿瘤切除过程中注射，定位硬膜内动脉[17,21]。ICG 也可用于内镜辅助下开颅手术中识别瘤周和肿瘤血管[14]。此外，它能使血供丰富的垂体组织可视化，有

助于在肿瘤切除过程中保护正常垂体[1,17]。

Fong 使用 ICG 切除血管丰富的病变，如眶尖海绵状血管瘤，在使用 ICG 后和锥内直肌更容易区别[23]。Lee 报道了使用 SWIG 改善肿瘤的视觉化，特别是在垂体腺瘤、颅咽管瘤和脊索瘤中；也有据报道认为 5-ALA 在这些肿瘤中摄取较差[7,15-17]。使用 SWIG 的近红外成像的灵敏度为 100%，与训练有素的神经外科医生的肉眼 100% 特异性相结合能提高肿瘤的全切除率[7]。多个病例组也报告了 ICG 在脑室内病变边缘的播散，但还需要更多的工作来研究其选择性积聚和显示正确活检部位的能力[14,24]。

3.3.2　术中解剖

3.3.2.1　荧光素

荧光素已被用于研究脑室周围组织，包括脉络丛、正中隆起、结节 - 灰结节复合体、终板和延髓后区[11]。这些结构具有丰富的血管，缺乏完整的血脑屏障；它们通常在白光内镜下被识别，注射荧光素可以显示脑室内微血管，这有助于避免内镜手术中的出血[25]。

荧光素也可以用于自发性、医源性或者创伤性颅底骨折引起的脑脊液漏的诊断。荧光素通常通过腰椎穿刺针注射，并在患者的脑脊液中循环。用荧光内镜可以观察到被荧光素染色脑脊液，这样就可以明确需要修复的漏口区域[26,27]。

3.3.2.2　ICG

ICG 已被用于内镜脑室手术，即内镜下第三脑室造瘘术，以便更好地通过不透明的第三脑室底来观察基底动脉，并确定安全的造瘘部位[14,28]。它也被用作动脉瘤夹闭前后评估血管通畅的手术辅助手段。一项研究报告称，与单独使用显微镜 ICG 相比，内镜 ICG 能为 42% 的病例提供了额外的信息。内镜的一个关键好处是荧光的可视化时间比单独在显微镜下长 10 倍[29]。内镜可用于动脉瘤 - 动脉复合体各种角度的动态可视化，包括识别需要保护但由于角度和放大倍数有限而无法在显微镜下充分可视化的附近穿通动脉。一旦应用夹子，内镜 ICG 可用于确认夹子的适当放置，而不会损伤载瘤动脉或穿支；再者内镜 ICG 还可以显示动脉瘤是否有残余以及是否需要调整夹子以完全夹住动脉瘤[29-31]。

3.4　结论

内镜和荧光造影作为手术辅助设备，整合两者能明显提高手术准确性和精细度。值得关注的荧光造影剂是 5-ALA、荧光素和吲哚菁绿。5-ALA 在胶质瘤和其他类型肿瘤切除中表现出了有效性。与显微镜相比,内镜在深部病变中具有更好的视觉增强效果。荧光素穿过血脑屏障的能力使其成为肿瘤和炎症病理取样的独特选择,它也是识别和修复颅底缺损的一种易于使用且具有低成本效益的工具。ICG 在血管组织中的积累使其在多种内镜方法中识别血管系统方面具有广泛的适用性,并加深了对动脉瘤复合物的辨识,其良好的肿瘤穿透性已被应用于各种肿瘤的切除,特别是垂体腺瘤、颅咽管瘤和脊索瘤,这三者中 5-ALA 的摄取较差。内镜的使用使这些荧光造影的可视化得到增强,这些工具的结合为内镜神经外科的发展提供了一条有前景的途径。

(郭致飞 译,惠珂　万经海 校)

参考文献

1. de Notaris M, Sacco M, Corrivetti F, Dallan I, Cavallo LM, Somma T, Parbonetti G, Colamaria A, Solari D. Indocyanine green endoscopy for pituitary adenomas with Parasellar extension: results from a preliminary case series. World Neurosurg. 2022;166:e692–702. https://doi.org/10.1016/j.wneu.2022.07.081.

2. Sefcik RK, Rasouli J, Bederson JB, Shrivastava RK. Three-dimensional, computer simulated navigation in endoscopic neurosurgery. Interdisc Neurosurg. 2017;8:17–22. https://doi.org/10.1016/j.inat.2017.01.003.

3. Takeda J, Nonaka M, Li Y, Komori Y, Kamei T, Iwata R, Hashiba T, Yoshimura K, Asai A. 5-ALA fluorescence-guided endoscopic surgery for mixed germ cell tumors. J Neuro-Oncol. 2017;134(1):119–24. https://doi.org/10.1007/s11060-017-2494-9.

4. Stummer W, Pichlmeier U, Meinel T, Wiestler OD, Zanella F, Reulen HJ, ALA-Glioma Study Group. Fluorescence-guided surgery with 5-aminolevulinic acid for resection of malignant glioma: a randomised controlled multicentre phase III trial. Lancet Oncol. 2006;7(5):392–401. https://doi.org/10.1016/S1470-2045(06)70665-9.

5. Orillac C, Stummer W, Orringer DA. Fluorescence guidance and intraoperative adjuvants to maximize extent of resection. Neurosurgery. 2021;89(5):727–36. https://doi.org/10.1093/neuros/nyaa475.

6. Marbacher S, Klinger E, Schwyzer L, Fischer I, Nevzati E, Diepers M, Roelcke U, Fathi AR, Coluccia D, Fandino J. Use of fluorescence to guide resection or biopsy of primary brain tumors and brain metastases. Neurosurg Focus. 2014;36(2):E10. https://doi.org/10.3171/2013.12.FOCUS13464.

7. Jeon JW, Cho SS, Nag S, Buch L, Pierce J, Su YS, Adappa ND, Palmer JN, Newman JG, Singhal S, Lee JYK. Near-infrared optical contrast of Skull Base tumors during endoscopic Endonasal surgery. Oper Neurosurg (Hagerstown). 2019;17(1):32–42. https://doi.org/10.1093/ons/opy213.

8. Senders JT, Muskens IS, Schnoor R, et al. Agents for fluorescence-guided glioma surgery: a systematic review of preclinical and clinical results. Acta Neurochir. 2017;159:151–67. https://doi.org/10.1007/s00701-016-3028-5.

9. Pothen AG, Parmar M. Fluorescein. In: StatPearls. Treasure Island (FL): StatPearls Publishing; 2023. https://www.ncbi.nlm.nih.gov/books/NBK555957/.

10. Fiorindi A, Boaro A, Del Moro G, Longatti P. Fluorescein-guided Neuroendoscopy for intraventricular lesions: a case series. Oper Neurosurg (Hagerstown). 2017;13(2):173–81. https://doi.org/10.1093/ons/opw008.

11. Longatti P, Basaldella L, Sammartino F, Boaro A, Fiorindi A. Fluorescein-enhanced character-ization of additional anatomical landmarks in cerebral ventricular endoscopy. Neurosurgery. 2013;72(5):855–60. https://doi.org/10.1227/NEU.0b013e3182889e27.

12. Kutlay M, Durmaz O, Ozer İ, Kırık A, Yasar S, Kural C, Temiz Ç, Tehli Ö, Ezgu MC, Daneyemez M, Izci Y. Fluorescein sodium-guided Neuroendoscopic resection of deep-seated malignant brain tumors: preliminary results of 18 patients. Oper Neurosurg (Hagerstown). 2021;20(2):206–18. https://doi.org/10.1093/ons/opaa313.

13. Acerbi F, Broggi M, Broggi G, Ferroli P. What is the best timing for fluorescein injection dur-ing surgical removal of high-grade gliomas? Acta Neurochir. 2015;157(8):1377–8. https://doi.org/10.1007/s00701-015-2455-z.

14. Catapano G, Sgulò F, Laleva L, Columbano L, Dallan I, de Notaris M. Multimodal use of indocyanine green endoscopy in neurosurgery: a single-center experience and review of the literature. Neurosurg Rev. 2018;41(4):985–98. https://doi.org/10.1007/s10143-017-0858-4.

15. Litvack ZN, Zada G, Laws ER Jr. Indocyanine green fluorescence endoscopy for visual dif-ferentiation of pituitary tumor from surrounding structures. J Neurosurg. 2012;116(5):935–41. https://doi.org/10.3171/2012.1.JNS11601.

16. Amano K, Aihara Y, Tsuzuki S, Okada Y, Kawamata T. Application of indocyanine green fluo-rescence endoscopic system in transsphenoidal surgery for pituitary tumors. Acta Neurochir. 2019;161(4):695–706. https://doi.org/10.1007/s00701-018-03778-0.

17. Inoue A, Kohno S, Ohnishi T, Nishida N, Suehiro S, Nakamura Y, Matsumoto S, Nishikawa M, Ozaki S, Shigekawa S, Watanabe H, Senba H, Nakaguchi H, Taniwaki M, Matsuura B, Kitazawa R, Kunieda T. Tricks and traps of ICG endoscopy for effectively applying endo-scopic transsphenoidal surgery to pituitary adenoma. Neurosurg Rev. 2021;44(4):2133–43. https://doi.org/10.1007/s10143-020-01382-4.

18. Cornelius JF, Kamp MA, Tortora A, Knipps J, Krause-Molle Z, Beez T, Petridis AK, Sabel M, Schipper J, Steiger HJ. Surgery of small anterior Skull Base Meningiomas by endoscopic 5-Aminolevulinic acid fluorescence guidance: first clinical experience. World Neurosurg. 2019;122:e890–5. https://doi.org/10.1016/j.wneu.2018.10.171.

19. Ruzevick J, Cardinal T, Pangal DJ, Bove I, Strickland B, Zada G. From white to blue light: evolution of endoscope-assisted intracranial tumor neurosurgery and expansion to intraaxial tumors. J Neurosurg. 2022;139(1):59–64. https://doi.org/10.3171/2022.10.JNS22489.

20. Strickland BA, Zada G. 5-ALA enhanced fluorescence-guided microscopic to endoscopic resection of deep frontal subcortical glioblastoma Multiforme. World Neurosurg. 2021;148:65. https://doi.org/10.1016/j.wneu.2020.12.168.

21. Hide T, Yano S, Shinojima N, Kuratsu J. Usefulness of the indocyanine green fluorescence endoscope in endonasal transsphenoidal surgery. J Neurosurg. 2015;122(5):1185–92. https://doi.org/10.3171/2014.9.JNS14599.

22. Simal Julián JA, Sanromán Álvarez P, Miranda Lloret P, Botella AC. Endo ICG videoan-giography: localizing the carotid artery in skull-base endonasal approaches. Acta Neurochir. 2016;158(7):1351–3. https://doi.org/10.1007/s00701-016-2830-4.

23. Fong Ng BC, Kwan Mak CH, Chan NL, Lam CW, Yuen HK, Poon TL. Indocyanine green-assisted endoscopic Transorbital excision of lateral orbital apex cavernous hemangioma. World Neurosurg. 2022;158:167. https://doi.org/10.1016/j.wneu.2021.11.060.

24. Tsuzuki S, Aihara Y, Eguchi S, Amano K, Kawamata T, Okada Y. Application of indocyanine green (ICG) fluorescence for endoscopic biopsy of intraventricular tumors. Childs Nerv Syst. 2014;30(4):723–6. https://doi.org/10.1007/s00381-013-2266-6.

25. Longatti P, Boaro A, Canova G, Fiorindi A. The subependymal microvascular network revealed by endoscopic fluorescence angiography. J Neurosurg Sci. 2020;64(4):347–52. https://doi.org/10.23736/S0390-5616.17.04098-X.

26. Locatelli D, Rampa F, Acchiardi I, Bignami M, Pistochini A, Castelnuovo P. Endoscopic endonasal approaches to anterior skull base defects in pediatric patients. Childs Nerv Syst. 2006;22(11):1411–8. https://doi.org/10.1007/s00381-006-0114-7.

27. Marton E, Billeci D, Schiesari E, Longatti P. Transnasal endoscopic repair of cerebrospinal fluid fistulas and encephaloceles: surgical indications and complications. Minim Invasive Neurosurg. 2005;48(3):175–81. https://doi.org/10.1055/s-2005-870904.

28. Wachter D, Behm T, von Eckardstein K, Rohde V. Indocyanine green angiography in endo-scopic third ventriculostomy. Neurosurgery. 2013;73(1 Suppl Operative):ons67–72; ons72-3. https://doi.org/10.1227/NEU.0b013e318285b846.

29. Nishiyama Y, Kinouchi H, Senbokuya N, Kato T, Kanemaru K, Yoshioka H, Horikoshi T. Endoscopic indocyanine green video angiography in aneurysm surgery: an innovative method for intraoperative assessment of blood flow in vasculature hidden from microscopic view. J Neurosurg. 2012;117(2):302–8. https://doi.org/10.3171/2012.5.JNS112300.

30. Mielke D, Malinova V, Rohde V. Comparison of intraoperative microscopic and endoscopic ICG angiography in aneurysm surgery. Neurosurgery. 2014;10(Suppl 3):418–25. ; discussion 425. https://doi.org/10.1227/NEU.0000000000000345.

31. Bruneau M, Appelboom G, Rynkowski M, Van Cutsem N, Mine B, De Witte O. Endoscope-integrated ICG technology: first application during intracranial aneurysm surgery. Neurosurg Rev. 2013;36(1):77–84. ;discussion 84-5. https://doi.org/10.1007/s10143-012-0419-9.

第四章
颅底内镜解剖

Jonathan A. Tangsrivimol, Moataz D. Abouammo and
Daniel M. Prevedello

4.1 简介

截至目前,内镜颅底手术已经开展20多年,取得了重大进展[1,2]。在成功进行内镜垂体手术后,医疗团队使用内镜进一步探索,并使用经蝶窦入路将检查扩展到颅底内的多个部位[3-15]。然而必须强调的是,所有外科手术重要的基础都在于对解剖学的细致理解,特别是对颅底腹侧解剖学的理解,这一方面最近引起了越来越多的关注。

随着内镜颅底手术技术的进步,本章将重点介绍作为成功手术关键基础的相关解剖学内容。这些内容分为两个平面的解剖:矢状面和冠状面。

4.2 矢状面

颅底矢状面上内镜经鼻入路根据其各自的位置和目标分为不同的亚型。

第一个亚型是经筛窦入路,它涉及更多的位于额窦后面的颅底前部区域。

第二种亚型是经蝶骨平台入路,穿过蝶骨平台。当手术路径位于鞍区和蝶骨平面之间时,它也被称为"经鞍结节入路"

第三种亚型是经蝶鞍入路,方向从蝶窦到达鞍区。

第四种亚型是经斜坡入路,在病变进一步向下发展至斜坡区域时使用。

最后,在病变从枕骨大孔延伸到C1~C2区域的情况下,采用经齿状突入路。

通过根据内镜经鼻入路的具体位置和路径对其进行系统分类,手术医生可以更好地了解每种入路的适应证和在颅底手术中的潜在应用(图4.1和图4.2)。

4.2.1 经蝶鞍和经蝶骨平台入路

在视神经解剖学中,视神经颈内动脉隐窝(opticocarotid recess,OCR)是内侧蝶窦的气化向视柱内的延伸,这种气化可以通过视柱向前床突延伸(图4.3)。

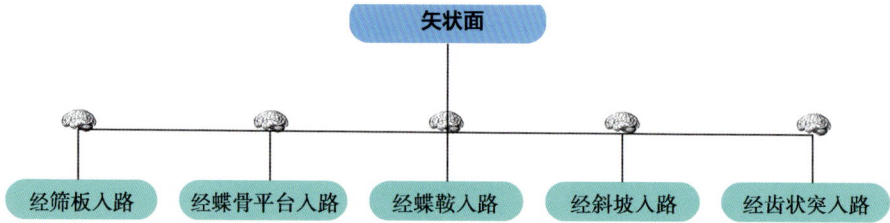

图 4.1 矢状面的手术入路总体描述

矢状面

经筛板入路　经蝶骨平台入路　经蝶鞍入路　经斜坡入路　经齿状突入路

图 4.1　矢状面的手术入路总体描述

图 4.2　红色，经筛窦入路；蓝色，经蝶骨平台入路；绿色，经蝶鞍入路；粉色，经斜坡入路；紫色，经齿状突入路

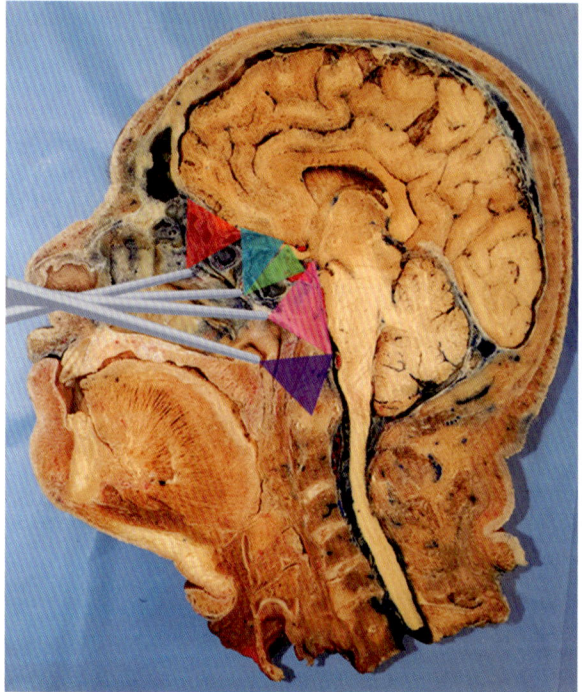

视柱充当一个间隔，视神经管在它的上方，眶上裂在它的上方。这种定位使 OCR 位于视柱的正下方和颈内动脉的前方，特别是在床突旁段的水平（图 4.3）。

在垂体下方，将观察到斜坡旁间隙或斜坡凹陷，斜坡旁段颈内动脉在此处向侧方走行[16]。

在这个区域，存在分隔，需要对这些结构进行打磨以使颅底变平，这一过程有助于光线穿过该区域，为所有相关结构提供更好的视野。因此，这种扩大的视野允许实现了扩大的内镜经鼻入路（expanded endonasal approach，EEA）（图 4.4）。

图 4.3　S，蝶鞍；TS，鞍结节；OC，视神经管；OS，视柱；ICA，颈内动脉；CR，斜坡凹陷

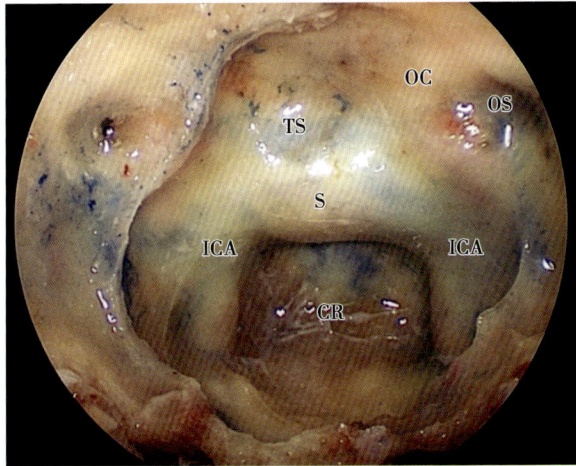

图 4.4　S，蝶鞍；TS，鞍结节；OC，视神经管；MOCR，内侧视神经颈内动脉隐窝；LOCR，外侧视神经颈内动脉隐窝；IS，蝶窦分隔；ICA，颈内动脉；CR，斜坡凹陷

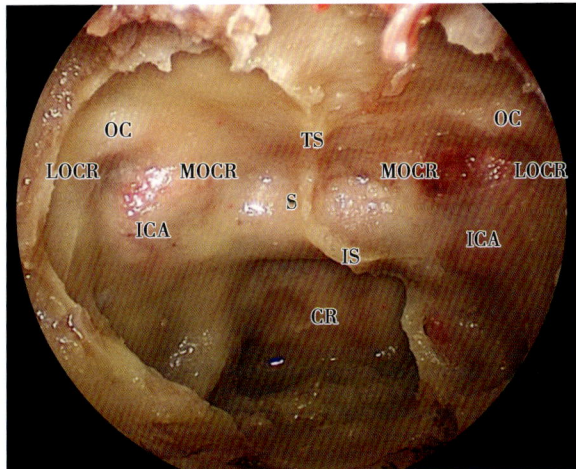

手术技巧

在处理颈内动脉（internal carotid artery，ICA）的床突旁段间隙时，在操作或切除黏膜时必须格外小心。避免对 ICA 造成任何损伤至关重要。

在蝶窦外侧壁上可以见到视神经管，后者底位于眶上裂（superior orbital fissure，SOF）顶部之间。使用扩鼻器或打开蝶窦侧壁时，必须小心不要损伤 SOF，因为它可能导致重影或复视。

阴影区域表示需要骨磨除以形成经蝶骨平台和经鞍结节入路的区域。在这些手术中，需要磨除鞍区的骨质以进入蝶鞍上方的区域，从而可以牵拉硬脑膜

和垂体。这样可以直视蝶鞍背面或鞍上空间，甚至鞍背。

手术技巧

作者更倾向于小心地去除外侧视神经颈内动脉隐窝（LOCR）的内部骨质，使其与周围骨分离，从而提供进入视神经管和颈动脉的通道，这个过程包括在结构的拐角处进行细致的骨骼化。

在检查中间床突区域时，我们可以观察到位于视神经下方的视支柱，该区域位于鞍区的侧面，并在床突旁段水平包围颈动脉。在这里，我们可以观察到位于视神经下方的视柱。在这种情况下，它被气化，使我们能够看到从视柱向下延伸到鞍上区的床突旁颈内动脉的远端环。鞍上硬脑膜与垂体相连，而颈内动脉穿过硬脑膜。

小心处理骨质至关重要，尤其是颈内动脉的近端环韧带，因为它形成了视柱的下部，延伸到中床突（图 4.5 和图 4.6）。

在探查鞍上区域时，打开硬脑膜后，可以朝视神经管方向前进，显露从脑池段到眼眶部分的完整视神经。对于鞍结节脑膜瘤，通常需要打开硬脑膜和骨膜，然后从该位置切除肿瘤。

在正常患者中，打开鞍上间隙的硬脑膜后，通常会遇到鞍上蛛网膜（图 4.7和图 4.8）。

图 4.5　S，蝶鞍；ICA，颈内动脉；CR，斜坡凹陷

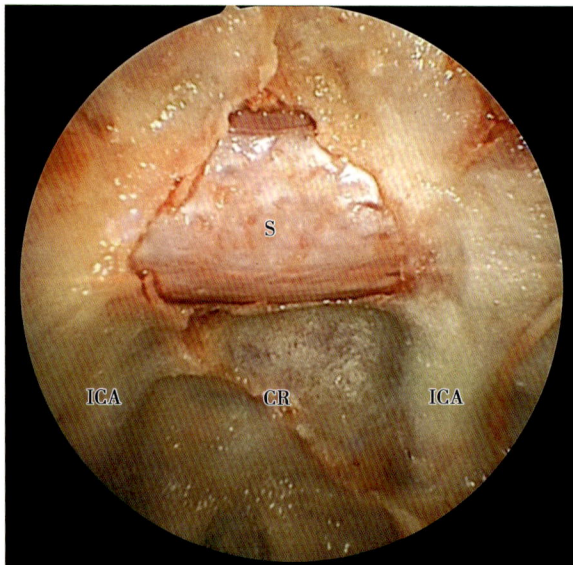

图 4.6　S，蝶鞍；ICA，颈内动脉；MCP，中床突

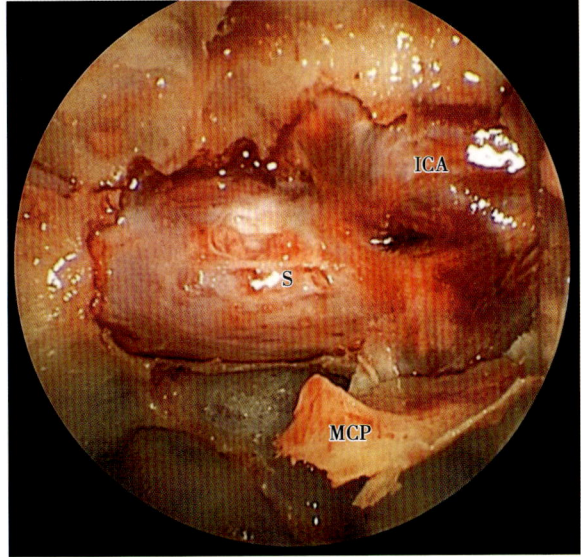

临床应用

对于脑膜瘤，由于肿瘤的生长，蛛网膜可能会被向后推，在肿瘤切除过程中，应注意保护蛛网膜及其相关血管，特别是位于蛛网膜外侧的垂体上动脉（superior hypophyseal artery，SHA）。在肿瘤切除过程中保护这些结构以保持血管完整性至关重要（图 4.9）。另一方面，颅咽管瘤往往位于垂体柄附近，将解剖结构推向硬脑膜。因此，在为颅咽管瘤病例打开鞍上硬脑膜时，必须注意 SHA 的位置和垂体柄，以防止在手术的开始阶段对患者视力造成意外损伤和潜在风险。

图 4.7　PR，近端硬脑膜环；AD，蛛网膜、硬脑膜；Ⅵ，脑神经Ⅵ；PG，垂体；ICA，颈内动脉

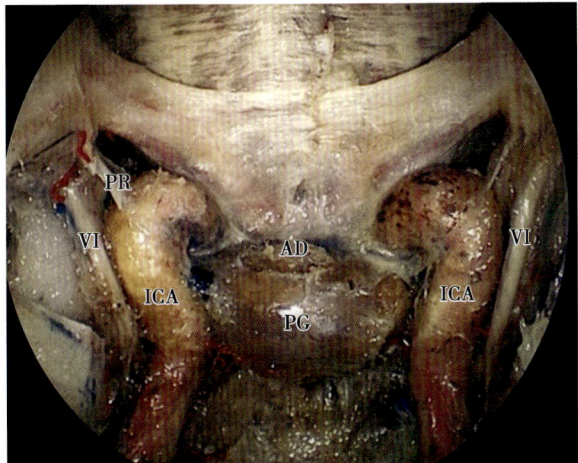

图 4.8　PG，垂体；RON，右侧视神经；OC，视交叉；LON，左侧视神经；Oph.a.，眼动脉；Ⅵ，脑神经Ⅵ；IHA，垂体下动脉

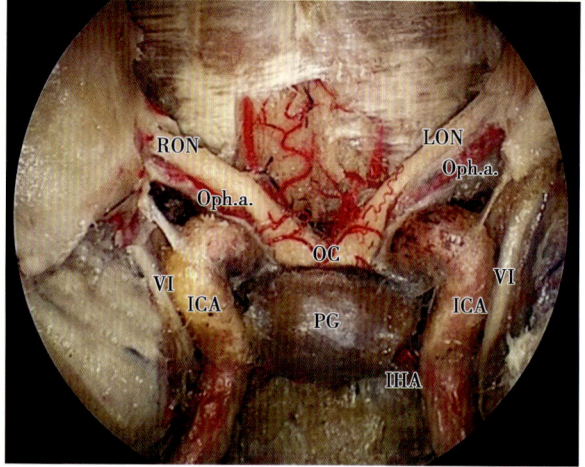

图 4.9　RON，右侧视神经；LON，左侧视神经；OC，视交叉；SHA，垂体上动脉；ACom，前交通动脉；Oph.a，眼动脉；PG，垂体；PS，蝶骨平台

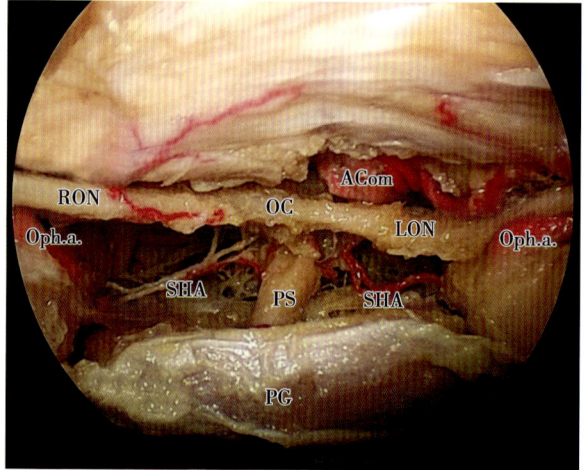

　　打开蛛网膜后，以下结构可以观察到：垂体柄可见，观察到鞍背、垂体向下移位，不受其前方骨骼的阻挡。在鞍上间隙的通道内，可以看到颈动脉，以及向视神经管延伸的眼动脉，视神经和视交叉都可以在双侧观察到。此外，还可以看到额叶和前循环，特别是前交通动脉（anterior communicating artery，ACom）（图 4.9）。

　　最重要的是要注意垂体上动脉，它是蛛网膜下腔内颈动脉的第一分支，起源于颈动脉陷窝区域延伸至蛛网膜后的鞍上间隙，随后供应垂体柄（图 4.9）。在这个区域内，有视交叉分支形成小吻合，为视交叉提供血供。此外，还存在分支血管，向下供应视神经和鞍膈区域，有助于垂体的血供，这种位于视交叉下方的血管网对垂体柄的血液供应也至关重要。

保护垂体上动脉不仅对垂体的正常功能至关重要，而且对维持患者的视力、确保视觉敏锐度和防止任何与缺血相关的病情恶化也至关重要。

4.2.2　经筛板入路

在颅底解剖学中，两个关键结构是筛前动脉（anterior ethmoidal artery，AEA）和筛后动脉（posterior ethmoidal artery，PEA）（图 4.10）。

当进行经筛板入路时，如果要保留嗅觉时，保持在 PEA 后方操作至关重要。这样做可以有效地清除该区域的肿瘤，同时避免损害嗅觉功能（图 4.11）。

图 4.10　CP，筛板；AEA，筛前动脉；PEA，筛后动脉；P，眶骨膜；Pla，蝶骨平台；SOM，上斜肌；MRM，内直肌

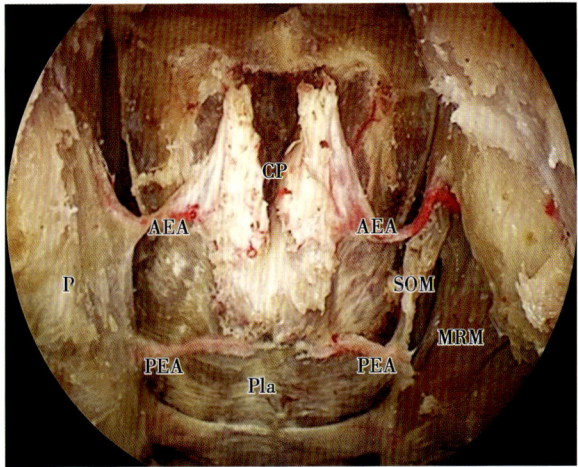

图 4.11　PEA，筛后动脉；Pla，蝶骨平台；ICA，颈内动脉；PG，垂体

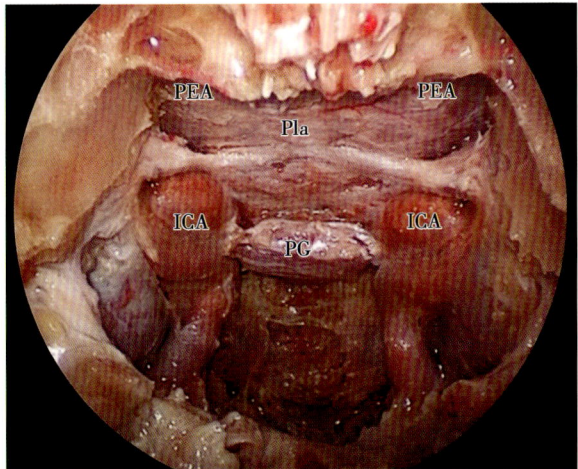

在肿瘤侵犯整个前颅底的情况下，例如嗅神经母细胞瘤或嗅沟脑膜瘤，需要采取包括使用双极电凝设备的手术技术，这种方法有助于在切除肿瘤之前减少肿瘤的血液供应。

在无需保留嗅觉功能且手术方法涉及进入前颅底两侧的情况下，会进行一种名为 Draf 3 的手术（图 4.12）。在这项技术中，外科医生绕过鼻中隔，继续打开两个额窦，同时将它们与额筛板进行沟通。随后，所有额部颅底骨片，包括筛板和鸡冠，都可以安全地移除。通过这种方法，我们实现了对两侧筛骨眶板之间前颅底的完全暴露。

图 4.12 ACF，颅前窝；AEA，筛前动脉；CP，筛板；Pla，蝶骨平台；LP，筛骨眶板

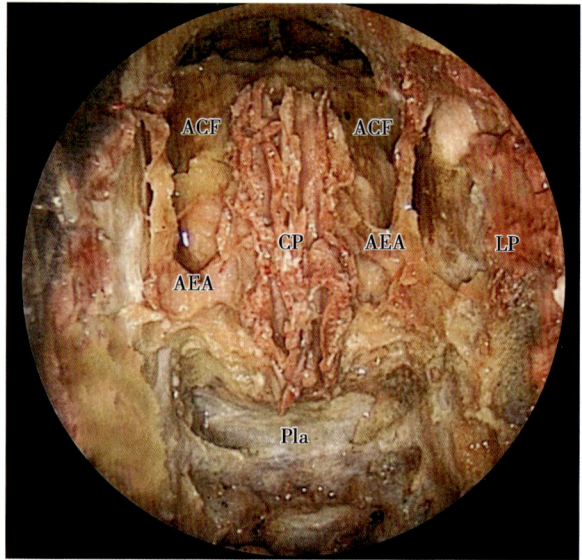

手术技巧

筛动脉的意义至关重要，过去采用双夹技术来处理它。然而现在，更精细的方法，包括仔细的双极电凝是首选。这种方法确保了对血管有控制的切断处理，断端不会太靠近眼眶，而是留下一个小的动脉残端，以防止其回缩到眼眶和球后导致血肿的潜在风险。通过采用这种谨慎的双极电凝和内侧切割技术，近年来并发症的风险大大降低。

4.2.2.1 局限性

内镜手术治疗前颅底肿瘤的限制与可实现的眶骨膜收缩程度有关 [17]，一般情况下，不能将眶骨膜收缩超过其侧面的一半，当你向后探查或遇到向外侧

眶尖顶部延伸的肿瘤时，难度水平会显著增加。这是由于该区域密集的解剖结构，如视神经和眶上裂（superior orbital fissure，SOF），这使得为收缩眶骨膜创造足够的手术空间具有挑战性。

此外，当处理超出前床突（anterior clinoid process，ACP）对侧的肿瘤时，它成为经鼻入路的限制，在这种情况下，用内镜技术进入这些区域是不可行的。然而，在中眼眶区域，向前你肯定可以达到那个水平，如黄色边缘线所示。在这一点上，可以一直收缩眶骨膜，从而可以将眶骨移到眼眶中线或内侧。因此，经鼻内镜下前颅底入路成为切除该区域大肿瘤的有效选择。

值得注意的是，该入路不能处理位于视神经外侧的病变，在这种情况下，必须谨慎行事，因为试图越过这一边界将超过该入路的安全界限。

4.2.3　经斜坡入路

颅后窝可分为 3 个层次：上、中、下。

上通道与上鼻甲相连，指向鞍区和垂体，通过穿过鞍背，可以进入脚间池。该空间包含 Liliequist 膜和动眼神经，其外侧边界以基底动脉为界，基底动脉进一步分叉为双侧大脑后动脉（posterior cerebral arteries，PCA），并发出双侧小脑上动脉（superior cerebellar arteries，SCA）。中脑是脑干的　部分，也和这个层面相关。

继续到中通道，它涉及中鼻甲，从鞍底至蝶骨嵴内侧或后鼻孔的顶部。

该区域采用经斜坡入路，需要磨除斜坡以显露颅后窝的硬脑膜，基底静脉丛位于这里，打开硬脑膜后，会看到桥前池和基底动脉，第六对脑神经标记外侧边界。脑桥本身是脑干的一部分，与该区域有关。

需要注意的是，中通道不要受蝶窦气化的影响，因为蝶窦气化可能会多种多样的。在斜坡中段切除术中，必须将暴露范围向下延伸到后鼻孔顶部，以确保在向颅后窝解剖过程中有足够的视野和操作自由度。

下通道与下鼻甲相连，并侧方延伸朝向后鼻孔和鼻咽。该通路可以到达从蝶骨嵴到枕骨大孔的斜坡。穿透硬脑膜后，与上壁和斜坡后区域相比，基底神经丛的血供较少。进一步探查，到达延髓前池，可见双侧椎动脉和舌下神经位于椎动脉的侧面，这地方标志着这种入路的极限。延髓本身是脑干的一部分，在这个通道上受到影响。

当开始经鼻内镜入路时，视野阻挡至关重要，上通道有垂体的阻挡，垂体可能出现功能受损。在这种情况下，必须决定是完全移除它还是选择保存，同时将垂体转移到不同的位置。

经斜坡中段入路需要导航精确定位颈动脉全程，需要穿过硬脑膜到达桥前池和颈动脉下段。从本质上讲，该路径延伸到破裂孔下方，允许枕骨大孔周围的骨质磨除。此外，可以通过髁上途径甚至通过经髁实现向侧方扩展，以获得对椎动脉的近端控制。如有必要，可以根据需要进行进一步的侧方扩展。

以下描述经斜坡入路。通过进入斜坡的上部并进行经鞍背手术，可以到达脚间窝，外侧边界以动眼神经为界限，而中脑在脚间窝的后部可见。基底动脉分叉为大脑后动脉，并发出小脑上动脉。根据具体情况，如果需要，可以通过解剖移位垂体来接近脚间窝内的病变。

在经斜坡中段入路中，外侧界限为展神经，可以进入桥前池和基底动脉中心区域。通过磨除和暴露斜坡旁区域的颈内动脉来充分显露，后部完全进入脑池，这一点至关重要，确保路径中没有残余的骨质，有助于为后路解剖保持足够的空间。

在经斜坡入路中，椎动脉很容易看到，特别是在椎基底动脉交界处（vertebrobasilar junction，VBJ）。展神经位于视野的上方，而舌下神经位于椎动脉的外侧，位于视野的后方，这些信息对于手术计划制定至关重要。

临床应用

当观察到病变在椎动脉外侧时，表明与舌下神经有关。另一方面，位于椎动脉内侧的脑膜瘤可以选择经下斜坡入路切除（图 4.25）。

手术技巧

在通过斜坡进行手术时，鞍区下方基底静脉丛可能出血明显，做好准备并及时处理至关重要。为了解决这个问题，使用了可使用流体明胶止血，如果没有，最好不要进行此入路。此外，抬高患者的头部有利于降低静脉压，在手术开始时实施，以防止静脉丛内压力增加。

4.2.4 上斜坡入路

上通道相关的解剖结构与垂体和鞍区密切相关。在这个通道中特别重要的是视神经颈内动脉隐窝、视神经管和颈内动脉床突旁段。由于可能破裂，必须小心床突旁动脉，该区域经常发生损伤。

在经斜坡到鞍背入路颅后窝手术中，有必要去除该区域的所有骨质，以实现最佳的暴露。此外，中床突位于蝶鞍的侧面，同时鞍结节的外侧部分称为内侧视神经颈内动脉隐窝（medial opticocarotid recess，MOCR）（图 4.4），位于上方[18]。

总的来说,在上通道操作时,了解解剖结构并在这些区域保持谨慎小心至关重要,这种入路可以很好地显示垂体和周围的鞍区,便于进行安全有效的手术。

4.3 垂体移位术

通过鞍背入路进行颅后窝手术中都包括垂体移位术。为了完成垂体移位,需要去除蝶骨平台和鞍结节的骨质。这种骨磨除后允许垂体向上移位,为越过鞍背到达脚间窝创造必要的手术空间。

在这种情况下,进行了一系列骨质磨除,暴露上海绵间窦和鞍上区的硬脑膜。完全暴露整个鞍区,包括磨除背侧切除中床突,到达床突旁区域的颈动脉虹吸段。在整个手术过程中必须谨慎,因为中床突有时会一直延伸并形成一个环绕颈内动脉的环,这可能会导致并发症。

为了避免此类问题,使用计算机断层摄影血管造影(computed tomography angiography,CTA)进行术前评估,以确保没有环状结构。在大约4%的病例中,可能存在这样的环,提前识别这一点对于防止意外的颈动脉损伤至关重要[19]。然而,在大多数情况下(96%),中床突的投影仅限于虹吸部的背侧,通过适当的磨除和操作,可以安全地将其移除,从而获得最佳的暴露效果。这种方法也用于鼻内镜入路海绵窦外侧的探查。

了解垂体移位过程中的解剖结构是关键。在这个区域,垂体周围有两层硬脑膜,硬脑膜的脑膜层包裹垂体,而骨膜层覆盖蝶骨的侧面并延伸到鞍区,在那里它与脑膜层相连(图4.13)。

图4.13　RON,右侧视神经;LON,左侧视神经;ICA,颈内动脉;mD,脑膜硬脑膜;pD,骨膜硬脑膜;III,动眼神经;VI,展神经

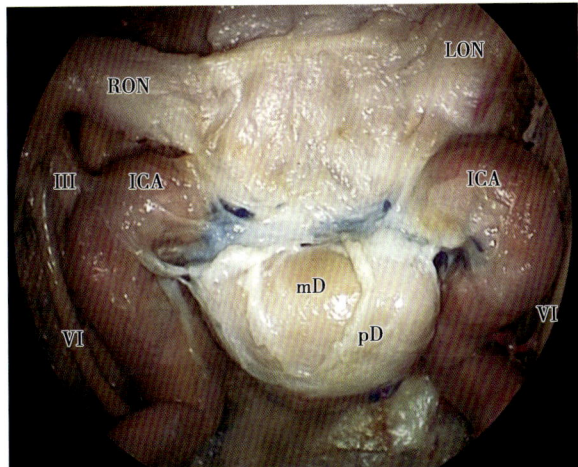

在这两层之间是静脉湖或海绵间窦，包括上、下和后海绵间窦。在手术过程中，当打开硬脑膜进行垂体移位时，需要在垂体被膜和该区域的两层硬脑膜之间仔细操作，在此水平分离时，会遇到一种结膜样组织，称为垂体韧带，允许在不进入海绵窦和避免增加出血风险的情况下降进行解剖分离。

手术技巧

如果两层硬膜之间发生出血，至关重要的是不要随意使用双极电凝。相反，最好小心地将两层压在一起，轻轻压缩和密封，以防止血液从海绵窦涌出。

了解这种解剖结构对于垂体移位术的成功至关重要，同时最大限度地降低手术过程中并发症的风险。

在垂体移位的过程中，另一个重要的考虑因素是保持垂体后叶与鞍区后部硬脑膜的连接。保持这种连接的目的是保持垂体后叶的功能，并降低引起尿崩症并发症的可能性。

在提供的解剖图像中，可以观察到称为垂体韧带的结缔组织，它是与垂体密切相关的脑膜。此外，还可以看到与颅骨相连的骨膜层，这些层之间存在间隙，提供进入海绵窦的通道（图 4.14）。

图 4.14　ps.ICA，鞍旁颈内动脉；VI，展神经；PL，垂体韧带；S，蝶鞍；MHT，脑膜垂体干；C，斜坡

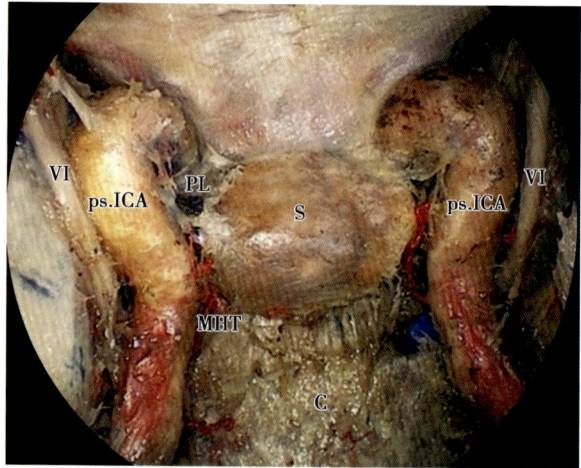

如果这个区域出血，有效的止血很重要。可以使用双极电凝将两层折叠凝固在一起或采用可流体明胶填充间隙止血。

在解剖分离过程中，作者仔细地在垂体周围操作，确保两层都保持完整。一旦将底部与两层一起切开，可以轻轻向后移动垂体，从而保护后硬脑膜和腺

体。这种方法旨在保护垂体后功能，尽量减少术后并发症的风险，为患者带来更成功的结果。

最后，完全抬起和暴露鞍背。在这个阶段，已经到达后床突，在切除鞍背后，也可以切除后床突（图4.15、图4.16、图4.17和图4.18）。

图4.15　S，蝶鞍；PCP，后床突；p.cli. ICA，斜坡旁颈内动脉；C，斜坡

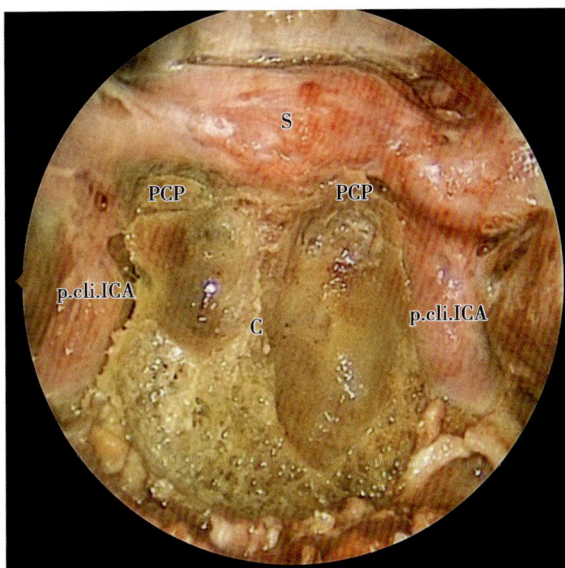

图4.16　Lat.CS，外侧海绵窦；Med. CS，内侧海绵窦；S，蝶鞍；PCP，后床突

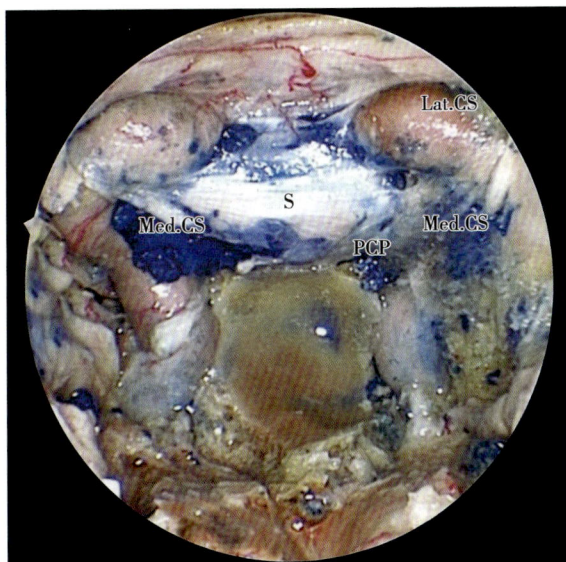

图 4.17 S，蝶鞍；PCP，后床突；ICA，颈内动脉；DS，鞍背；Med.CS，内侧海绵窦

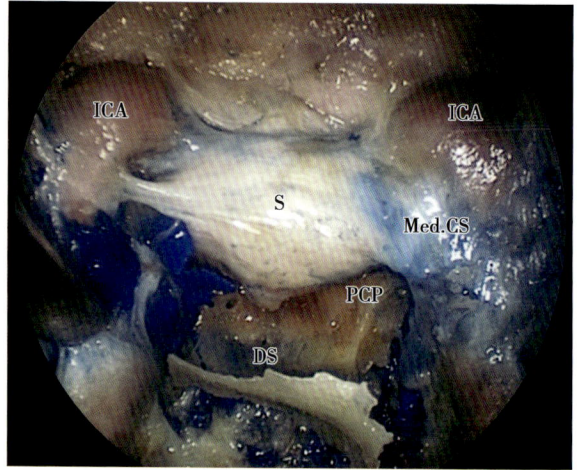

图 4.18 ICA，颈内动脉；Vi，翼管神经；PCP，后床突；Inf.CS，下海绵窦

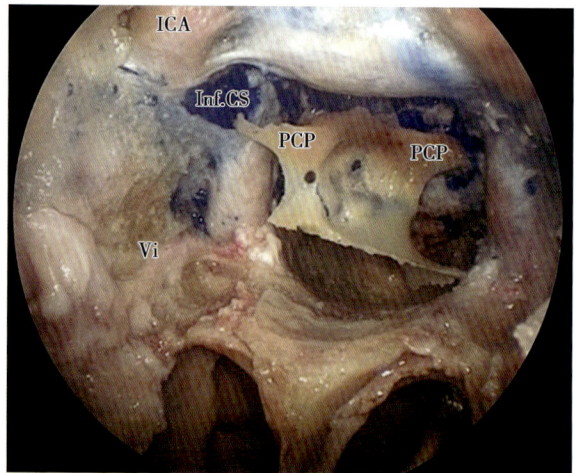

手术技巧

采用特定技术去除鞍背至关重要，应当避免试图整块去除。相反，首选方法是将其分成至少两部分，一般是通过从外侧到内侧的解剖操作来实现的，同时将后床突从颈动脉和动眼神经分离，动眼神经在后床突顶点的外侧立即向海绵窦穿行。一旦鞍背成功分成两部分，就可以进行其内下的操作，允许打开硬脑膜进入脚间窝。这种方法确保实现了对目标区域的完全暴露安全和可控的手术过程。

这个视野提供了动眼神经侧方的清晰视图,伴随基底动脉上行、两侧的小脑上动脉(superior cerebellar arteries,SCA)和大脑后动脉(posterior cerebral artery,PCA)的 P1 段。此外,观察到与动眼神经平行的正常的后交通动脉(posterior communicating artery,Pcom),而标本中可见左 P1 段的先天变异体。此外,P2 段在视图中侧方延伸。这张透视图提供了中脑乳头体和基底动脉上方穿支,基底动脉是一个至关重要且值得注意的结构。

这条通道提供了该区域的可视化,特别是到达乳头体的最佳入路之一。它提供了一个有利的角度来处理和切除可能附着在高度精细结构上的肿瘤,并具有直接和光学可视化。

目前,外科医生通常更喜欢使用一种称为垂体半转位的方法。这种方法很受欢迎,因为有报道称,当两侧垂体下动脉两侧都电凝切断时会出现并发症[20](图 4.19)。

图 4.19　PG,垂体;VI,展神经;IHA,垂体下动脉;ICA,颈内动脉

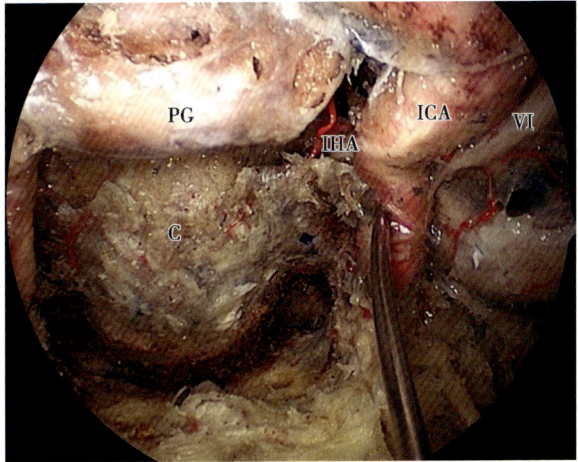

4.3.1　中斜坡入路

在这种情况下,解剖学的关键方面是颈内动脉,目标是在颈内动脉之间定位(图 4.20)。实现全面暴露变得至关重要,因此,我们继续对颈动脉进行骨骼化,以去除任何阻碍颅后窝最佳可见度的残余骨。侧方边界由展神经决定,通过该入路可以处理脚间窝内的任何病变。

在手术过程中需要始终优先关注展神经。展神经有时可能位于稍内侧,因为它穿过硬脑膜的内侧脑膜并进入硬膜内间隙。在某些情况下,它可能会在穿过 Dorello 管之前在岩下窦附近延伸和走行(图 4.21 和图 4.22)。

为了定位展神经，作者主要依靠解剖学知识作为指导。此外，我们逐步和小心地向内侧打开该区域，全面了解病变。后者可能会压迫展神经，或将其推向中线。通过采用这种方法，作者旨在避免在这个敏感区域出现任何潜在的并发症。

图 4.20　PG，垂体；p.cli. ICA，斜坡旁颈内动脉；med.C，中斜坡；low C，下斜坡

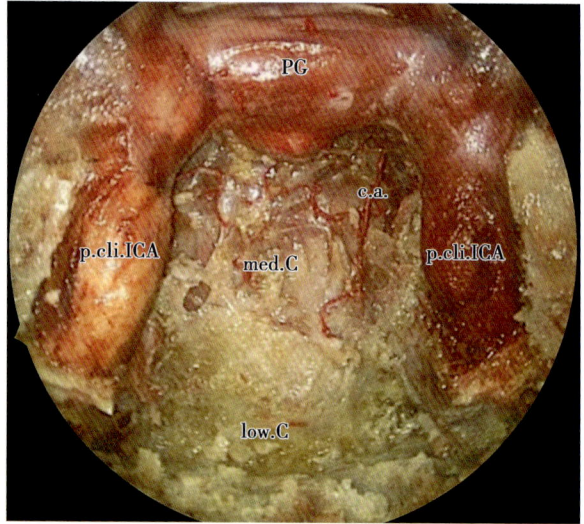

图 4.21　PG，垂体；PA，岩尖；D，Dorello 管；ICA，颈内动脉；C，斜坡；Vi，翼管神经

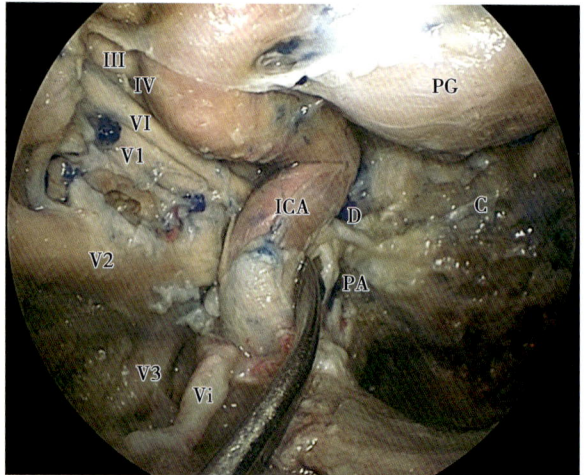

图 4.22 BA，基底动脉；D，Dorello 管；p.cli. ICA，斜坡旁颈内动脉；Pons，脑桥；VBJ，椎基底动脉交界处；VA，椎动脉；PA，岩尖；PICA，颈内动脉岩部

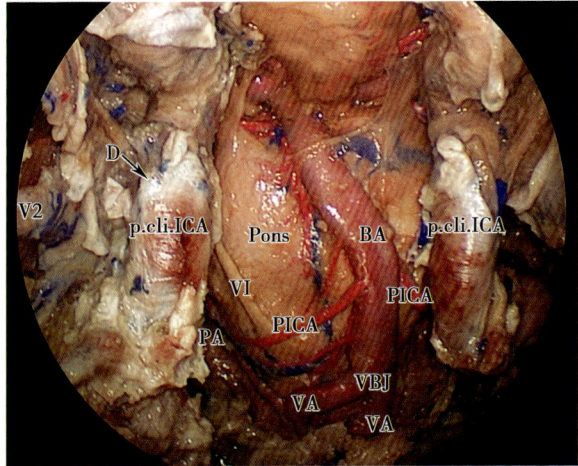

手术技巧

在手术过程中，作者使用电刺激和密切监测展神经附近的硬脑膜，这在经斜坡入路中尤为重要，因为最内侧的神经处于危险之中。通过使用电刺激，作者可以在打开硬脑膜之前确定没有神经刺激反应的区域。

在解剖学方面，观察基底动脉时，展神经位于椎-基底动脉交界处（VBJ）上方。在继续磨除骨质和打开硬脑膜时，作者的目标是尽可能低地到达 VBJ 以下。在这个过程中，作者利用影像指导，如 CTA（计算机断层扫描血管造影），精确定位以安全地进行手术，最大限度地降低损伤展神经的风险。这种谨慎的方法确保了关键神经结构的保护，并有助于手术的整体成功和安全。

4.3.2 下斜坡入路和颅颈交界处

在进行斜坡下 1/3 入路时，重要的是要穿过后鼻孔。有的患者可能会有肥大扁桃体的阻挡，外侧空间受阻挡并阻碍进入颅后窝。在这种情况下，可能需要对阻挡的扁桃体进行少量的去除，以提供足够的侧向空间。然而，在大多数患者中，扁桃体屏障和颅后窝的目标区域之间有足够的空间，从而有助于无阻挡通过。此外，下鼻甲是一个有价值的标志，可以引导你朝向你的预期手术区域。

在这个阶段，一个重要的考虑因素是要警惕正常的解剖倾向。当你正对着枕骨大孔钻磨时，会自然地向前移动。这是由于枕骨髁位于枕骨大孔的前部。髁突从枕大孔的中间或中途开始，几乎在前方相遇，它们之间只留下一个很小的空间（图 4.23 和图 4.24）。

图 4.23　fl，破裂孔；PM，椎前肌

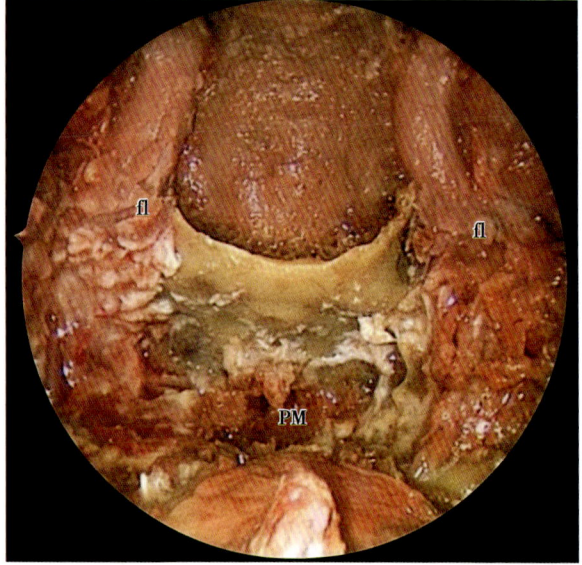

图 4.24　ET，咽鼓管；O，齿状突；OC，枕髁

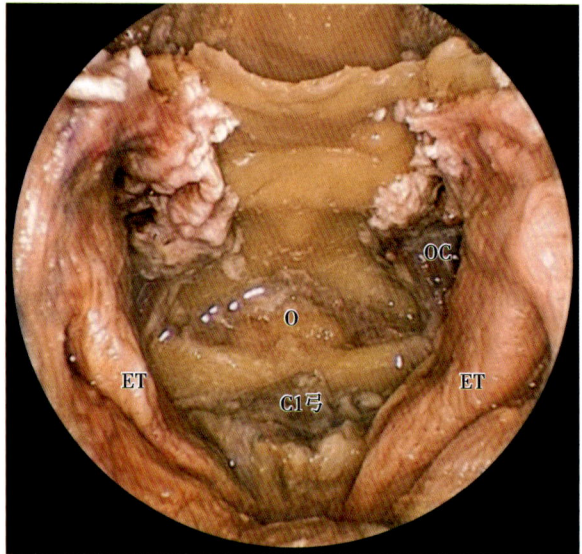

手术技巧

　　为了避免任何并发症，我们的目标是不要进入第一颈椎（C1）和枕髁之间的关节囊。相反，我们需要谨慎地探查，避开该区域，同时确保安全有效的手术进展。然而，在某些情况下，必须要控制椎动脉的近端，所以需要进一步侧方磨除枕骨，该过程被称为髁上切除术。

在其他情况下，可能需要取出髁突本身，称为内侧髁切除术，这涉及进入两侧枕髁之间的空间，并在该区域磨除骨质。特别注意避免在关节上磨除，称为关节上髁切除术。在切除部分骨质的同时保留颈静脉，通过采用这些精细的技术，我们可以安全地进入和处理目标区域，同时保护重要结构并确保良好的结果。

这种方法提供了完全的暴露，使我们能够看到目标区域，向后延伸穿过舌下神经管（图 4.25），通过包括髁上区域，我们还可以进入颈静脉结节，这个放大的视图让我们可以看到面神经和前庭蜗神经进入内耳道时的样子。此外，在该区域可以观察到小脑前下动脉（anterior inferior cerebellar artery，AICA），总的来说，这种方法可以很好地显示颅后窝腹侧下部的解剖结构，提供手术过程的全面视图。

图 4.25　IPS，岩下窦；IX-XI，舌咽神经、迷走神经、副神经；XII，舌下神经；O，齿状突

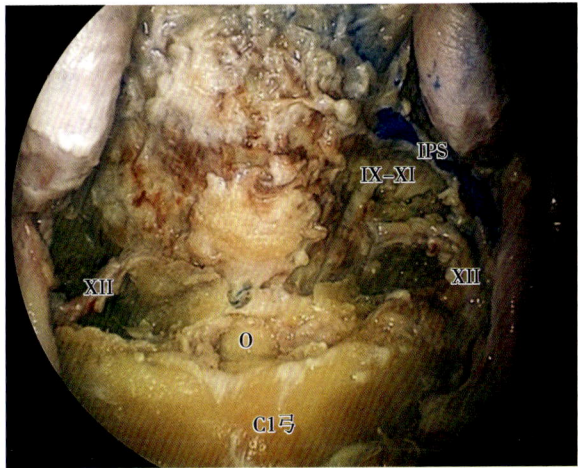

4.3.3　经齿状突入路

该技术用于类风湿性关节炎引起的颅底凹陷或枕骨大孔脑膜瘤的病例，需要从蝶斜交界处到软腭水平切除鼻咽黏膜。由于后外侧位置咽旁动脉定位在咽鼓管的内侧，可以为术中导航提供帮助，偶尔鼻咽部可能会出现颈内动脉增大。骨切除的程度取决于特定的病变，需要评估颅颈的稳定性。此外，内镜视图可用于接近 C2 水平（图 4.24）。

表 4.1 总结了内镜经鼻入路对矢状面颅底的解剖和标识。

表 4.1　内镜下经鼻入路颅底矢状面的解剖和标识总结

入路	骨性结构	脑池	脑组织	脑神经	血管	常见病变
经筛板	筛板、鸡冠	纵裂池	直回、眶额回	嗅神经	A2、额极、眶额动脉	嗅沟脑膜瘤、嗅神经母细胞瘤、脑膨出、脑脊液漏、鼻窦肿瘤
经蝶骨平台、鞍结节	蝶骨平台、鞍结节、视柱、蝶骨内侧床突	小脑上池、视神经前池	直回、眶额回	视神经、视交叉	Willis 前环	蝶骨平台脑膜瘤、鞍上垂体大腺瘤、颅咽管瘤、视神经胶质瘤
经蝶鞍	斜坡上 1/3、鞍背、后床突	小脑上池、第三脑室前隐窝、基底池、脚间池	钩回、下丘脑、漏斗、乳头体、中脑脚	II、III、VI	基底动脉尖、P1、后交通动脉、P2、穿支、小脑上动脉	鞍后咽喉瘤、垂体大腺瘤、岩斜脑膜瘤
经斜坡和颅颈交界	斜坡、岩骨尖、Dorello 管、枕骨大孔、枕骨髁内侧	脑桥前池、桥脑延髓池	延髓腹侧	V、VI、VII、VIII、IX、X、XI、XII	基底动脉中部、AICA、椎-基底动脉交界区、椎动脉	岩斜脑膜瘤、脊索瘤、软骨肉瘤、鼻窦肿瘤、枕大孔脑膜瘤
经齿状突	枕骨大孔、C1 弓、齿状突、C2 椎上缘	桥脑延髓池末端	颈髓交界处、C1 和 C2 处脊髓	XI	椎动脉入颅处、脊髓前动脉	类风湿关节炎/颅底凹陷症、枕大孔脑膜瘤

4.4　冠状面

了解颈动脉的分段对于精确的解剖定位至关重要[21]（图 4.26）。几个解剖标志在识别颈动脉节段方面发挥着重要作用：

1．在颈动脉上行、矢状面旁和咽旁区域，咽鼓管是主要的标志，它不仅提供定位，还可以在这个层面上保护颈动脉。

2．翼管神经标记颈动脉水平部分的位置，区分翼管神经和斜坡旁颈内动脉至关重要，因为翼管神经提示隐藏在岩骨内的颈动脉的位置[22]（图 4.27 和图 4.28）。

3．翼内侧肌是斜坡旁颈内动脉的垂直段的关键参考点，通过绘制一条垂直线可以确定斜坡旁颈内动脉和颈内动脉的前膝段，以及破裂孔的位置。

4．内侧视神经颈内动脉隐窝可作为海绵窦段颈内动脉位置的标志。熟悉这些解剖标志有助于精确定位和导航颈内动脉在各个节段的解剖结构[18]。

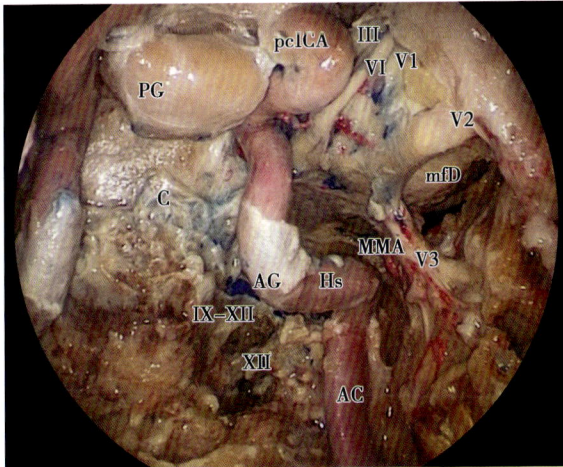

图 4.26　PG，垂体；C，斜坡；pcICA，海绵窦段颈内动脉；AG，颈内动脉膝前段；Hs，岩骨水平段；AC，颈动脉上行段；mfD，中颅底硬脑膜；MMA，脑膜中动脉；III，脑神经（CN）III；IV，CN IV；V1，CN V1；V2，CN V2；V3，CN V3；VI，CN VI；IX-XI，CN IX、X、XI；XII，CN XII

表 4.2 总结了 ICA 解剖标志和节段之间的关系。

所有这些入路都需要更广泛的侧方延伸暴露。为了促进这一点，进行上颌窦造口术至关重要，该手术需要在上颌窦中创建一个开口，这使得更容易接近上颌骨的后壁，并为手术提供了更广阔的手术区域。

图 4.27　fl，破裂孔；Vi，翼管神经；V2，三叉神经第 2 支

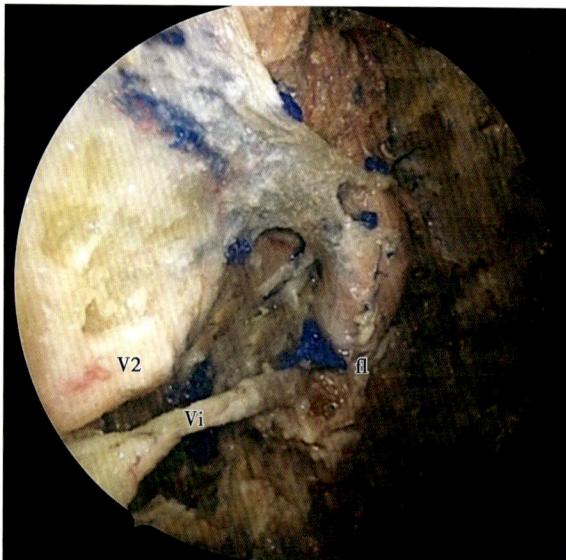

图 4.28　PG，垂体；ICA，颈内动脉；ST，交感干；Vi，翼管神经

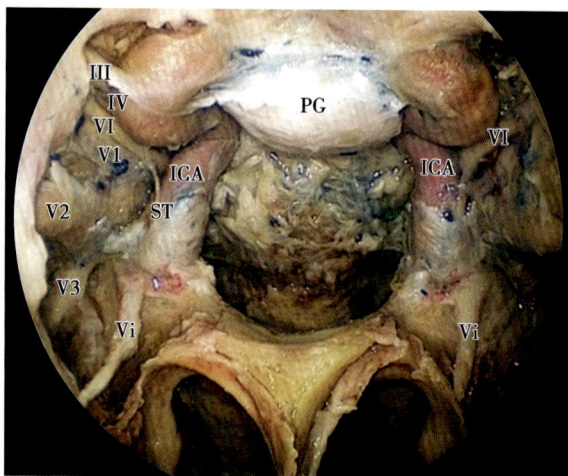

表 4.2　ICA 解剖标志和节段之间的关系

节段	解剖标志
床突段	内侧视神经颈内动脉隐窝
前膝段	翼内肌
岩骨水平段	翼管神经
颈动脉上升段	咽鼓管

为了进入翼区，翼腭窝是该入路的关键标志[10]。因此，采用经翼突入路进入侧颅底，在翼腭窝内，必须注意上颌内动脉（图4.34）。它比位于后方的神经和神经节更靠近翼腭窝的表面和内部。在此过程中，我们小心地在腭动脉和神经内侧切断，因为这些结构通向后鼻孔的顶部，通过这样做，我们可以有效地使翼腭窝的内容物推向侧方，并清楚地看到更靠后的翼管神经。

此视野提供了从下方观察翼管神经下方区域的全面视图（图4.27），可以看到翼管神经向颈内动脉走行，可作为颈内动脉水平段的标志。此外，可以观察到V3穿过卵圆孔，而V2则向前方朝向圆孔走行。腭鞘动脉旁有一条较小的神经，称为腭鞘神经，我们仔细分离以暴露翼腭窝（图4.29），这种清晰的视野显示了翼管神经，腭鞘神经位于右侧，与翼管神经相邻。如果需要，翼管移位可能被视为一种可行的选择[23]。

当通过鼻孔接近这个区域时，清楚地看清翼管神经的位置至关重要。随着神经越向后走行，同时也趋向于横向走行，标志颈内动脉水平段的位置。该区域通常被称为"楔形"（图4.30），了解这种解剖结构对于安全有效的鼻内入路至关重要。

图4.29 SR，蝶骨嵴；PP，垂体突起；CP，颈动脉突起；VC，翼管；Vi，翼管神经；Pv.a，腭鞘动脉

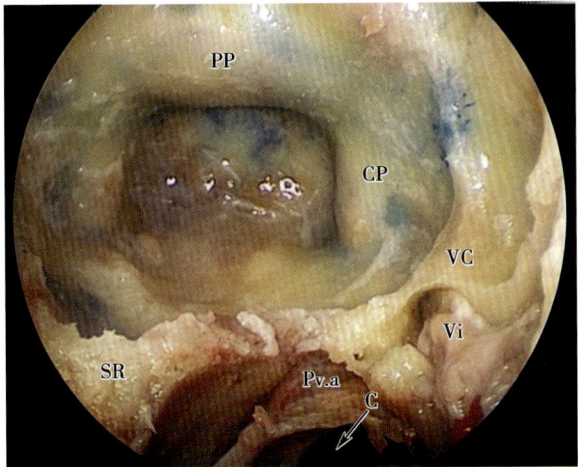

手术技巧

一旦确定了翼管神经的位置，就从神经的下部进行磨除，大约从3点到9点位置，这种方法可以保护颞骨岩部的下表面，同时便于识别破裂孔。此外，我们利用附着在骨头上的咽筋膜的底部来引导我们探寻破裂孔的路径，这种结合翼管神经和筋膜的方法可以精确定位破裂孔，从而实现与岩尖相关的安全有效的切除手术。

图 4.30　PW，翼楔；Vi，翼管神经；SP，蝶骨嵴；C，后鼻孔；PF，咽底筋膜

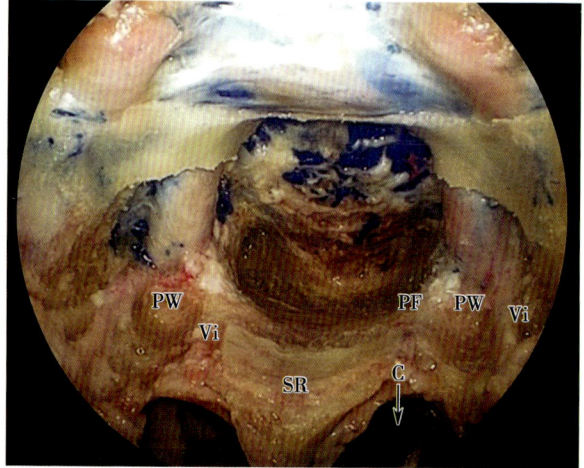

　　将冠状面划分为 7 个特定区域，便于理解和可能的应用：①岩尖入路；②经岩骨入路；③岩骨上入路；④海绵窦入路；⑤颞下入路；⑥内侧髁入路；⑦颈静脉孔入路（图 4.31）。

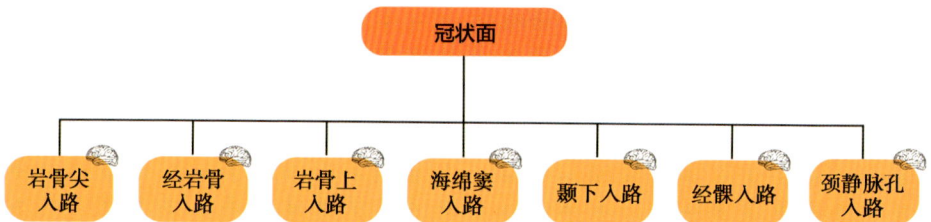

图 4.31　冠状面的系统描述

4.4.1　Ⅰ区岩骨尖入路

　　岩尖入路是一种独特的入路，可以进入该区域，而不一定需要移位或切割翼管神经。虽然它与经蝶窦入路有一些共同之处，但它向后延伸到颈动脉，并可以在该血管后向侧方前进。为了实现这一点，精确的磨除对于定位破裂孔至关重要，之后磨除向后延伸到颈内动脉后面的区域。这种方法为进入岩尖区域提供了一种有价值的替代方案，最大限度地减少了对翼管神经的破坏。

4.4.2　Ⅱ区经岩骨入路

　　经岩骨入路涉及处理岩下动脉。精确地岩斜磨除是关键，要注意受软骨影响的区域。

4.4.3 Ⅲ区岩骨上入路

岩上入路也称为四边形空间或麦氏囊的前开口入路[24,25](图4.32和图4.33)。

四边形空间,也称为颅底的前外侧三角形,位于斜坡旁颈内动脉、颈内动脉岩骨段和三叉神经半月节内侧之间,通常位于V2或V3水平。进入这个空间,可以进入三叉神经半月节的内侧,或者利用V2和V3之间的区域到达颅底的前外侧三角。

图4.32 ICA,颈内动脉;VI,展神经;Q,四边形空间

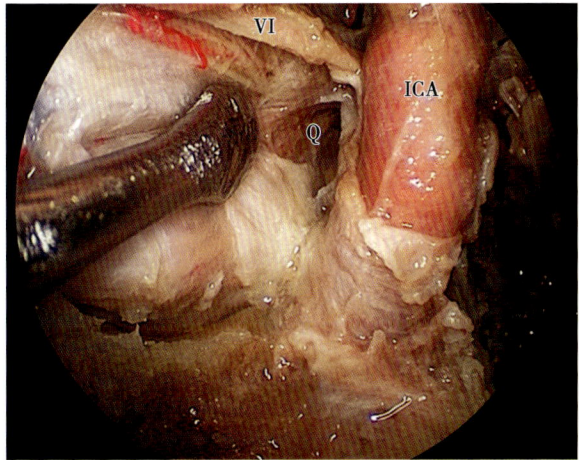

图4.33 Prox.R,近端硬膜环;IHA,垂体下动脉;Q,四边形间隙;III,脑神经(CN)III;IV,CN IV;VI,CN VI;V1,CN V1;V2,CN V2;ICA,颈内动脉

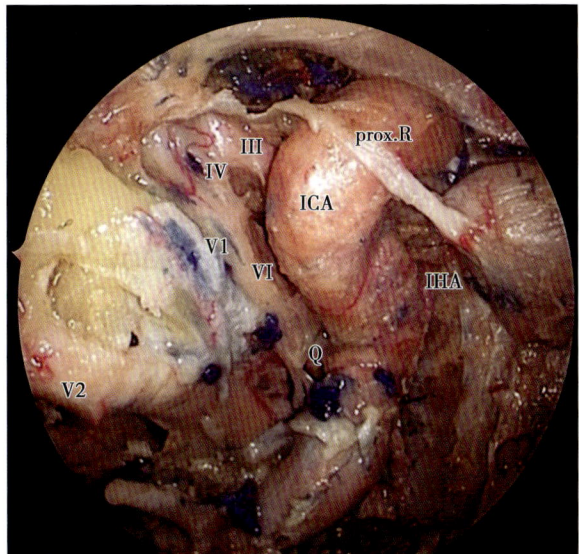

另外，还可以利用V2和V1之间的空间，即前内侧三角，将解剖扩大到颅中窝，该入路可以显露中颅底内的各种结构。

4.4.4　Ⅳ区海绵窦入路

该区域与海绵窦密切相关，海绵窦内直接解剖是一种罕见的手术。然而，在某些情况下，可能有必要接近展神经上方的区域，以暴露海绵窦内的特殊病变。是否选择在颈动脉外侧和展神经上方的狭窄空间中进入海绵窦要视海绵窦内病变的病理类型而定[26]。

海绵窦的内侧壁较为宽敞，位于颈动脉内侧，没有明显的脑神经。相比之下，脑神经，包括Ⅲ、Ⅳ、Ⅵ、V1和V2，均位于海绵窦外侧壁上（图4.33）。正因其宽敞，海绵窦内侧壁经常成为肿瘤侵犯的区域，特别是当肿瘤起源于垂体区域时；也因其宽敞，为在该部位肿瘤切除和探查提供了难得的机会。颈动脉在通过其远环进入颅内之前先侧向弯曲。在海绵窦的内侧壁附近能观察到的唯一重要解剖结构是垂体下动脉。该动脉起源于脑膜垂体干（meningohypophyseal trunk，MHT）（图4.14），供应垂体。在涉及该区域肿瘤的病例中，该区域的垂体临床相关性变得明显。这个区域肿瘤可能导致颈动脉的侧向扩张，因此在手术操作中需要谨慎。

避免在该区域盲目操作至关重要，因为有可能损伤脑膜垂体干或撕裂颈内动脉。然而，在肿瘤可以安全切除的情况下，可以遵循精确的路径进入此空间，确保手术的安全性。

临床应用

当处理明显扩大海绵窦内侧壁的肿瘤时，可能会导致后部区域的展神经暴露，一个明显的例子是Dorello管的图片，其中展神经位于韧带的正下方。对于广泛累及海绵窦内侧壁的巨大肿瘤，展神经可能在该区域变得菲薄。作为一项预防措施，必须对手术区域的下部和侧面保持谨慎，以避免损害展神经。因此，在手术计划过程中，监测展神经变得至关重要，特别是在接近海绵窦时。

4.4.5　Ⅴ区颞下入路

经颞入路或颞下窝入路是一种经鼻手术入路（图4.34）。

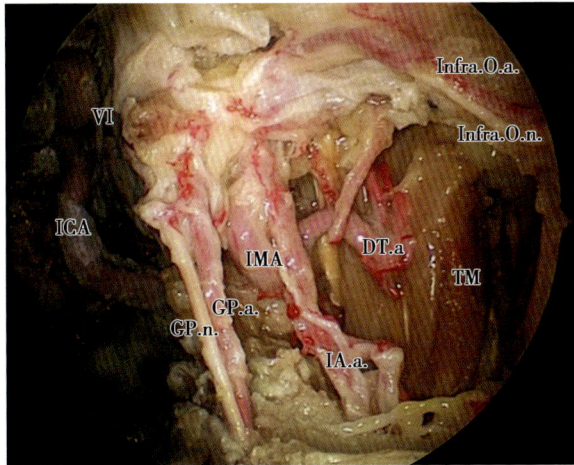

图 4.34　GP.a.，腭大动脉；GP.n.，腭大神经；IMA，上颌内动脉；IA.a.，牙槽内动脉；DT.a.，颞深动脉；TM，颞肌；Infra.O.a.，眶下动脉；Infra.O.n.，眶下静脉

4.4.6　Ⅵ区经髁入路

内侧髁切除术，是在特定情况下用于实现暴露椎动脉或椎动脉近端控制的一种手术方式。

手术技巧

在涉及枕骨大孔脑膜瘤的病例中，需要对两个椎动脉进行近端控制，一种策略性的方法是对两个髁的内侧进行细致的磨除。这种细致的方法扩大了暴露范围，并有助于完全进入枕骨大孔，特别是为了控制近端椎动脉。必须谨慎操作，因为忽视这一方面可能会无意中导致磨钻头转向底部方向。当沿枕骨大孔方向向下操作时，可能会导致狭窄。因此，至关重要的是将磨除过程扩展到髁突的内侧，以防止这种情况的发生。

4.4.7　Ⅶ区颈静脉孔入路

当我们将注意力集中在颈静脉孔时，该入路策略性地促进了进入颈部区域。例如，软骨肉瘤起源于岩斜软骨并突向颈部区域，并随颈内动脉扩张到颈静脉。这项技术提供了一种有效追踪路径的方法，最终能够进入颈部区域。

表 4.3 总结了内镜经鼻入路冠状面颅底的标识和限制。

表4.3　内镜经鼻入路对颅底冠状面的标识和限制总结

入路	解剖标识	限制	病变
岩骨尖	翼管神经、颈静脉孔	脑神经Ⅴ、Ⅵ，ICA	胆固醇肉芽肿
岩骨下	岩下动脉，岩斜区	脑神经Ⅴ、Ⅵ，ICA	软骨肉瘤，脊索瘤，脑膜瘤
岩骨上	四边形空间，前内侧三角形	脑神经Ⅴ、Ⅵ，ICA	神经鞘瘤
经海绵窦	后筛窦、外侧视神经颈内动脉隐窝，颈动脉隆起	脑神经Ⅲ、Ⅳ、Ⅴ、Ⅵ，ICA	海绵窦肿瘤
颞下	翼外板，卵圆孔	翼外肌、腭帆提肌，颈动脉	颞下窝肿瘤
枕髁	内侧髁	脑神经Ⅻ，椎动脉	枕骨大孔脑膜瘤
颈静脉孔	颈静脉孔、咽鼓管	脑神经Ⅸ、Ⅹ、Ⅺ，椎动脉、颈静脉	脊索瘤、软骨肉瘤

4.5　结论

经蝶鞍入路可以利用视神经颈内动脉隐窝进行经鼻扩大内镜下入路，保留关键结构和垂体上动脉从而保护垂体功能和视力。筛板在经蝶骨平台入路中对嗅觉保护至关重要，而 Draft 3 入路提供了进入前颅底两侧的通道。经斜坡入路需要在颈内动脉和基底动脉之间进入，对颅后窝腹侧进行探查。当病变从枕骨大孔延伸到 C1～C2 区域的情况下，采用经齿状突入路。岩尖入路通过精确磨除骨质到达颈动脉，岩骨和岩骨上入路可进入颅底的特定区域。海绵窦入路主要针对展神经上方的病变，而颞下入路则采用鼻内入路进行手术。内侧髁切除术在某些情况下用于暴露或控制椎动脉。颈静脉孔入路选择性地通过朝向颈静脉孔进入颈部区域。

（郭致飞 译，惠珂　万经海 校）

参考文献

1. Carrau RL, Jho HD, Ko Y. Transnasal-transsphenoidal endoscopic surgery of the pituitary gland. Laryngoscope. 1996;106(7):914–8. https://doi.org/10.1097/00005537-199607000-00025.
2. Jho HD, Carrau RL. Endoscopy assisted transsphenoidal surgery for pituitary adenoma. Technical note. Acta Neurochir. 1996;138(12):1416–25. https://doi.org/10.1007/BF01411120.
3. Kassam A, Snyderman CH, Mintz A, Gardner P, Carrau RL. Expanded endonasal approach: the rostrocaudal axis. Part I. Crista galli to the Sella turcica. Neurosurg Focus. 2005a;19(1):E3.
4. Kassam A, Snyderman CH, Mintz A, Gardner P, Carrau RL. Expanded endonasal approach: the rostrocaudal axis. Part II. Posterior clinoids to the foramen magnum. Neurosurg Focus. 2005b;19(1):E4.

5. Kassam A, Snyderman CH, Mintz A, Gardner P, Carrau RL. Expanded endonasal approach: the rostrocaudal axis. Part II. Posterior clinoids to the foramen magnum. Neurosurg Focus. 2005c;19(1):E4.

6. Kassam AB, Gardner P, Snyderman C, Mintz A, Carrau R. Expanded endonasal approach: fully endoscopic, completely transnasal approach to the middle third of the clivus, petrous bone, middle cranial fossa, and infratemporal fossa. Neurosurg Focus. 2005d;19(1):E6.

7. Dm P, Doglietto F, Ja J, Jagannathan J, Han J, Er L. History of endoscopic skull base surgery: its evolution and current reality. J Neurosurg. 2007;107:206–13.

8. Cavallo LM, Messina A, Gardner P, Esposito F, Kassam AB, Cappabianca P, et al. Extended endoscopic endonasal approach to the pterygopalatine fossa: anatomical study and clinical considerations. Neurosurg Focus. 2005;19(1):E5.

9. de Lara D, Ditzel Filho LF, Prevedello DM, Carrau RL, Kasemsiri P, Otto BA, et al. Endonasal endoscopic approaches to the paramedian skull base. World Neurosurg. 2014;82(6 Suppl):S121–9. https://doi.org/10.1016/j.wneu.2014.07.036.

10. Kasemsiri P, Solares CA, Carrau RL, Prosser JD, Prevedello DM, Otto BA, et al. Endoscopic endonasal transpterygoid approaches: anatomical landmarks for planning the surgical corridor. Laryngoscope. 2013;123(4):811–5. https://doi.org/10.1002/lary.23697.

11. Prevedello DM, Ditzel Filho LF, Solari D, Carrau RL, Kassam AB. Expanded endonasal approaches to middle cranial fossa and posterior fossa tumors. Neurosurg Clin N Am. 2010a;21(4):621–35. https://doi.org/10.1016/j.nec.2010.07.003.

12. Magro F, Solari D, Cavallo LM, Samii A, Cappabianca P, Paternò V, et al. The endoscopic endonasal approach to the lateral recess of the sphenoid sinus via the pterygopalatine fossa: comparison of endoscopic and radiological landmarks. Neurosurgery. 2006;59(4 Suppl 2):ONS237–42; discussion ONS242-3. https://doi.org/10.1227/01.NEU.0000233977.79721.17.

13. Xu Y, Asmaro K, Mohyeldin A, Zhang M, Nunez MA, Mao Y, et al. The Pterygosphenoidal triangle: surgical anatomy and case series in endoscopic Endonasal Skull Base surgery. Oper Neurosurg (Hagerstown). 2023;24(6):619–29. https://doi.org/10.1227/ons.0000000000000627.

14. Oyama K, Tahara S, Hirohata T, Ishii Y, Prevedello DM, Carrau RL, Froelich S, Teramoto A, Morita A, Matsuno A. Surgical anatomy for the endoscopic Endonasal approach to the ventrolateral Skull Base. Neurol Med Chir (Tokyo). 2017;57(10):534–41. https://doi.org/10.2176/nmc.ra.2017-0039.

15. Kitano M, Taneda M. Extended transsphenoidal approach with submucosal posterior ethmoidectomy for parasellar tumors. Technical note J Neurosurg. 2001;94(6):999–1004. https://doi.org/10.3171/jns.2001.94.6.0999.

16. Low CM, Vigo V, Nunez M, Fernández-Miranda JC, Patel ZM. Anatomic considerations in endoscopic pituitary surgery. Otolaryngol Clin N Am. 2022;55(2):223–32. https://doi.org/10.1016/j.otc.2021.12.014.

17. Snyderman CH, Pant H, Carrau RL, Prevedello D, Gardner P, Kassam AB. What are the limits of endoscopic sinus surgery?: the expanded endonasal approach to the skull base. Keio J Med. 2009;58(3):152–60. https://doi.org/10.2302/kjm.58.152.

18. Labib MA, Prevedello DM, Fernandez-Miranda JC, Sivakanthan S, Benet A, Morera V, et al. The medial opticocarotid recess: an anatomic study of an endoscopic "key landmark" for the ventral cranial base. Neurosurgery. 2013;72(1 Suppl Operative):66–76; discussion 76. https://doi.org/10.1227/NEU.0b013e318271f614.

19. Sharma A, Rieth GE, Tanenbaum JE, Williams JS, Ota N, Chakravarthi S, et al. A morphometric survey of the parasellar region in more than 2700 skulls: emphasis on the middle clinoid process variants and implications in endoscopic and microsurgical approaches. J Neurosurg. 2018;129(1):60–70. https://doi.org/10.3171/2017.2.JNS162114.

20. Truong HQ, Borghei-Razavi H, Najera E, Igami Nakassa AC, Wang EW, Snyderman CH, et al. Bilateral coagulation of inferior hypophyseal artery and pituitary transposition during endoscopic endonasal interdural posterior clinoidectomy: do they affect pituitary function? J Neurosurg. 2018a;131(1):141–6. https://doi.org/10.3171/2018.2.JNS173126.

21. Labib MA, Prevedello DM, Carrau R, Kerr EE, Naudy C, Abou Al-Shaar H, et al. A road map

to the internal carotid artery in expanded endoscopic endonasal approaches to the ventral cranial base. Neurosurgery. 2014;10 Suppl 3:448–71. ; discussion 471. https://doi.org/10.1227/NEU.0000000000000362.

22. Kassam AB, Vescan AD, Carrau RL, Prevedello DM, Gardner P, Mintz AH, et al. Expanded endonasal approach: vidian canal as a landmark to the petrous internal carotid artery. J Neurosurg. 2008;108(1):177–83. https://doi.org/10.3171/JNS/2008/108/01/0177.

23. Prevedello DM, Pinheiro-Neto CD, Fernandez-Miranda JC, Carrau RL, Snyderman CH, Gardner PA, et al. Vidian nerve transposition for endoscopic endonasal middle fossa approaches. Neurosurgery. 2010b;67(2 Suppl Operative):478–84. https://doi.org/10.1227/NEU.0b013e3181faaa70.

24. Kassam AB, Prevedello DM, Carrau RL, Snyderman CH, Gardner P, Osawa S, et al. The front door to Meckel's cave: an anteromedial corridor via expanded endoscopic endonasal approach-technical considerations and clinical series. Neurosurgery. 2009;64(3 Suppl):ons71–82. ;discussion ons82-3. https://doi.org/10.1227/01.NEU.0000335162.36862.54.

25. Dolci RLL, Ditzel Filho LFS, Goulart CR, et al. Anatomical nuances of the internal carotid artery in relation to the quadrangular space. J Neurosurg. 2018;128(1):174–81. https://doi.org/10.3171/2016.10.JNS16381.

26. Truong HQ, Lieber S, Najera E, Alves-Belo JT, Gardner PA, Fernandez-Miranda JC. The medial wall of the cavernous sinus. Part 1: surgical anatomy, ligaments, and surgical technique for its mobilization and/or resection. J Neurosurg. 2018b;131(1):122–30. https://doi.org/10.3171/2018.3.JNS18596.

第五章
管状牵开器引导下内镜手术切除脑内肿瘤

Suresh K. Sankhla, Anshu Warade, and G. M. Khan

5.1　简介

　　脑深部病变的外科治疗仍然面临着严峻的挑战，因为它们的位置很关键，手术入路也很困难。尽管使用传统脑压板、脑牵开器的传统显微手术仍然是这些病变外科治疗的主要手段，但脑牵拉损伤很常见，可能导致严重后果，包括癫痫发作、局灶性神经功能缺损和血管痉挛 [1-9]。术前成像［磁共振（magnetic resonance，MR）和弥散张量成像（diffusion tensor imaging，DTI）］的发展以及神经电生理监测、影像导航和神经内镜等现代术中技术的应用已被证实可以降低并发症发生率并改善手术结果。脑牵拉技术的改进，特别是使用管状结构的牵开器，似乎减少了对周围正常脑实质的损伤 [10-13]。最近在脑外科中引入的管状牵开器，结合现代神经内镜技术，为各种更深的脑内病变的手术方法增加了新的维度 [4,7,13-32]。

　　在本章中，我们描述了使用透明塑料管状牵开器进行内镜辅助切除深部脑实质和脑室内肿瘤的技术，并通过文献综述讨论了该技术的优点和局限性。

5.2　管状牵开器系统的优点

　　神经外科引入管状牵开器，能够为肿瘤切除提供稳定的工作通道，避免与传统硬质牵开器系统相关的脑牵拉相关并发症。与扁平的脑压板不同，牵开器的圆柱形结构将牵拉力均匀地分布在管子周围更大的表面积上。Kelly 及其同事在 20 世纪 80 年代首次提出了立体定向切除深部脑肿瘤的概念 [33]。作者使用直径为 20～30mm 的空心圆柱体切除脑深部病变 [33-35]。从那时起，大量文献报道使用不同管状牵开器装置和改良技术经颅内镜手术切除脑实质和脑室内脑肿瘤，结果表明提高了疗效，改善了术后结果 [10,36-42]。

　　柔软的管状牵开器对脑白质纤维是推移而不是破坏，并在脑组织更大的表面积上均匀地消散牵拉压力 [10-13]。通过使用钝口和圆形端口的闭孔器或扩张器逐渐扩大椎体束间间隙，在脑实质内形成手术通道。透明管状牵开器允许维持进入大脑的安全通道，保护组织免受器械操作的影响，并防止手术期间脑皮层或者筋膜切开后切口的意外扩大。通道可以同时容纳 1 个 4mm 的硬质内镜和2～3 个手术器械，而不会造成任何相互干扰（图 5.1）。管状牵开器还提供了更宽的无液体手术通道，使外科医生能够使用标准的双手显微外科技术进行肿瘤切除，而不会对手术通道或器械操作造成任何影响[7,43]。

在过去的几十年里，内镜及其全景视觉的使用已成为脑外科手术中广泛接受的技术[16,17,19-23,41,42,44]。2008 年，Akai 等人[19] 描述了使用透明管状牵开器对 3名患者进行脑深部肿瘤的内镜手术切除技术。Kassam 及其同事[24] 于 2009 年开发了一种通过可膨胀导管进行脑内肿瘤切除的全内镜系统，并于 2013 年详细介绍了管状牵开器引导下内镜手术切除脑实质内和脑室内肿瘤的技术[43]。在过去的几十年里，不少作者描述了使用不同的管状牵开器装置和改良技术对脑实质和脑室内脑肿瘤进行管状牵开器控制下内镜切除的技术，提高了手术效果[10,36-42,44]。

管状牵开器和内镜这两项技术是相辅相成的。两者联合使用能为深部脑病变提供了微创进入和增强全景视觉的全部优势[13,14,18,19,24,32,44-52]。经单通道管状牵开器内镜手术切除脑肿瘤的技术在许多方面不同于传统的通道内镜和标准的显微手术。内镜不像显微镜那样提供双目三维（three-dimensional，3D）视觉，但凭经验，外科医生可以通过内镜的动态运动基于本体感觉反馈模拟 3D 视觉感知。

在手术过程中，可以根据需要调整牵开器的角度、轨迹和深度，以获得明亮的照明和深层病变的最佳视角。此外，管状牵开器内镜手术通道比显微镜手术通道小得多。因为内镜光源像倒圆锥体一样朝向病变投射，而显微镜光束朝向目标逐渐变细，因此需要更大的通道。

传统内镜手术需要通过镜体内狭窄而硬性工作道进行有限的操作，而管状牵开器通道内镜手术不受操作器械限制，可以双手操作，采用显微外科技术切除肿瘤[7,43]。此外，管状牵开器辅助内镜技术允许外科医生通过同时改变管状牵开器和内镜的角度来自由安全地移动手术通道，以提高大脑深处更大区域的视野。管状牵开器和内镜的角度改变形成一个可操纵的通道。该通道从不同角度提供了肿瘤的多个视野，并提高了外科医生的视野质量和解剖方向。

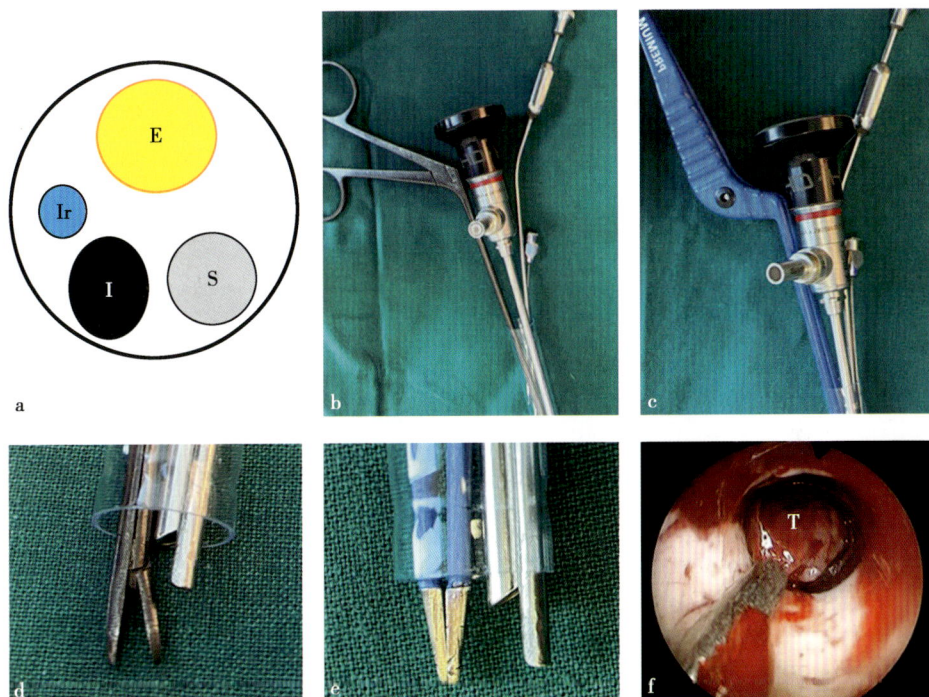

图 5.1　器械在管状牵开器中的位置(a)。仪器插入上端(b 和 c)和下端(d 和 e)。术中内镜照片显示肿瘤伸入管状牵开器内腔(f)。E,内镜;S,吸引器;I,器械;Ir,冲洗套管;T,肿瘤

5.3　手术技巧

进入大脑的造瘘点仍然至关重要,通常选择在非言语脑回的凸起处,这是通过功能最少的白质纤维束的路线。对于实质性肿瘤,选择直线和更直接的路线,避开运动带、视觉皮层、颞上叶和额下回等功能区(病例 1,图 5.2)。通过标准的同侧冠状缝前小骨瓣开颅到达额角和侧脑室体内的肿瘤(病例 2,图 5.3),而位于侧脑室三角区和枕角的病变可以通过顶骨和枕骨切口(距离中线 > 3.0cm)进入。为了切除第三脑室肿瘤,通常选择侧脑室和室间孔扩张较多的一侧,以避免在插入管状牵开器期间损伤内囊、尾状核头部和穹窿的潜在风险(病例 3,图 5.4)。

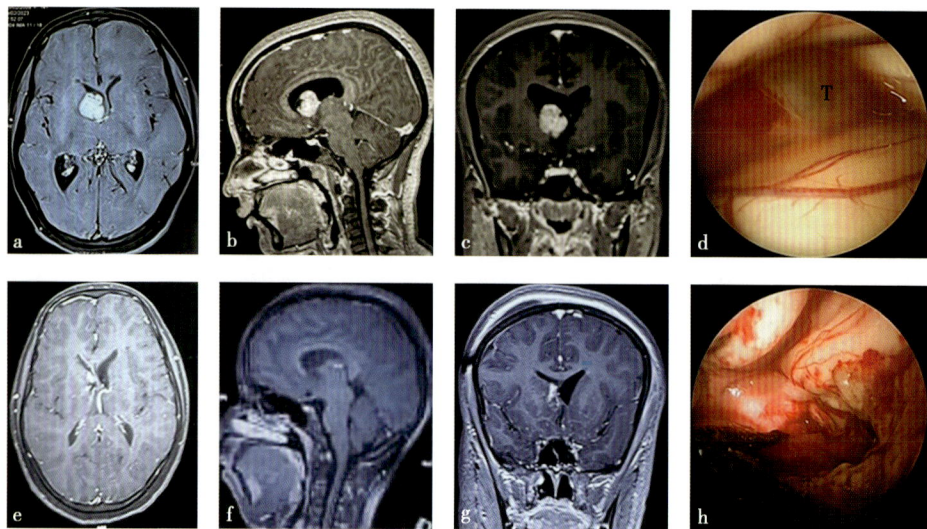

图 5.2 病例 1。一名 14 岁的患者出现全身性强直 / 阵挛发作，伴有短暂的意识丧失，在过去的 1 个月内出现了 3 次发作。轴向（a）、矢状面（b）和冠状面（c）的对比 MR 成像显示，右额室管膜下区域有一个明显强化的肿瘤，延伸到右侧脑室的额角，右侧脑室轻度扩大。内镜术中照片（d）显示右侧脑室前角灰色肿瘤。术后对比 MR 图像（e～g）和术中内镜照片（h）显示肿瘤完全切除。组织病理学：室管膜下巨细胞星形细胞瘤。T，肿瘤

采用弧形头皮切口，作直径在 2.5～3.0cm 的小骨瓣开颅，显露的脑回或脑沟通常足以满足露插入和操作管状牵开器的需要，而不会受到骨边缘的阻碍（图 5.3d）。

硬脑膜以十字形打开，其大小足以识别和保护脑表面的主要引流静脉，并有助于在手术结束时实现水密性硬脑膜闭合。我们使用直径为 11mm 的透明软柔性塑料管作为管状牵开器，以暴露深部脑病变，并插入 4mm 的硬质内镜和 3 种手术器械，包括吸引器、双极电凝或取瘤钳以及冲洗套管（图 5.1）。取软脑膜小切口，进行浅层皮质切除术，用扩张器将管状牵开器插入大脑。

管状牵开器通常置入到肿瘤较深的位置，牵开器腔外肿瘤因周围压力高而突入到牵开器腔内，可以用吸引器和取瘤钳将其取出（图 5.1f）。然后轻轻回撤管状牵开器，并向不同方向上摆动探查，继续从各个方向缓慢均匀地切除肿瘤，直到看到正常的脑组织。对于侧脑室肿瘤，管状牵开器开始置入脑室内时，可以清楚地看到肿瘤和脑室内结构，如脉络丛、大静脉、透明隔和穹窿，作为最初的解剖定位。对于胶质囊肿和第三脑室肿瘤，管状牵开器的位置更靠近室间孔，以便经室间孔对第三脑室前部和肿瘤有清晰和稳定的视野。

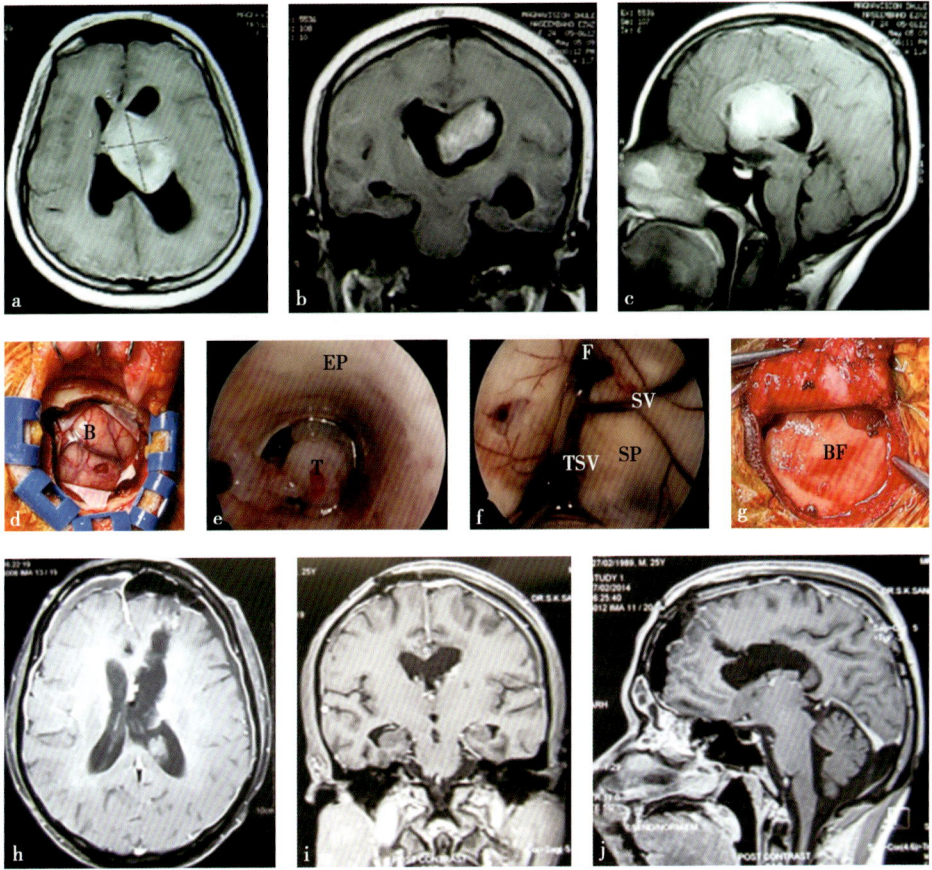

图 5.3 病例 2。24 岁，出现头痛、呕吐和视神经乳头水肿。T1 加权 MR 图像在轴向（a）、冠状（b）和矢状（c）视图中显示左侧脑室有一个边界清晰的肿瘤，压迫左室间孔并导致梗阻性脑积水。术中照片显示直径 2.5cm 左额开颅小骨瓣（d），内镜显微照片（e 和 f）显示了脑室内肿瘤在脑室腔中突出（e）和切除后（f），照片 g 显示了骨瓣的复位和手术切口。术后轴向（h）、冠状面（i）和矢状面（j）的对比 MR 图像显示肿瘤已完全切除。组织病理学：中枢神经细胞瘤。B，脑；BF，骨瓣；EP，套管；F，室间孔；SP，透明隔；SV，前隔静脉；T，肿瘤；TSV，丘脑静脉

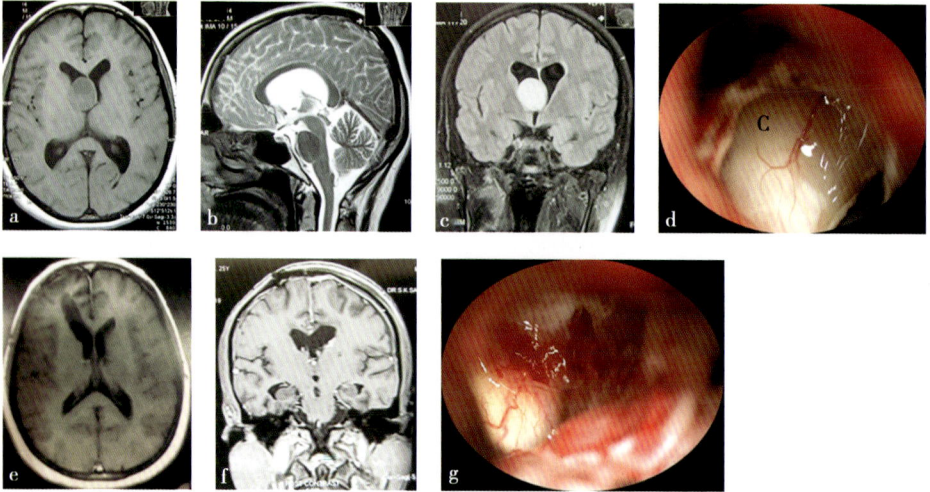

图 5.4　病例 3。42 岁，间歇性剧烈头痛持续 4 月，加重 1 个月。2 周前出现一次全身性癫痫发作。眼底镜检查双侧乳头水肿。MR 图像 T1 轴向（a）加权、T2 矢状（b）加权和 FLAIR（c）加权，显示右侧脑室前角有一个大囊肿压迫室间孔；切除囊肿前（d）和后（g）的术中内镜照片。术后 T1 加权 MR 轴向（e）和冠状（f）图像显示囊肿完全切除。组织病理学：胶质囊肿。C，囊肿

可以采用标准的双手显微外科技术经管状牵开器逐步切除肿瘤，包括最初的瘤内减压，随后的肿瘤分离切除，以及最后的止血。在肿瘤切除结束时，用一块吸收性明胶海绵填塞脑皮质切开的造瘘口，并用颅骨骨膜或人工硬脑膜水密缝合硬脑膜。常规关闭骨瓣和皮肤（图 5.3g）。脑室内肿瘤术后应保持脑室外引流 3～4 天。

5.4　手术并发症和局限性

像管状牵开器引导的内镜下脑深部病变切除术这类手术技术通常有一个陡峭的学习曲线。对于习惯于双眼 3D 显微视觉的和那些不习惯在狭窄的手术区域操作的外科医生来说，这种学习曲线可能更长、更困难。内镜肿瘤手术成功的关键是管状牵开器的最佳位置，即使其路线的轻微偏差也会干扰手术区域的视野，并可能使相邻的关键神经血管结构面临更高的损伤风险。手术过程中脑脊液（cerebrospinal fluid，CSF）释放或肿瘤缩小后的脑移位会使管状牵开器向不同方向移位，可能使切除残余肿瘤更具有挑战性。术中大量脑脊液引流可能导致脑室腔和脑组织塌陷，并可能诱发术后硬膜外或者硬膜下积液或血肿。

大多数作者都认为，体积较大（＞3cm）、质地韧或坚硬的肿瘤，或存在严重钙化的肿瘤会影响肿瘤的切除程度，从而降低使用这种技术进行完全切除的机会[36,37,41,47]。同样，脑深部血供丰富肿瘤的切除也很有挑战，是内镜技术的主要限制因素。相对于整个肿瘤体积，占据软脑膜表面很大面积的大部分浅表肿瘤大多不适合内镜手术。这些肿瘤可以通过开放式显微手术更有效地切除，使用管状牵开器或内镜都没有特别的优势。

最近文献[13,20,24,27,40,52-55]详细介绍了内镜手术并发症及其预防和治疗措施。Shapiro 等[32]在 2020 年回顾了 ViewSite 脑通路系统管状牵开器用于肿瘤切除、血肿清除和囊肿清除的文献，总共 106 名患者的并发症发生率为 2.8%。Eichberg 等[56]对其研究中的 10 例和文献中的 77 例病例进行了回顾性分析，并发症的总发生率为 7.8%～10%。

5.5　结论

透明管状牵开器内镜手术切除脑内深部病变是安全有效的。与传统的显微手术相比，管状牵开器辅助内镜手术技术简单、微创。该技术可以通过较小的颅骨骨瓣、较短的脑皮质切开和最小的白质损伤安全地切除脑深部原发性和转移性脑肿瘤。手术过程中借助动态和可倾斜的管状牵开器，可以有效地切除远大于管状牵开器直径的肿瘤。在特定病例中，这种内镜入路可能是切除脑肿瘤的可行替代方案。

（郭致飞 译，刘奇　万经海 校）

参考文献

1. Andrews RJ, Bringas JR. A review of brain retraction and recommendations for minimizing intraoperative brain injury. Neurosurgery. 1993;33:1052–63; discussion 1063–1064
2. Hongo K, Kobayashi S, Yokoh A, Sugita K. Monitoring retraction pressure on the brain. An experimental and clinical study. J Neurosurg. 1987;66:270–5.
3. Rosenorn J, Diemer N. The risk of cerebral damage during graded brain retractor pressure in the rat. J Neurosurg. 1985;63:608–11.
4. Herrera SR, Shin JH, Chan M, Kouloumberis P, Goellner E, Slavin KV. Use of transparent plastic tubular retractor in surgery for deep brain lesions: a case series. Surg Technol Int. 2010;19:47–50.
5. Yokoh A, Sugita K, Kobayashi S. Intermittent versus continuous brain retraction: an experimental study. J Neurosurg. 1983;58:918–23.
6. Zhong J, Dujovny M, Perlin AR, Perez-Arjona E, Park HK, Diaz FG. Brain retraction injury. Neurol Res. 2003;25(8):831–8.
7. Jo KI, Chung SB, Jo KW, Kong DS, Seol HJ, Shin HJ. Microsurgical resection of deep-seated lesions using transparent tubular retractor: pediatric case series. Childs Nerv Syst. 2011;27(11):1989–94.

8. Rosenorn J, Diemer NH. Reduction of cerebral blood flow during brain retraction pressure in the rat. J Neurosurg. 1982;56:826–9.

9. Singh L, Agrawal N. Cylindrical channel retractor for intraventricular tumour surgery- a simple and inexpensive device. Acta Neurochir. 2009;151(11):1493–7.

10. Bander ED, Jones SH, Kovanlikaya I, Schwartz TH. Utility of tubular retractors to minimize surgical brain injury in the removal of deep intraparenchymal lesions: a quantitative analysis of FLAIR hyperintensity and apparent diffusion coefficient maps. J Neurosurg. 2016;124:1053–60.

11. Bennett MH, Albin MS, Bunegin L, Dujovny M, Hellstrom H, Jannetta PJ. Evoked potential changes during brain retraction in dogs. Stroke. 1977;8:487–92.

12. Rosenørn J, Diemer NH. The influence of intermittent versus continuous brain retractor pressure on regional cerebral blood flow and neuropathology in the rat. Acta Neurochir. 1988;Wien 93:13–7.

13. Ogura K, Tachibana E, Aoshima C, Sumitomo M. New microsurgical technique for intraparenchymal lesions of the brain: transcylinder approach. Acta Neurochir. 2006;148:779–85; discussion 785

14. Otsuki T, Jokura H, Yoshimoto T. Stereotactic guiding tube for open-system endoscopy a new approach for the stereotactic endoscopic resection of intra-axial brain tumors. Neurosurgery. 1990;27:326–30.

15. Barlas O, Karadereler S. Stereotactically guided microsurgical removal of colloid cysts. Acta Neurochir. 2004;146(11):1119–204.

16. Jho HD, Alfieri A. Endoscopic removal of third ventricular tumors: a technical note. Minim Invasive Neurosurg. 2002;45(2):114–9.

17. Harris AE, Hadjipanayis CG, Lunsford LD, Lunsford AK, Kassam AB. Microsurgical removal of intraventricular lesions using endoscopic visualization and stereotactic guidance. Neurosurgery. 2005;56(1):125–32.

18. Greenfield JP, Cobb WS, Tsouris AJ, Schwartz TH. Stereotactic minimally invasive tubular retractor system for deep brain lesions. Neurosurgery. 2008;63(4):334–40.

19. Akai T, Shiraga S, Sasagawa Y, Okamoto K, Tachibana O, Lizuka H. Intra-parenchymal tumor biopsy using neuroendoscopy with navigation. Minim Invasive Neurosurg. 2008;51:83–6.

20. Engh JA, Lunsford LD, Amin DV, Ochalski PG, Fernandez- Miranda J, Prevedello DM, Kassam AB. Stereotactically guided endoscopic port surgery for intraventricular tumor and colloid cyst resection. Neurosurgery. 2010;67(3):198–205.

21. Fahim DK, Relyea K, Nayar VV, Fox BD, Whitehead WE, Curry DJ, Luersen TG, Jea A. Transtubular microendoscopic approach for resection of a choroidal arteriovenous malformation. J Neurosurg Pediatr. 2009;3(2):101–4.

22. Fries G, Perneczky A. Endoscope-assisted brain surgery: part 2-analysis of 380 procedures. Neurosurgery. 1998;42:226–31.

23. Perneczky A, Fries G. Endoscope-assisted brain surgery: part 1-evolution, basic concept, and current technique. Neurosurgery. 1998;42:219–24.

24. Kassam AB, Engh JA, Mintz AH, Prevede DM. Completely endoscopic resection of intraparenchymal brain tumors. J Neurosurg. 2009;110:116–23.

25. Almenawer SA, Crevier L, Naresh M, Kassam A, Reddy K. Minimal access to deep intracranial lesions using a serial dilatation technique. Neurosurg Rev. 2013;36(2):321–9.

26. Raza SM, Recinos PF, Avendano J, Adams H, Jallo GI, Quinones-Hinojosa JA. Minimally invasive trans-portal resection of deep intracranial lesions. Minim Invas Neurosurg. 2011;54:5–11.

27. Recinos PF, Raza SM, Jallo GI, Recinos VR. Use of a minimally invasive tubular retraction system for deep-seated tumors in pediatric patients. J Neurosurg Pediatrics. 2011;7(5):516–21.

28. Barber SM, Rangel-Castilla L, Baskin D. Neuroendoscopic resection of intraventricular tumors: a systematic outcomes analysis. Minim Invasive Surg. 2013;2013:898753.

29. Depreitere B, Dasi N, Rutka J, Dirks P, Drake J. Endoscopic biopsy for intraventricular tumors in children. J Neurosurg. 2007;106(5 Suppl):340–6.

30. Ibanez-Botella G, Segura M, De Miguel L, Ros B, Arraez MA. Purely neuroendoscopic resection of intraventricular tumors with an endoscopic ultrasonic aspirator. Neurosurg Rev. 2019;42:973–82.

31. Mohanty A, Thompson BJ, Patterson J. Initial experience with endoscopic side cutting aspiration system in pure neuroendoscopic excision of large intraventricular tumors. World Neurosurg. 2013;80(655):e15–21.
32. Shapiro SZ, Sabacinski KA, Mansour SA, Echeverry NB, Shah SS, Stein AA, et al. Use of vycor tubular retractors in the management of deep brain lesions: a review of current studies. World Neurosurg. 2020;133:283–90.
33. Kelly PJ, Goeres SJ, Kall BA. The stereotaxic retractor in computer assisted stereotaxic micro-surgery. Technical note J Neurosurg. 1988;69:301–6.
34. Kelly PJ, Kall BA, Goerss S, Earnest F. Computer-assisted stereotaxic laser resection of intra-axial brain neoplasms. J Neurosurg. 1986;64:427–39.
35. Morita A, Kelly PJ. Resection of intraventricular tumors via a computer-assisted volumetric stereotactic approach. Neurosurgery. 1993;32:920–7.
36. Ratre S, Yadav YR, Parihar VS, Kher Y. Microendoscopic removal of deep-seated brain tumors using tubular retraction system. J Neurol Surg A. 2016;77:312–20.
37. Sihag R, Bajaj J, Yadav YR, Ratre S, Hedaoo K, Kumar A, Sinha M, Parihar VS, Swamy MN. Endoscope-controlled access to thalamic tumors using tubular brain retractor: an alterna-tive approach to microscopic excision. J Neurol Surg A Cent Eur Neurosurg. 2022;83(2):122–8. https://doi.org/10.1055/s-0041-1722966.
38. Xie S, Xu L, Wang K, Sun FJ, Xie M-X, Wang P, Xiao SW. Endoport-assisted neuroendoscopic techniques used in the resection of intraventricular lesions. Turk Neurosurg. 2021;33:929–35. https://doi.org/10.5137/1019-5149.JTN.32824-20.5.
39. Yan C, Yan H, Jin W. Application of endoport-assisted neuroendoscopic techniques in lat-eral ventricular tumor surgery. Front Oncol. 2021;13:1191399. https://doi.org/10.3389/fonc.2023.1191399.
40. Takeuchi K, Ohka F, Nagata Y, Maeda S, Tanahashi K, Araki Y, Yamamoto T, Sasaki H, Mizuno A, Harada H, Saito R. Endoscopic trans-mini-cylinder biopsy for Intraparenchymal brain lesions. World Neurosurg. 2022;167:e1147–53. https://doi.org/10.1016/j.wneu.2022.08.147.
41. Sankhla SK, Warade A, Khan GM. Endoport-assisted endoscopic surgery for removal of lateral ventricular tumors: our experience and review of the literature. Neurol India. 2023;71:99–106.
42. Cappabianca P, Cavallo LM, Colao A. Del basso de Caro M, Esposito F, Cirillo S, Lombardi G, de Divitiis E: endoscopic endonasal transsphenoidal approach: outcome analysis of 100 consecutive procedures. Minim Invasive Neurosurg. 2002;45:193–200.
43. McLaughlin N, Prevedello DM, Engh JA, Kelly DF, Kassam AB. Endoneurosurgical resection of intraventricular and intraparenchymal lesions using the port technique. World Neurosurg. 2013;79(2S):S18.e1–8. https://doi.org/10.1016/j.wneu.2012.02.022.
44. Teo C, Nakaji P. Application of endoscopy to the resection of intra-axial tumors. Oper Tech Neurosurg. 2005;8:179–85.
45. Ding D, Starke RM, Crowley RW, Liu KC. Endoport-assisted microsurgical resection of cere-bral cavernous malformations. J Clin Neurosci. 2015;22:1025–9.
46. Nakano T, Ohkuma H, Asano K, Ogasawara Y. Endoscopic treatment for deep-seated or mul-tiple intraparenchymal tumors: technical note. Minim Invasive Neurosurg. 2009;52:49–52.
47. Badie B, Brooks N, Souweidane MM. Endoscopic and minimally invasive microsurgical approaches for treating brain tumor patients. J Neurooncol. 2004;69:209–19.
48. Jo KW, Shin HJ, Nam DH, Lee JI, Park K, Kim JH, Kong DS. Efficacy of endoport-guided endoscopic resection for deepseated brain lesions. Neurosurg rev. 2011;34(4):457–63.
49. Miranda JCF, Engh JA, Pathak SK, Madhok R, Boada FE, Schneider W, Kassam AB. High-definition fiber tracking guidance for intraparenchymal endoscopic port surgery. J Neurosurg. 2010;113:990–9.
50. Ochalski PG, Engh JA. Endoscopic port surgery for intraparenchymal brain tumors. In: Hayat MA, editor. Tumors of the central nervous system, vol. 3. Springer: Science+Business Media BV; 2011. p. 60–267.
51. Moosa S, Ding D, Mastorakos P, Sheehan JP, Liu KC, Starke RM. Endoport-assisted surgical evacuation of a deep-seated cerebral abscess. J Clin Neurosci. 2018;53:269–72.
52. Sujijantarat N, Tecle NE, Pierson M, Urquiaga JF, Quadri NF, Ashour AM, et al. Trans-sulcal endoport-assisted evacuation of supratentorial intracerebral hemorrhage: initial single-

institution experience compared to matched medically managed patients and effect on 30-day mortality. Oper Neurosurg (Hagerstown). 2018;14:524–31.

53. Moshel YA, Link MJ, Kelly PJ. Stereotactic volumetric resection of thalamic pilocytic astrocytomas. Neurosurgery. 2007;61:66–75.

54. Russell SM, Kelly PJ. Volumetric stereotaxy and the supratentorial occipito-subtemporal approach in the resection of posterior hippocampus and parahippocampal gyrus lesions. Neurosurgery. 2002;50:978–88.

55. Kelly PJ. Technology in the resection of gliomas and the definition of madness. J Neurosurg. 2004;101:284–6. discussion 286

56. Eichberg DG, Buttrick SS, Sharaf JM, Snelling BM, Shah AH, Ivan ME, et al. Use of tubular retractor for resection of colloid cysts: single surgeon experience and review of the literature. Oper Neurosurg (Hagerstown). 2019;16:571–9.

第六章
无管状牵开器引导全内镜手术切除脑内肿瘤

Waleed Abdelfattah Azab, Mustafa Najibullah, Zafdam Shabbir,
Athary Saleem, and Mohammed S. Alkhaldi

6.1 简介

内镜技术的进步极大地促进了微创神经外科的发展和完善。事实上,与传统方法相比,微创方法具有较低的并发症发生率、相当的甚至更好的结果、更好的美观效果和更快的恢复时间[1-3]。全内镜或内镜控制的方法本质上是锁孔方法,其中硬质内镜是整个手术过程中使用的唯一可视化工具。

"锁孔手术"一词最早由 Donald Wilson 于 1971 年提出,他在题为"神经外科手术中局部暴露"的技术备忘录中详细阐述了幕上病变的各种方法,随后发表在 *Journal of Neurosurgery* 上。他采用直线切口和 5.08cm 的 D'Errico 环钻,进行局部的开颅手术,但这对于手术操作已经足够大。他指出,这种手术方法避免了不必要的脑组织暴露和潜在的损伤[4]。后来,Axel Perneczky 推广了锁孔手术原理,特别是眶上锁孔入路,并通过几个已发表的大量血管和肿瘤病例证明了内镜辅助的重要性[1,3,5]。

颅内手术中的内镜辅助是出于通过小骨窗进行手术的需求,同时获取对手术区域结构合适的视野和控制,换句话说,在微创的同时获得最有效的手术效果。在内镜辅助开颅手术的早期尝试中,人们注意到硬质内镜能够克服小骨窗暴露导致视觉效果不佳的问题。

1974 年,维尔茨堡大学(University of Würzburg)的耳科医生 Werner Prott 使用硬质内镜通过 Trautmann 三角经岩骨后迷路入路到达桥小脑角内进行探查和手术。乳突切除后,制作直径为 1cm 的骨瓣,然后将内镜插入乙状窦、岩上窦、后半规管和内淋巴囊之间的狭窄空间,不损伤内耳或小脑的任何功能结构[6]。1981 年,Falk Oppel 及其同事使用类似的方法切断三叉神经感觉根、舌咽神经和迷走神经的颅内段,治疗复发性上颌癌患者的顽固性面部疼痛[7]。Apuzzo 及其同事在 1977 年描述了霍普金斯大学 70° 和 120° 侧视内镜在各种入路中的使用,包括经蝶窦或经额下入路的鞍内手术,辅助完成垂体消融或肿瘤的全切除。

在 Willis 环附近动脉瘤手术中，他们也采用了这种内镜辅助策略，强调评估动脉瘤夹放置是否到位和准确，特别是在基底动脉尖部动脉瘤手术中[8]。

目前，内镜在经颅手术中的应用可大致分为通道套筒、内镜辅助和内镜控制或完全内镜方法。脑实质内肿瘤的全内镜切除是一种微创方法，神经科医生通常不采用这种方法，迄今为止相关报道很少。对该技术的不熟悉、陡峭的学习曲线以及对暴露不足和视野不佳的担忧可能解释了这一现象[9]。目前，大多数用于脑实质内病变的全内镜切除术都是在管状牵开器引导下完成[10-14]。然而，在非常有限的条件下，全内镜技术可以在没有管状牵开器的情况下完成[15]。

我们的技术是一种均衡的技术，常用管状牵开器建立手术通道、暴露肿瘤，然后肿瘤减压，最后切除肿瘤。在大多数情况下，当移除了管状牵开器，脑实质组织仍会缩回。如果需要，可以使用手持式脑压板或连接到 Leyla 牵开器的脑压板来防止脑组织的自身重力引力的回缩。当要切除的肿瘤位置不深时尤其如此。相反，基于管状牵开器的内镜手术对于切除相对较小的深部肿瘤更有效，是我们在这些病例中的首选技术。

在本章中，我们介绍脑实质内肿瘤的全内镜手术切除，并主要关注其手术技术和细节。

6.2　全内镜技术的原理

目前可用的硬质内镜的技术特点和设计很有特色。这些特色赋予了内镜的独特视野，并为其在神经外科手术中优于显微镜视野奠定了基础（图 6.1）。

当硬质内镜插入手术区域时，会获得一个非常明亮的目标手术区域，因为光束完全被带入手术区域，而骨窗或脑皮质切口边缘的光能没有任何损失。此外，光源与被观察结构的接近消除了区域内的阴影，提供了非常清晰的内镜图像。

内镜视野的优点还在于广角视野以及当今最先进的硬质内镜的高色彩保真度和高图像清晰度。此外，硬质内镜的特点是景深更长，因此，即使在离观察透镜更大的距离范围内，观察到的物体仍能保持对焦准确，这意味着在手术过程中不需要调整内镜的焦距，从而实现了无间断的手术操作。使用斜角内镜还可以"绕角观察"，从而进一步提高了手术的疗效和安全性，因为它可以看到隐藏的残留肿瘤，无须牵拉周围神经血管结构。相反，锁孔手术中的显微镜需要频繁改变视角，以照亮和看清楚手术视野深处的目标区域，这是光源和观察透镜位于骨窗外的必然结果。小骨瓣边缘的光能损失和视野内结构上的阴影进一步导致锁孔神经外科手术中获得的显微图像质量较低[16]。

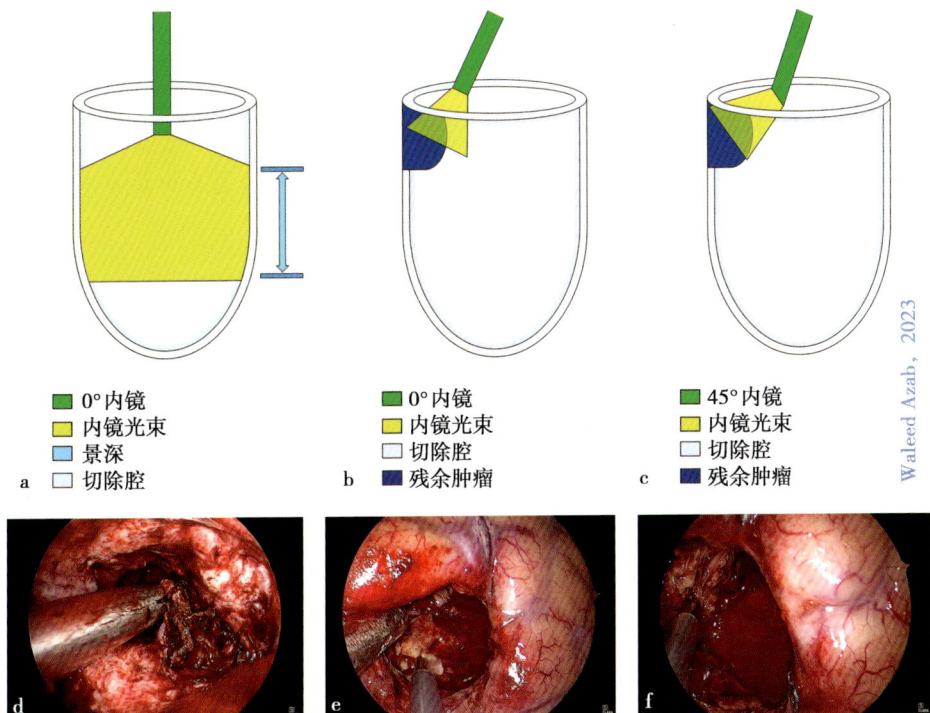

图 6.1　单纯内镜入路的基本原理。(a)当硬质内窥插入手术区域时,在骨窗或脑皮质切口的边缘处获得了非常高亮度的目标区域,而没有任何光能损失。光源与结构的接近和更大的景深增加了内镜图像的高清晰度。倾斜 0° 镜(b)和使用倾斜镜(c)将隐藏的残余肿瘤暴露在视野,不需要牵拉神经血管结构。这些优点在 d~f 中展示说明。尽管 d 中的脑皮质切口很小,但可以清楚地看到高景深和高亮度。使用 0° 镜(b)和 30° 镜(c)查看隐藏的残留肿瘤,随后使用 CUSA 进行切除肿瘤

　　内镜可视化的常见问题包括缺乏三维性、需要熟悉内镜设备、需要培养眼手协调性以及器械移动操作范围的限制[17]。这些缺点很容易被外科医生的经验所克服,并且在很大程度上被这种手术形式提供的出色图像质量、更高的根治性和更低的并发症风险所平衡。我们认为,硬质内镜是脑部锁孔手术所需的一系列手术工具中不可或缺的组成部分,我们坚信,它们最终将完全取代此类手术用的手术显微镜。

6.3　手术技术

6.3.1　手术室设置

手术室设置如图 6.2 所示，旨在实现手术团队对内镜监视器的无障碍视线，以及获得患者头部周围适当自如的工作空间。

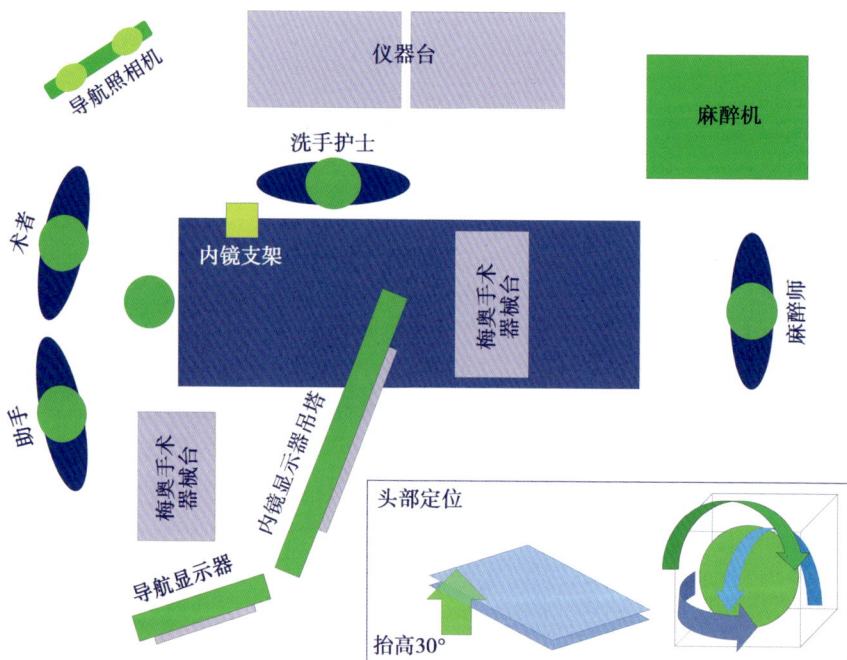

Waleed Azab，2023

图 6.2　脑内肿瘤的单纯内镜切除时的手术室设置。为了在手术过程中获得更好的人体工程学效果，可能需要根据具体情况进行一些细微的更改

6.3.2　内镜设备设置和人体工程学

硬质内镜（0°、30°或 45°）连接到 4K 内镜摄像头，并插入抽吸冲洗鞘。该组件固定在一个固定机械臂（德国 Karl Storz）或一个直观可移动的手动支撑臂（德国 AKTORmed 的 ENDOFIX exo）上。在某些情况下，当患者处于仰卧或俯卧位，内镜固定臂固定在手术医生左侧的手术台侧轨上。

在患者处于侧卧位的情况下，固定臂固定在手术台对面，与外科医生相对。内镜架子和监视器位于手术台的一侧以便手术医生建立一条直线视图（图 6.3）。

在手术的初始阶段，内镜固定在外视镜的位置，随后在肿瘤切除过程中通过开颅骨窗插入。在某些时候，内镜由外科医生助手徒手扶持。

6.3.3　摆放体位

将患者的头部抬高到心脏水平以上 30°，并固定在三针头架中。位置的选择取决于病变的位置，大多数时候，患者仰卧，头部倾斜或不倾斜，有时肿瘤侧朝上。患者头部的位置应防止大脑在皮质切口边缘的重力下垂。这有助于保持手术区域相对开放，从而实现更好的可视化和更容易的器械操作（图 6.2）。

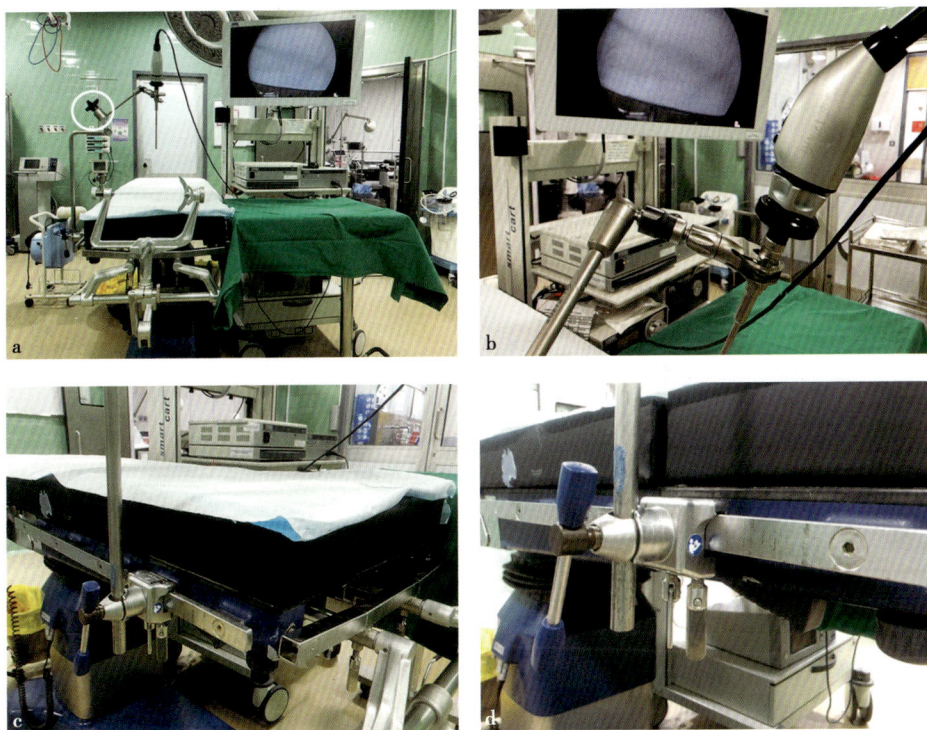

图 6.3　（a）硬质内镜连接到 4K 内镜摄像头，并插入抽吸冲洗套管。该组件固定在一个固定机械臂上。记录仪的位置可以根据所需的位置进行调整（白色圆圈）。在手术开始阶段，内镜被固定在外视镜位置。（b）夹爪的特写视图，夹持内镜并将其连接到机械夹持系统。（c,d）旋转插座将机械支架夹紧在距手术台头端 20cm 的侧轨上

6.3.4　头皮切口和开颅

神经导航对于设计头皮切口和开颅骨瓣至关重要，对于精确定位肿瘤体表投影区域（如果存在）和规划手术路径也至关重要。一个重要的技术要点是尝

试选择沿着肿瘤纵轴的切除路径(图 6.4)。头皮切开 3～5cm，一直到颅骨。用鱼钩牵开头皮。鱼钩的使用非常重要，因为它的体积小，不会导致手术区域拥挤，并为内镜杆和仪器操作提供更多空间。开颅骨瓣以标准方式进行，注意最大限度地利用头皮切口的范围。

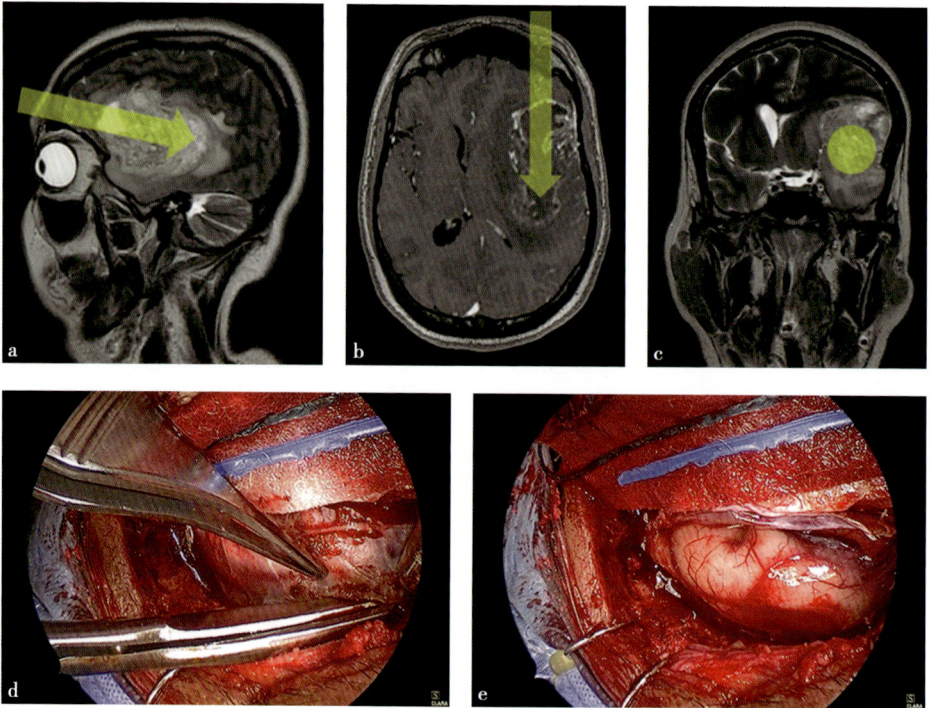

图 6.4　应尽可能沿着肿瘤的纵轴规划切除路径。矢状面(a)、轴向(b)和冠状面(c)的术前 MR 图像，其中标识的切除路线在 a 和 b 中用黄色箭头表示，在 c 中用黄色圆圈表示。因此，选择了左眶上眉弓锁孔入路(d，e)

6.3.5　肿瘤切除

　　在硬脑膜瓣翻开后，如果肿瘤突出脑皮层表面，需要用双极电凝其表面，阻断血供，然后用显微剪刀锐性打开电凝后肿瘤附近的脑皮层软脑膜，随后进入。在没有突破脑皮层的肿瘤中，神经导航引导下经脑沟插入管状牵开器(ViewSite Brain Access System(VBAS™)或 Leyla 牵开器连接脑压板，直到看到肿瘤(图 6.5a)。进行初步活检后，使用超声吸引器或者双吸引器开始缩小肿瘤。置入和调整内镜，根据需要调整焦距以获得更近的视野。然后行肿瘤减容术。随着瘤体的缩小，肿瘤内会形成更大的空腔。在内镜控制下进行肿瘤切除的操作，包括肿瘤分块切除、用超声手术吸引器（cavitron ultrasonic surgical aspirator，CUSA）减瘤、用双极电凝分离肿瘤周围界面，同时用吸引器吸住肿瘤组织，用双极电凝止血。

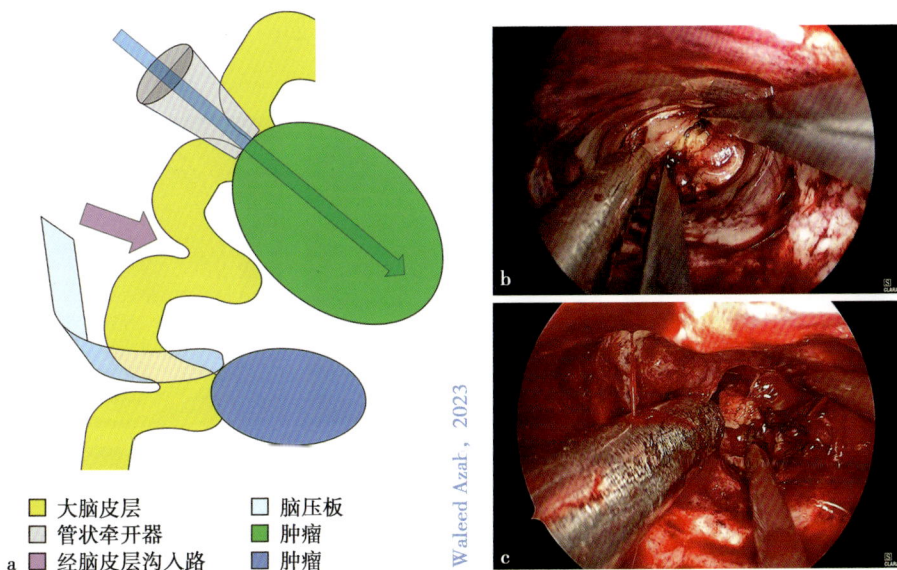

图例：
- 大脑皮层
- 脑压板
- 管状牵开器
- 肿瘤
- a　经脑皮层沟入路
- 肿瘤

Waleed Azab，2023

图6.5　（a）在没有皮层突破的肿瘤中，进行管状牵开器或Leyla牵开器安装的脑压板的经脑皮层沟插入，直到看到肿瘤。（b）管状牵开器术中内镜视野。肿瘤组织已暴露并清晰可见。（c）在肿瘤明显缩小后，移除管状牵开器系统后的术中内镜视野

在内镜控制下切除脑内肿瘤时，一些重要原则非常有帮助。一般来说，要使用能弯曲的体积小的仪器，显然是因为它们在有限的工作空间内占据了较小的面积。此外，使用连接到冲洗鞘管并由助手控制的50ml注射器进行抽吸冲洗对于连续的手术操作非常重要，因为它可以保持镜片清洁，无须将镜头拿出手术区域。

此外，在肿瘤明显缩小后，可以移除管状牵开器系统，并使用手持式脑压板作为动态牵开器。手持脑压板可防止大脑因重力而塌陷并遮挡视线，对小而深的手术通道获得更好的视野非常有帮助（图6.5b，c）。

除了这些技术要点，双吸引器技术即一个吸引器轻轻拉动肿瘤组织，另一个吸引器剥离附着在肿瘤包膜上的小血管，这是一种非常有用的技巧，适用于和分离有界面的肿瘤。确切止血后以标准方式关颅。

以下典型病例及其相应附图详细介绍了上述许多步骤和技术细节。

6.4   典型病例 1

　　一名 23 岁的男性患者因强直痉挛发作被送往急诊室。在过去的 4 个月里，他每天都有轻度至中度头痛。神经系统检查显示双侧视神经乳头水肿，左侧下肢轻度无力，深部肌腱反射亢进。磁共振（magnetic resonance，MR）成像显示右顶叶有一个大的部分囊变的肿块。MRI 展示的细节如图 6.6 所示。他接受了单纯的内镜下肿瘤切除术。

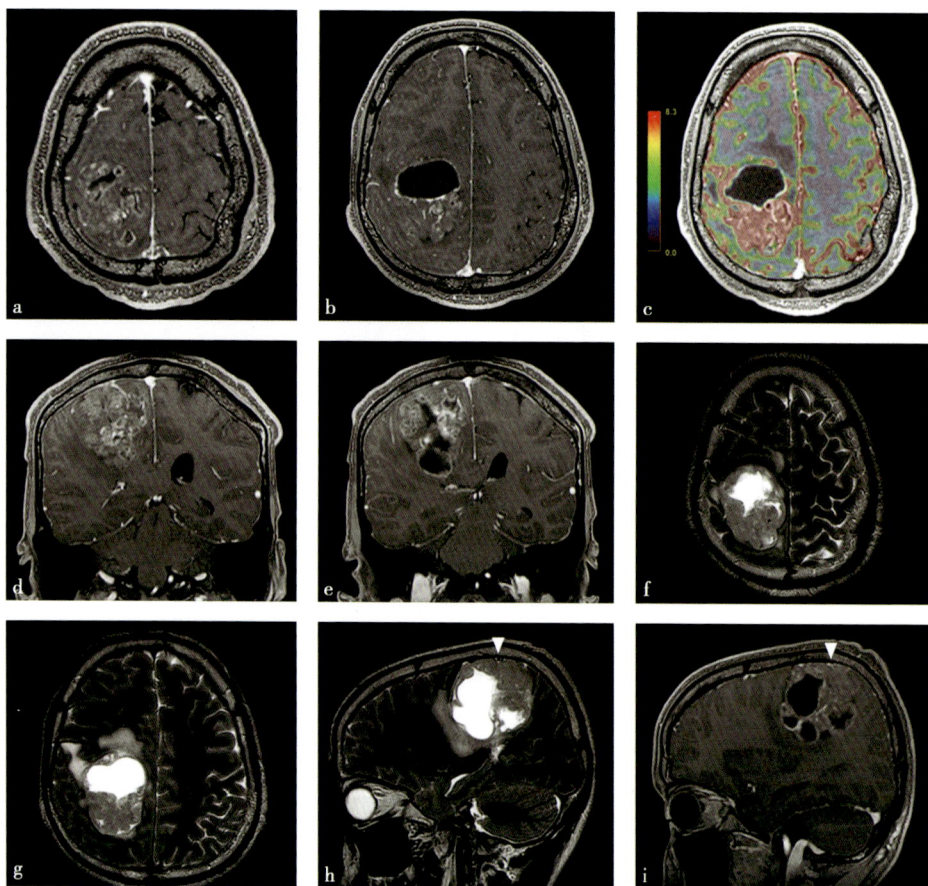

图 6.6　典型病例 1。一例幕上脑室外室管瘤的术前 MRI。轴向 T1 加权增强后 MR 图像显示右顶叶部分囊性大肿块，肿瘤实性部分不均匀强化（a，b）。叠加在轴位 MR 图像上的 MR 灌注图上可以看到肿瘤实性部分血供丰富（c）。在冠状 T1 加权对比后 MR 图像显示，肿瘤从皮质表面延伸穿过白质，并一直延续到脑室旁区域附近，右侧脑室与室管膜表面没有直接连通（d，e）。在轴向（f，g）和矢状（h）T2 加权 MR 图像上可以看到实性部分的高信号和分叶状形状。在矢状位 T2 加权（h）和 T1 加权增强后（i）MR 图像上，肿瘤突破皮层表面，邻近的皮质静脉（白色箭头）清晰可见。在神经导航辅助下切开表面皮质进入肿瘤位置

　　患者的头位摆放如图 6.7 所示。手术过程的操作细节如图 6.8、图 6.9 和图 6.10 所示。术后磁共振成像（图 6.11）显示肿瘤完全切除。患者局灶性神经功能缺失恢复得很好，并在手术后 5 天出院。组织病理学检查显示最终诊断为幕上脑室外室管膜瘤。

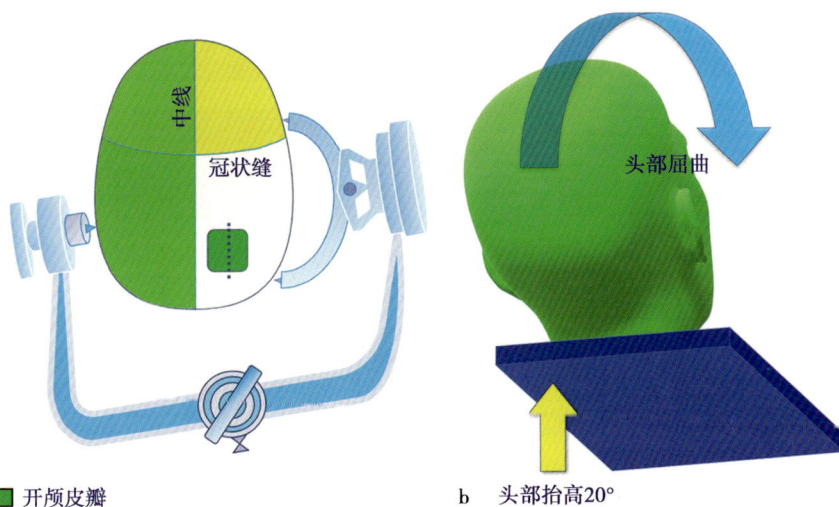

图 6.7　典型病例 1。（a）根据计划的开颅位置，以标准方式用三钉头架固定头部。（b）调整头部位置，避免大脑因重力而塌陷。在这种情况下，头部予以屈曲，以便在手术过程中保持手术通道通畅

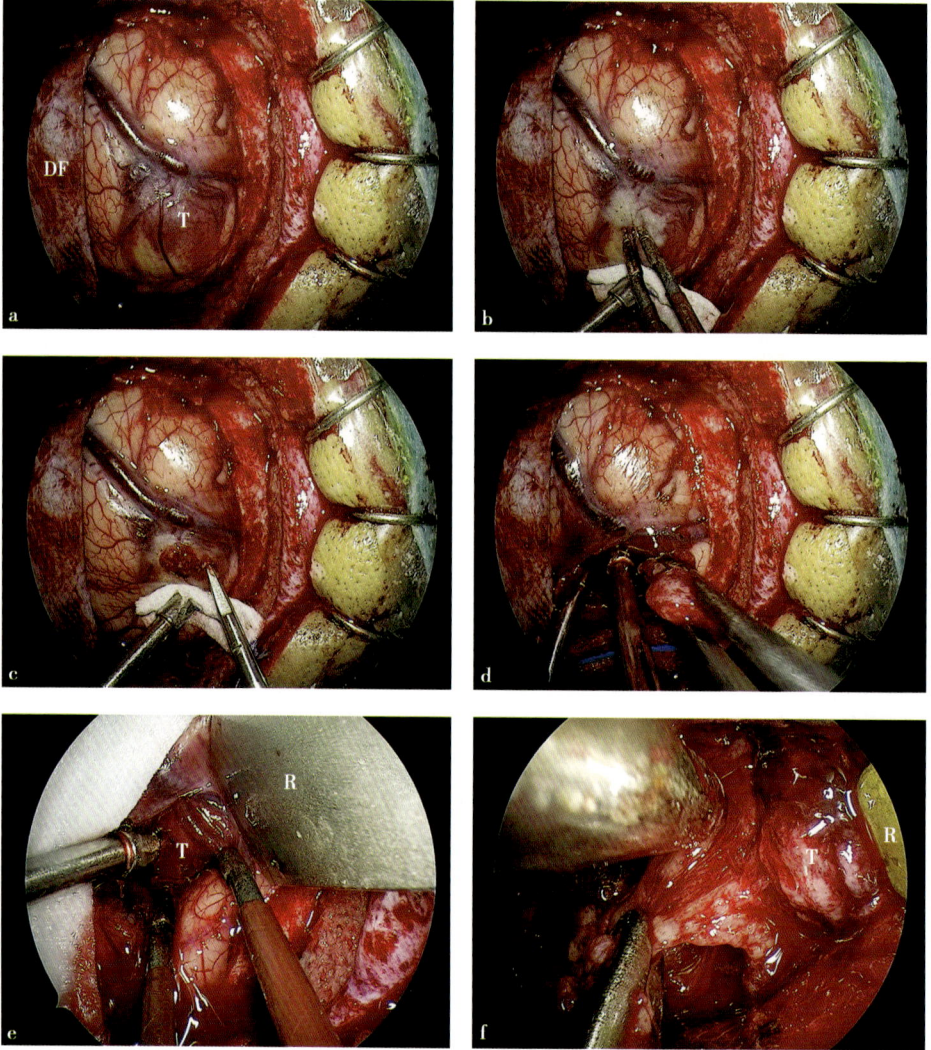

图 6.8　典型病例 1。（a）将内镜保持在外视镜位置的肿瘤术中视图。翻开硬膜瓣（dural flap，DF）后，可见肿瘤突出皮层（T），术前 MRI 上邻近皮质静脉清晰可见，鱼钩牵开器用于头皮切口的不遮挡牵开。（b）对肿瘤表面进行双极电凝凝固，双手使用器械和显微外科操作流程相结合。（c）电凝后的肿瘤表面用显微剪刀锐性剪开。（d）一开始使用吸引器缩小肿瘤，并使用取瘤钳进行活检。助手拿着的另一根吸引器用于帮助清理术区。（e）用双极电凝两个轴的收放运动进行肿瘤周围界面的分离。（f）内镜已深入手术区域，使用垂体钳进行轻柔的反牵引，并在肿瘤表面用吸引器进一步分离。手持脑压板（R）用于 e 和 f 中轻轻牵开脑组织

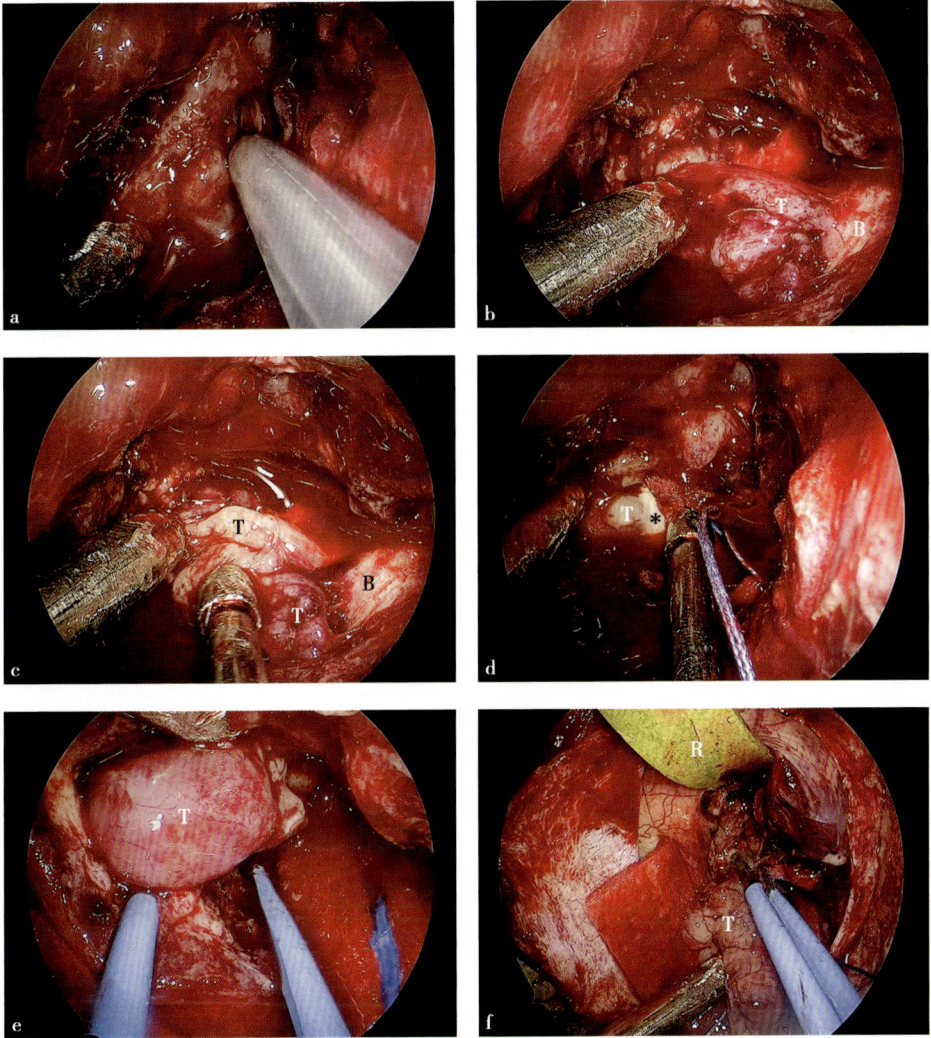

图6.9　典型病例1。(a)CUSA用于进一步的肿瘤切除。(b)更多的肿瘤被切除,肿瘤-脑界面被分离出来。由于内镜的景深较长,视野深处的正常大脑和仍附着在周围脑组织上的浅表肿瘤(B)都能看得清晰。(c)肿瘤组织外观多变(T)在肿瘤切除的这个阶段可以理解。(d)用双手双吸引器技术分离肿瘤(T)与周围脑组织(星号)。(e)用吸引器吸取小块肿瘤,并通过双极电凝末端扩张运动将肿瘤从附着的脑组织中分离出来。(f)肿瘤(T)切除时用双极电凝出血的血管。手持式脑压板(R)牵开重力下落的脑组织

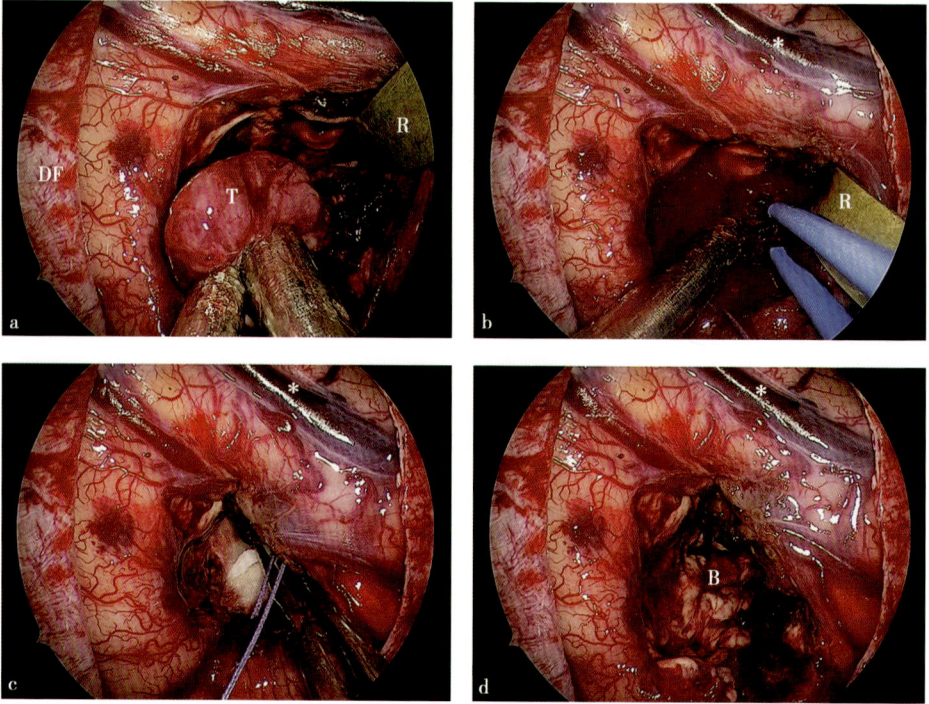

图 6.10　典型病例 1。(a)切除肿瘤的最后部分(T),同时用手持脑压板(R)牵开脑皮质。(b)瘤床内的出血得到控制,出血血管被双极电凝凝固。(c)用盐水冲洗和棉片压迫进行最终止血。(d)肿瘤切除完成后,切除腔内的正常大脑视图(B)。上吻合静脉(星号)见 b~d

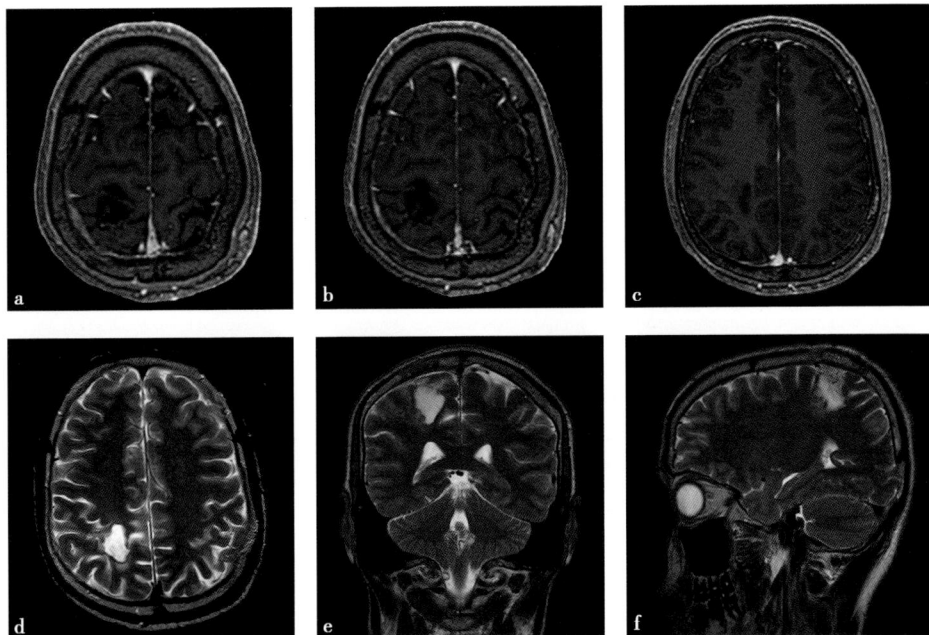

图6.11 典型病例1。术后轴位T1加权增强对比后（a～c）和T2加权轴向（d）、冠状（e）和矢状（f）图像显示肿瘤已完全切除

6.5 典型病例2

26岁的女性患者因意识障碍被送往急诊室。神经系统检查显示格拉斯哥昏迷评分（Glasgow Coma Scale，GCS）为12/15。磁共振成像显示右额有一个大的部分囊性肿块。磁共振成像的详细结果如图6.12所示。她接受了单纯的内镜下肿瘤切除术。该手术过程的操作细节如图6.13所示。术后磁共振成像（图6.14）显示肿瘤完全切除。患者情况良好，术后4天出院。组织病理学检查与具有间变性特征的多形性星形细胞瘤一致。

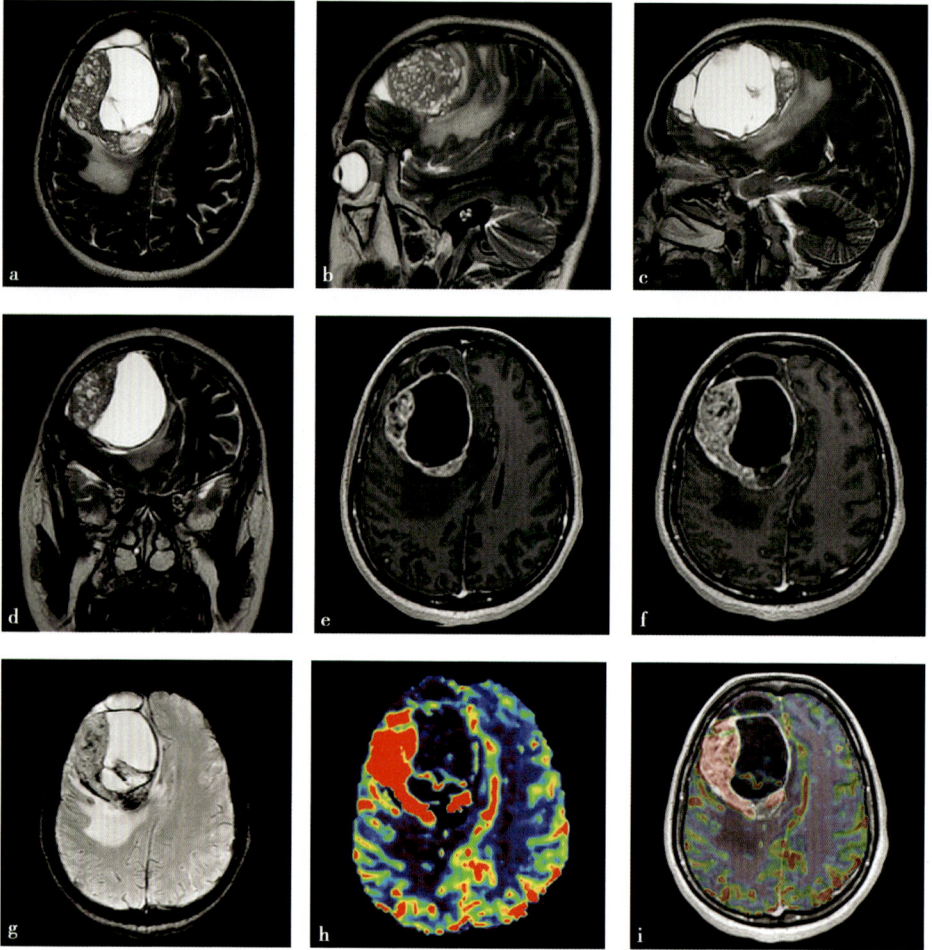

图 6.12   典型病例 2。1 例具有间变性特征的多形性黄色星形细胞瘤的术前 MRI。轴位（a）、矢状位（b, c）和冠状位（d）的 T2 加权 MR 图像显示右额有一个大的部分囊性肿块。实体部分肿瘤显示了一个中等强度信号。轴向 T1 加权增强对比后 MR 图像显示实性成分和囊肿壁明显增强（e, f）。在敏感性加权图像（susceptibility weighted images，SWI）上，可以看到瘤内出血的征象。MR 灌注影像（g）显示实性成分血供丰富。在 i 中可以看到叠加在轴向 MR 图像上的 MR 灌注图像（h）

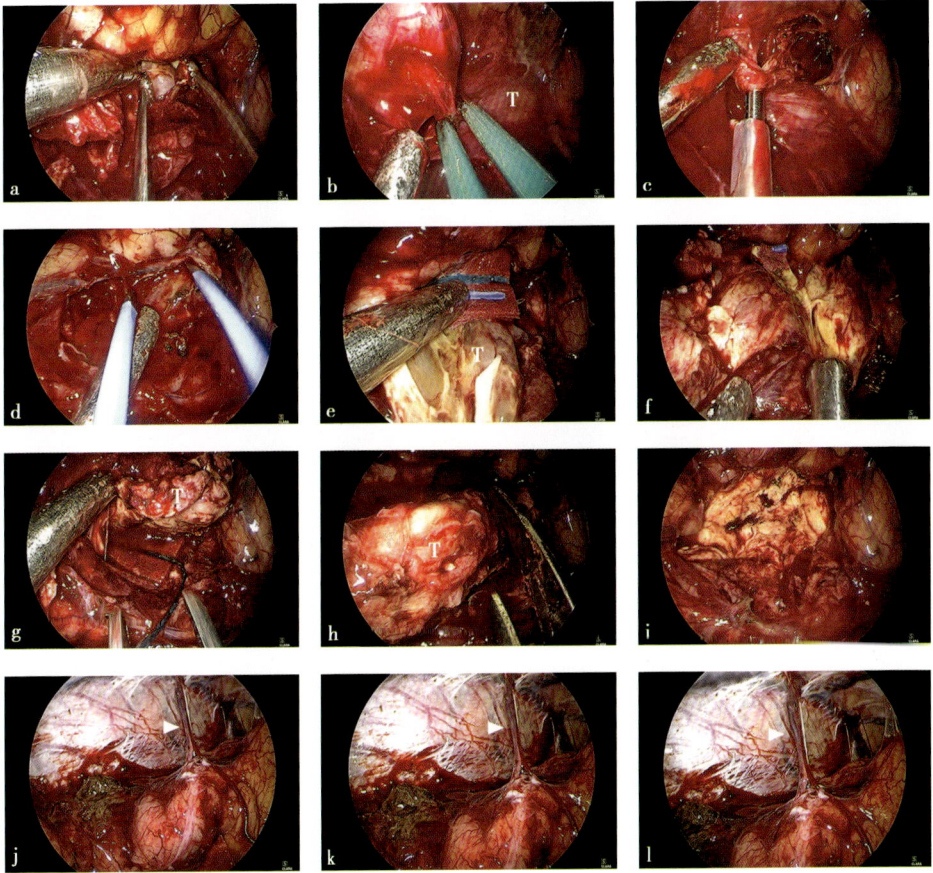

图 6.13　典型病例 2。(a)使用取瘤钳进行肿瘤活检。(b)双极电凝烧灼附着在肿瘤包膜上的肿瘤血管。(c)以标准的显微外科方式进行肿瘤切除，吸引器固定肿瘤，用 CUSA 切除肿瘤。在 d 中，使用双极电凝的两个末端对肿瘤包膜周围的界面进行进一步的分离，在 e 和 f 中使用带有轻微反牵引力的棉片。随着更多的肿瘤被切除(g)，使用剪刀进行切除(h)。(i)切除后瘤腔的最终视图。(j~i)在出血后使用 45° 角内镜进行顺序观察，值得注意的是，这发生在脑皮质表面，从一条桥接静脉的小撕裂开始，一直延伸到其起源处。使用 Surgicel 止血纱可以控制出血区域。内镜视图展示了通过内镜杆的精细旋转可以扩大视野的同时保持对结构清晰的对焦。T，肿瘤；箭头，桥静脉

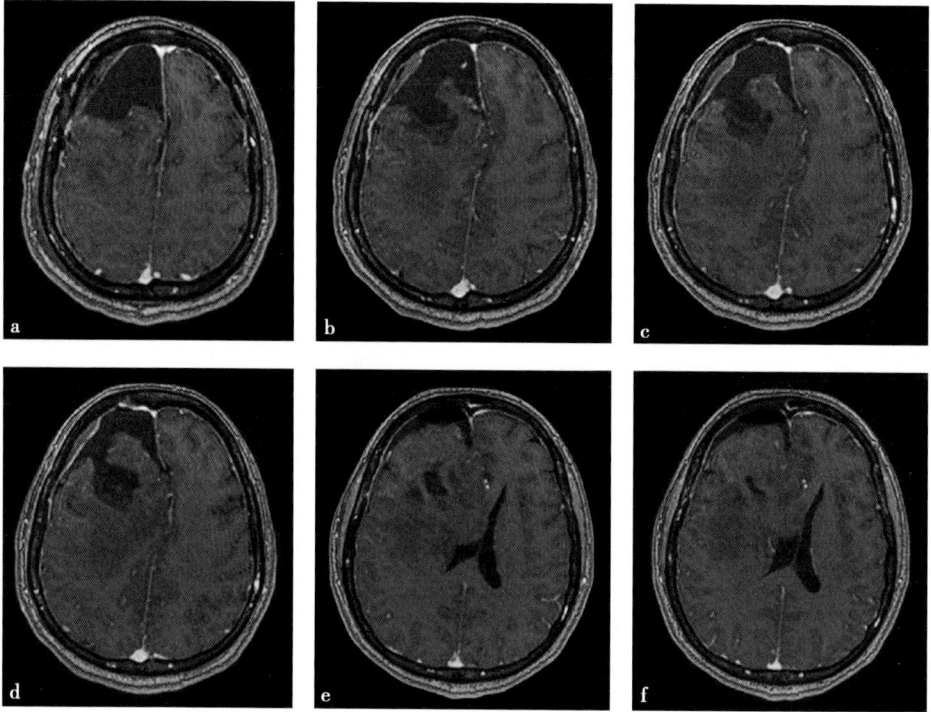

图 6.14　典型病例 2。术后轴向 T1 加权增强对比后图像（a～f）显示肿瘤完全切除

（郭致飞 译，刘奇　万经海 校）

参考文献

1. van Lindert E, Perneczky A, Fries G, Pierangeli E. The supraorbital keyhole approach to supratentorial aneurysms: concept and technique. Surg Neurol. 1998;49:481–90. https://doi.org/10.1016/s0090-3019(96)00539-3.
2. Ottenhausen M, Rumalla K, Alalade AF, Nair P, La Corte E. Decision-making algorithm for minimally invasive approaches to anterior skull base meningiomas. Neurosurg Focus. 2018;44(4):E7. https://doi.org/10.3171/2018.1.FOCUS17734.
3. Perneczky A, Müller-Forell W, van Lindert E, Fries G. Keyhole concept in neurosurgery: with endoscope-assisted microsurgery and case studies. 1st ed. Stuttgart: Thieme Medical Publishers; 1999.
4. Wilson DH. Limited exposure in cerebral surgery: technical note. J Neurosurg. 1971;34:102–6. https://doi.org/10.3171/jns.1971.34.1.0102.
5. Fries G, Perneczky A. Endoscope-assisted brain surgery - part 2- analysis of 380 procedures. Neurosurgery. 1998;42(2):226–32.
6. Prott W. Cisternoscopy - endoscopy of the cerebellopontine angle. Acta Neurochir. 1974;31:105–13. https://doi.org/10.1055/s-0028-1098305.
7. Oppel F, Mulch G, Brock M. Endoscopic section of the sensory trigeminal root, the glossopharyngeal nerve, and the cranial part of the vagus for intractable facial pain caused by upper jaw carcinoma. Surg Neurol. 1981;16(2):92–5. https://doi.org/10.1016/0090-3019(81)90102-6.

8. Apuzzo ML, Heifetz MD, Weiss MH, Kurze T. Neurosurgical endoscopy using the side-viewing telescope. J Neurosurg. 1977;46(3):398–400. https://doi.org/10.3171/jns.1977.46.3.0398.

9. Budhiraja M, Pathak A, Brar H, Brar R. Pure endoscopic excision of parenchymal brain tumors: feasibility, risks, advantages and realities-a beginners perspective. Arq Bras Neurocir. 2020;39(3):201–6.

10. Jo KW, Shin HJ, Nam DH, Lee JI, Park K, Kim JH, Kong DS. Efficacy of endoport-guided endoscopic resection for deep-seated brain lesions. Neurosurg Rev. 2011;34:457–63.

11. McLaughlin N, Prevedello DM, Engh J, Kelly DF, Kassam AB. Endoneurosurgical resection of intraventricular and intraparenchymal lesions using the port technique. World Neurosurg. 2013;79(2 Suppl):S18.e1–8. https://doi.org/10.1016/j.wneu.2012.02.022.

12. Newman WC, Engh JA. Stereotactic-guided dilatable endoscopic port surgery for deep-seated brain tumors: technical report with comparative case series analysis. World Neurosurg. 2019;125:e812–9. https://doi.org/10.1016/j.wneu.2019.01.175.

13. Otsuki T, Jokura H, Yoshimoto T. Stereotactic guiding tube for open-system endoscopy: a new approach for the stereotactic endoscopic resection of intra-axial brain tumors. Neurosurgery. 1990;27:326–30.

14. Kassam AB, Engh JA, Mintz AH, Prevedello DM. Completely endoscopic resection of intra-parenchymal brain tumors. J Neurosurg. 2009;110:116–23.

15. Plaha P, Livermore LJ, Voets N, Pereira E, Cudlip S. Minimally invasive endoscopic resection of intraparenchymal brain tumors. World Neurosurg. 2014;82:1198–208.

16. Azab WA, Elmaghraby MA, Zaidan SN, Mostafa KH. Endoscope-assisted transcranial surgery for anterior skull base meningiomas. Mini-invasive. Surgery. 2020;4:88. https://doi.org/10.20517/2574-1225.2020.75.

17. Linsler S, Fischer G, Skliarenko V, Stadie A, Oertel J. Endoscopic assisted supraorbital keyhole approach or endoscopic endonasal approach in cases of tuberculum sellae meningioma: which surgical route should be favored? World Neurosurg. 2017;104:601–11. https://doi.org/10.1016/j.wneu.2017.05.023.

第七章
套筒下内镜手术治疗脑室病变

Kazuhito Takeuchi

7.1 简介

脑室内肿瘤约占原发性脑肿瘤的 1%[1,2]。它们可能来自脑实质内或脑室室管膜，也可能来自脑实质外的结构[1]。这些肿瘤表现出多种特征，包括囊性或实性病变，在手术治疗中需要仔细考虑其具体性质[2]。

进入脑室需要切开正常脑组织。然而，由于脑室位于大脑深处，尽量减少手术入路的创伤至关重要。套筒牵开器可以通过分散对脑组织的牵拉压力来降低脑损伤风险[3,4]。Kelly 等在 20 世纪 80 年代首次报道了使用套筒牵开器切除深部脑肿瘤[5]。从那时起，已经进行了各种改进，促进了脑外科专用套筒牵开器的开发和广泛使用[4,6-19]。

内镜的优点包括即使在狭窄的手术通道深处也能获得明亮而广阔的视野，以及在液体环境中保持可视化的可能性[20-22]。然而，也存在一些缺点，例如套筒内的空间有限、内镜和手术器械之间的相互干扰[18]。克服这些局限性并利用其优势需要创新的解决方案。在本章中，我们将介绍通过套筒使用内镜的手术技术，并讨论促进手术顺利进行的策略。

7.2 术前手术计划和准备

由于脑室是大脑内的深层结构，因此有必要进行仔细的术前讨论。为了制定治疗计划，充分了解脑室的形状和周围大脑结构或皮层下纤维的走行至关重要[13,23]。计算机断层扫描（computed tomography，CT）可以提供有关肿瘤钙化等特征的信息。三维（three-dimensional，3D）CT 血管造影可以可视化肿瘤供血动脉和引流静脉之间的关系，并提供有关深部静脉的有价值的三维信息，特别是在脑室内病变中。

平扫与钆剂增强的磁共振成像（MRI）对于了解肿瘤特征至关重要。它有助于评估与脑室内结构，特别是脉络丛的位置关系，这有助于在手术中确定肿瘤位置。对于侧脑室内的病变，MR 弥散张量成像对于了解关键白质纤维的走行非常重要[24,25]。

建议使用 iPlan® 等模拟软件将这些信息作为三维数据进行集成和处理。

手术前，还应考虑手术过程中使用的套筒的类型和尺寸。例如，较小直径的套筒可能足以用于一般的活检程序，但血供丰富的肿瘤或具有明显钙化的病变需要较大直径的套筒，由于不可能在手术前完全预测肿瘤的硬度和出血倾向，为了给意外出血做好准备，必须提供多种类型的套筒以备不时之需。

7.3　手术技术

7.3.1　套筒插入

为了按照手术计划正确放置套筒，建议使用导航[8,26]。开颅手术骨瓣的大小根据要使用的套筒的大小进行调整。例如，如果使用直径为 6mm 的套筒，直径约为 15mm 的钻孔就足够了。然而，当使用更大的套筒时，需要相应更大的开颅骨瓣。太小的开颅骨瓣可能无法为套筒提供足够的活动范围，从而可能导致无法探查肿瘤的边缘。另一方面，过大的开颅骨瓣可能会导致套筒不稳定，手术过程中套筒的过度移动会增加手术通道周围大脑的牵拉压力。作为基本指导原则，作者通常采用直径约为套筒两倍的开颅骨瓣。硬膜切开后，观察大脑表面，如果有可供套筒插入的脑沟，则切开脑沟上方的蛛网膜，使套筒能够通过仪器转接器连接到内镜上。

使用导航系统校准内镜尖端（图 7.1a）。在插入套筒的过程中，使用具有 3mm 内腔的透明测试针（图 7.1b 和 c）。可将 2.7mm 内镜插入该测试穿刺针，以便在插入过程中直接观察针尖（图 7.1d）。到达脑室后，套筒通过同一管道放置。观察脑室并收集解剖信息以确定套筒尖端的位置。由于脑室手术的手术区域通常很窄，脑室的形状随着切除的进行而变化，因此建议在手术的早期阶段确定可作为手术标志的解剖结构。

7.3.2　肿瘤切除

在肿瘤切除过程中，使用了两种技术：①"湿场"法，其中手术区域充满人工脑脊液（CSF）或盐水；②"干场"法。以下是每种技术的优点。

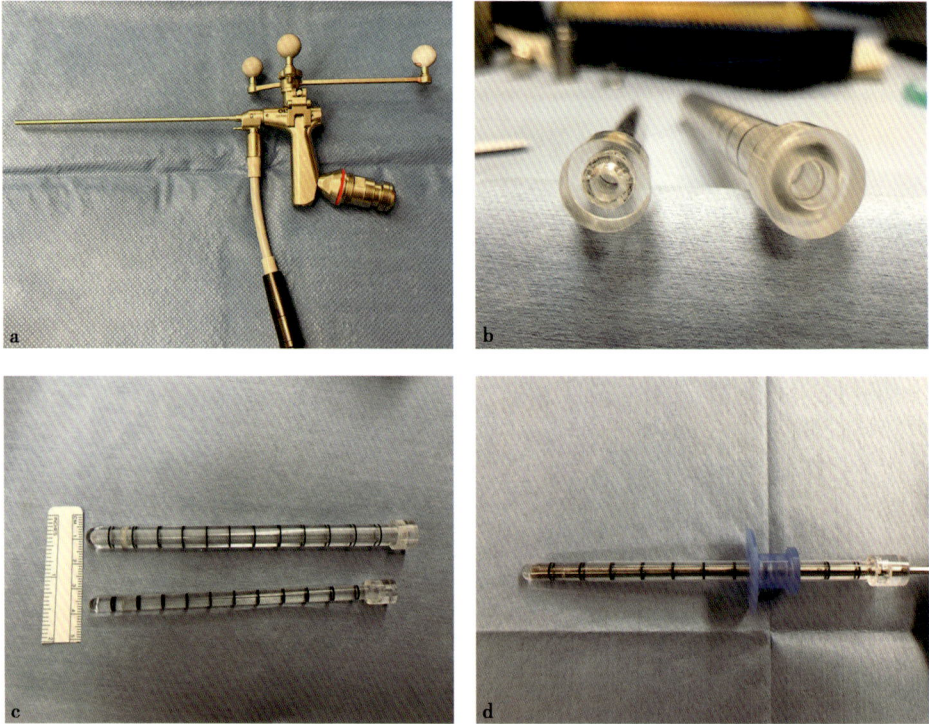

图 7.1 （a）将仪器转接器连接到内镜上，并使用导航系统校准内镜尖端。（b,c）两种类型的透明测试针，内腔为 3mm。（d）2.7mm 内镜可插入测试针中，并在插入过程中直接观察

7.4 湿场技术

这种方法需要用人工脑脊液或生理盐水填充手术区域，在肿瘤切除过程中不断冲洗。自然水压可防止脑室腔收缩，使手术能够在更宽阔的区域进行[8]。这会提供更好的视野，特别是在从脑室壁切除肿瘤的过程中。液体环境通过持续用人工脑脊液冲洗和施加水压，促进轻微出血（如渗出或小血管）的自发止血[22]。然而，明显的出血可能会降低能见度。此外，在抽吸和冲洗之间找到平衡有时很困难，特别是在遇到出血时，应注意不要过度抽吸脑脊液以维持湿场的环境[8]。

7.5　干场技术

在这种方法中,脑脊液被吸出,取出过程在充满空气的环境中进行,提供了一个类似于显微镜下进行显微手术的手术区域。血液在重力作用下向下流动,提高了出血点的可见度。干场技术还可以通过吸引器管使用单极电凝,它可以通过抽吸出血同时凝固出血动脉,也可以用于破碎肿瘤和用吸引器管同时抽吸肿瘤,特别是在胶质瘤的情况下。然而,持续的干燥环境可能会导致脑室塌陷,从而难以维持足够宽的手术区域。因此,间歇性地将脑脊液灌注到手术区域(切换到湿区域)对于尽量减少脑室塌陷非常重要。湿场和干场技术之间的交替可以促进小出血的自然止血,并有助于保持良好的手术区域。

7.5.1　伤口闭合

肿瘤切除术后,通过向脑室内注入液体来扩大脑室,以确保完全止血和肿瘤切除成功。取出套筒时,建议确认管道内没有出血,同时用人工脑脊液持续冲洗。如果观察到出血,继续冲洗直至止血。在移除套管后,如果可能的话,缝合手术通道周围的蛛网膜,或用含有纤维蛋白胶的止血纱 Surgicel® 覆盖表层,以防止术后硬膜下积液。

7.6　脑室肿瘤的外科治疗

7.6.1　位于侧脑室的肿瘤

大多数侧脑室肿瘤是缓慢生长的良性或低度恶性肿瘤,最常见的肿瘤是室管膜瘤、低级别星形细胞瘤、脉络丛乳头状瘤、脑膜瘤、室管膜下瘤和中枢神经细胞瘤[27]。侧脑室肿瘤最常见的临床表现包括头痛以及记忆、认知和步态障碍[27]。由于这类疾病经常伴发脑积水,因此必须通过肿瘤切除来确保脑脊液的循环通路,侧脑室内每个部位的手术策略如下所述。

7.6.2　前外侧脑室

侧脑室前角病变通常会导致室间孔梗阻引起的梗阻性脑积水,因此需要手术切除病变,特别是室间孔周围的病变,以确保脑脊液循环通路畅通。显微手术需同时采用经皮质和经胼胝体入路[28,29],对于内镜套筒手术,主要采用经皮层侧脑室额角穿刺入路。患者仰卧,头部用头架固定。头部根据套筒的位置和角度升高和倾斜,以降低术后颅内积气的风险。矢状切面显示侧脑室呈拱形,手术计划应考虑这种形状[30]。例如，如果肿瘤位于胼胝体附近，入路应更靠前，以避免术中套筒角度的过度变化。另一方面，如果肿瘤向第三脑室突出，直接面向室间孔的方法更为合适。因此，应根据肿瘤的位置和范围量身定制进入途径（图7.2）。

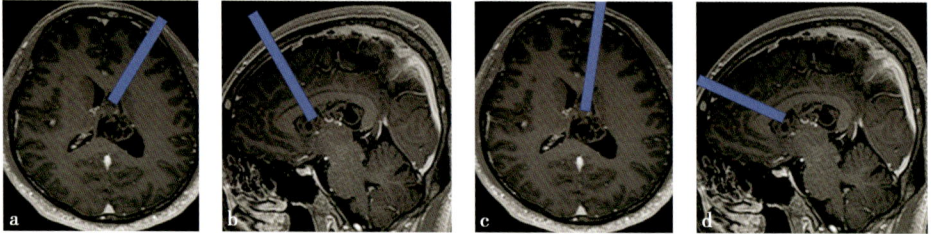

图7.2　左脑室肿瘤沿前后方向广泛延伸。与传统内镜第三脑室底造瘘术相似的进入途径使脑室后部的病变显露困难。（a，b）最好采用更靠前和内侧的入路，使后外侧病变（c，d）可以直线路线暴露

丘纹静脉从外侧向内侧行走，在室间孔后与前间隔静脉汇合成大脑内静脉。丘脑纹状体静脉损伤可导致基底节严重静脉梗死，因此在切除手术中应小心避免损伤这些静脉[31-33]。

随着肿瘤进一步的切除，可以在室间孔后方识别脉络丛。脉络丛在侧脑室的中脑侧从前后方向行走，即使由于肿瘤导致脑室形状发生变化，脉络丛也能作为有效的标志。通过沿脉络丛向后探查，外科医生可以到达侧脑室的后部，而不会迷失方向。重要的是要注意穹窿以防止任何损伤，穹窿从室间孔前方向内侧延伸，在脉络丛下方延伸。胼胝体是一种相对纤维状的白色组织，很容易与肿瘤区分开来，是一个很好的标志。肿瘤切除后，必须确保通往室间孔的脑脊液通路的通畅（图7.3）。

7.6.3　侧脑室三角区

侧脑室三角区位于大脑深处，包括重要的白质纤维，进入该区域的途径有限。迄今为止报道的三角区手术入路包括旁正中顶上入路、经颞中回经皮层或经脑沟入路、经纵裂胼胝体入路、半球间内侧顶叶入路和远端外侧裂入路[28]。进入三角区病变的关键理念是尽量减少对重要浅表脑结构和深部白质纤维的损伤。内镜套筒手术对三角区病变有效，因为它允许最小的通道入路。作者在内镜套筒手术中主要采用经顶沟或颞下沟的经脑沟入路。

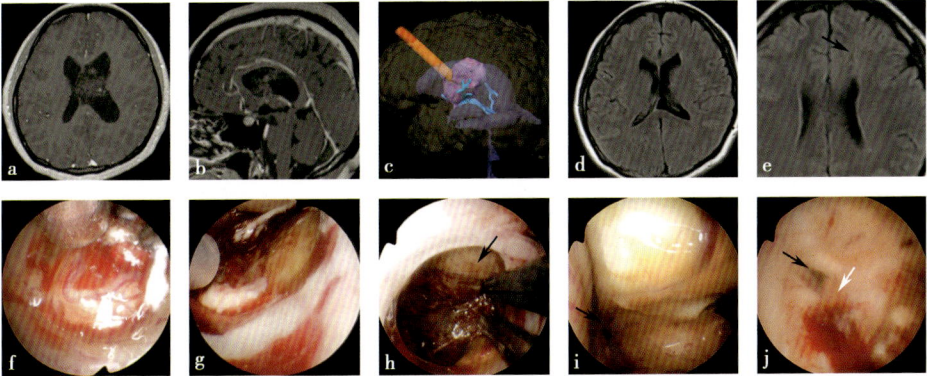

图 7.3 一位 46 岁的女性头痛逐渐加重。(a,b)钆剂增强 MR 轴位和矢状位图像显示，她的左侧脑室有一个增强不明显的肿块。(c)术前计划使用 iPlan® 进行，肿瘤显示为紫色，蓝色为脑室，浅蓝色为脑室内静脉。橙色圆柱体表示套筒插入的适当位置和角度。(d,e)术后 3 个月拍摄的 MR FLAIR 图像显示肿瘤完全切除，并有一个小通道瘢痕(e，黑色箭头)。f 术中发现，插入套筒后，肿瘤表面有包膜。(g)使用超声波吸引器进行缩小肿瘤。(h)随着肿瘤内部进一步减瘤，透明隔(黑色箭头)等正常解剖结构变得可见。(i)肿瘤切除后，在干场条件下仅轻微观察到室间孔(黑色箭头)。(j)相比之下，在湿场条件下无须额外牵拉脑组织，室间孔(黑色箭头)和脉络丛(白色箭头)也很容易看到

患者在顶上入路中俯卧，而在颞下入路中仰卧。头部根据套筒插入角度升高，并用头架钉固定。脉络丛是切除三角区肿瘤的一个很好的标志。特别是在脑膜瘤切除术中，早期保护脉络丛是成功的关键，因为脉络丛动静脉系统通常是肿瘤的供血动脉或引流静脉。颞下入路的优点是，在手术的早期阶段可以很容易地识别脉络丛，但其缺点是可能导致损伤视辐射，并且难以接近三角区的顶部。另一方面，顶上入路的优点是可以很容易地观察到整个三角区，但其缺点包括术后顶叶功能障碍的可能性、手术早期难以识别脉络丛以及可能需要肿瘤减压。基于这些优缺点，应根据肿瘤的性质和位置确定暴露路线。还有一种选择是同时采用两种方法，利用内镜套筒手术的最小通道(图 7.4 和图 7.5)。

7.6.4　第三脑室

第三脑室位于颅腔的中心，是大脑中重要的脑脊液通路。它通过双侧室间孔与侧脑室前方连通，通过导水管与第四脑室后方连通。侧壁由下前区的下丘脑和上后区的丘脑为界限，而三脑室底由灰质结节、乳头体和中脑组成。前壁由视交叉、终板和前连合形成，而后壁由后连合、缰连合和松果体组成。由于其特色位置，第三脑室周围环绕着的关键大脑结构，在手术操作期间必须格外小心，以保持周围组织的完整性。

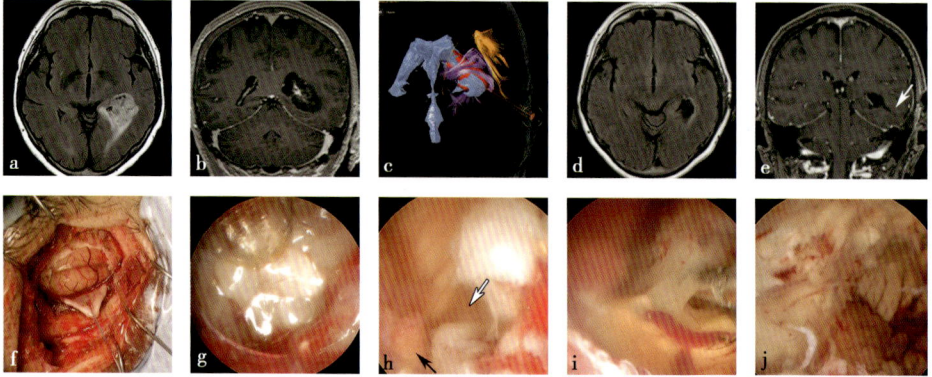

图 7.4　一名 60 岁女性头痛逐渐加重。(a)MR FLAIR 轴位图像显示左侧侧脑室三角区内有一个高信号肿块。(b)钆剂增强 MR 冠状图像显示肿瘤增强不明显。(c)术前计划使用 iPlan® 进行手术,肿瘤显示为红色,脑室显示为浅蓝色。上纵束和视辐射以橙色和紫色线描绘,以避免在套筒插入过程中损伤这些重要的皮层下纤维。(d)术后 MR FLAIR 轴位图像显示肿瘤完全切除。(e)术后钆剂增强 MR 冠状位图像显示肿瘤完全切除,手术通道瘢痕很小。(f)进行 5cm 皮肤切口和 3cm 开颅骨瓣,暴露颞中回和颞下回。(g)通过在吸引器上应用单极电凝术进行内部减压,以碎化肿瘤。(h)肿瘤缩小后,在湿场条件下观察到侧脑室体部(白色箭头)和脉络丛(黑色箭头)。(i)从室管膜上切除掉一块残余肿瘤。(j)在湿场条件下确认完全止血和完全切除

　　室间孔由前部和内侧的穹窿形成,后部的脉络丛遮挡了大脑内静脉。为了尽量减少手术过程中对室间孔的任何损伤,必须仔细评估套筒插入的角度,同时定位病变的精确位置。术前 MRI 矢状面和冠状面图像可以帮助估计从病变到室间孔的最佳入路。例如,如果病变位于第三脑室的前半部分,则可能更倾向于采用稍后入路,而对于后半部分的病变,采用前入路可能更合适(图 7.6)。

　　在手术过程中,患者仰卧,头部用头架固定。头部根据套筒的角度升高和倾斜,特别是对于第三脑室前部的病变。作者通常采用经额上沟的经脑沟入路。

　　肿瘤切除后,确保从室间孔到脑导水管的脑脊液通路通畅至关重要。然而,如果从第三脑室后部切除肿瘤不可行,则必须进行第三脑室造瘘术,以实现充分的脑脊液基底池引流(图 7.7 和图 7.8)。

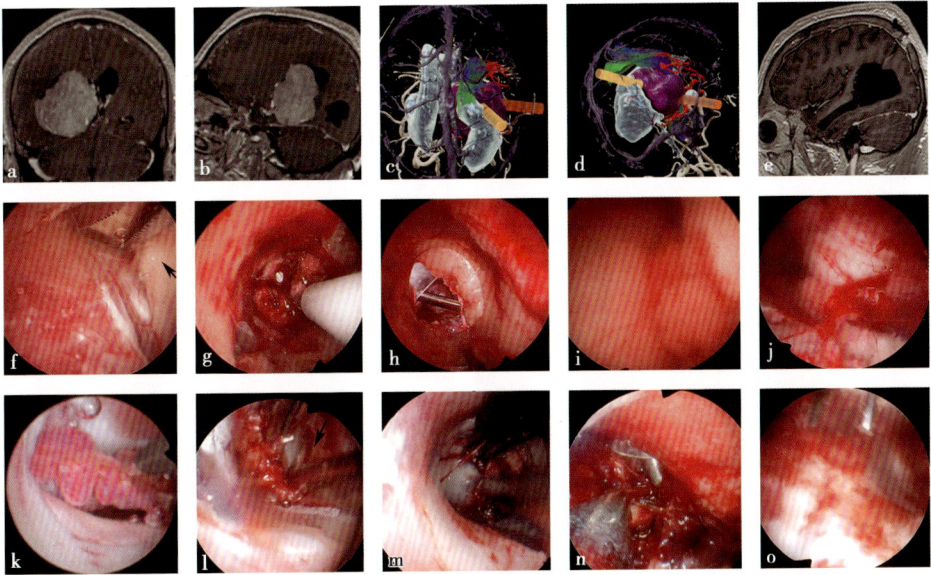

图 7.5　一名 46 岁男性出现意识障碍。(a,b)钆剂增强 MR 冠状面和矢状面图像显示右侧脑室中央部均匀增强的肿块。(c,d)进行术前计划,肿瘤显示为紫色,脑室显示为浅蓝色。计划进行双套筒手术,从顶上和颞下途径插入。(e)术后 MR 图像显示大体肿瘤完全切除。术中发现的顶上入路(f~j)和颞下入路(k~o)。(f)肿瘤从丘脑被分离(黑色箭头)。(g)用超声波吸引器进行缩小肿瘤。(h)肿瘤缩小后,观察从颞下入路插入的套筒。(i,j)肿瘤切除后,在湿场条件下确认是否完全切除肿瘤和彻底止血。(k)插入套筒后,立即观察并电凝脉络丛的供血动脉。(l)丘脑肿瘤切除术。(m)肿瘤后缘部位切除术。(n)肿瘤缩小后,观察从顶壁途径插入的套筒。(o)在湿场条件下确认完全切除肿瘤和彻底止血

7.6.5　第四脑室

　　发生在第四脑室的肿瘤主要包括髓母细胞瘤、室管膜瘤和脉络丛乳头状瘤[34,35]。第四脑室的前部由脑干形成,后部由小脑形成。经小脑延髓裂入路已经发展成熟,现在被认为是第四脑室病变的标准显微手术入路[34,36]。此外,已经有人尝试内镜入路进入第四脑室。据报道有两种方法:通过侧脑室和第三脑室的经导水管入路和使用硬质内镜的经第四脑室正中孔(Magendie 孔)入路[21,37,38]。在本节中,我们将介绍经 Magendie 孔入路的内镜套筒手术。

　　在手术过程中,患者俯卧位,头部被抬起、弯曲并略微向右旋转,然后用头架固定[21]。

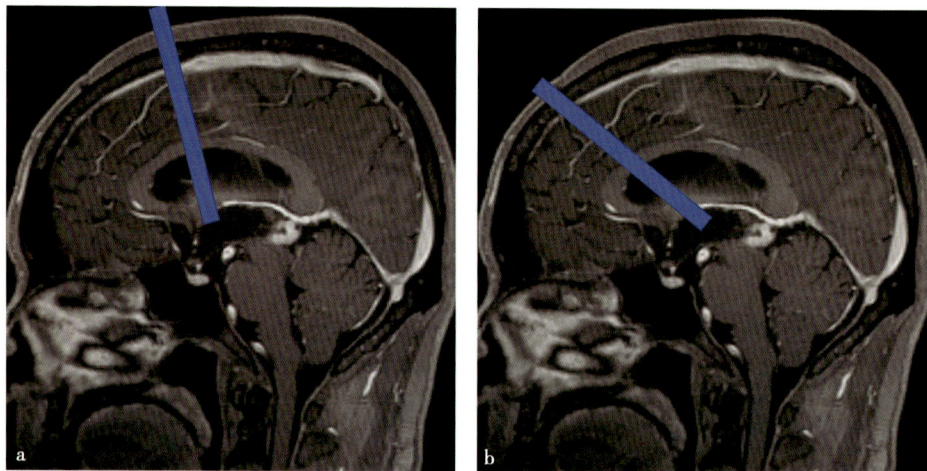

图 7.6　探讨第三脑室病变的入路。如果肿瘤位于前第三脑室前部,则类似于内镜第三脑室造瘘术,从后侧进入是合适的(a)。然而,如果肿瘤位于第三脑室后部,建议采用更靠前的入路(b)

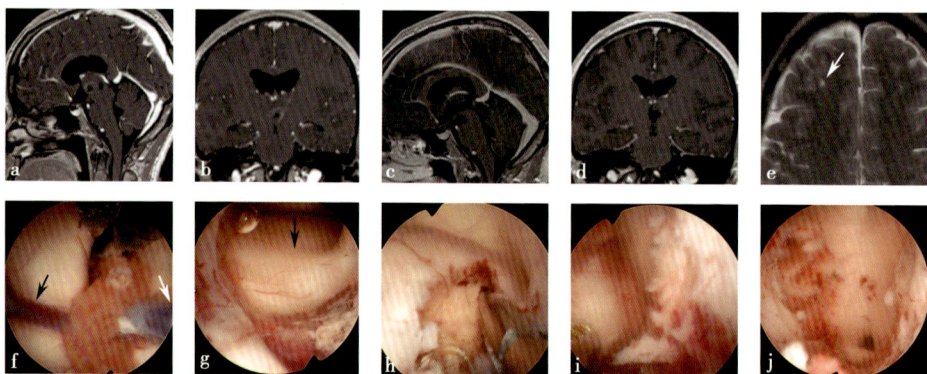

图 7.7　一名 26 岁女性出现头痛。(a,b)钆剂增强 MR 矢状和冠状图像显示第三脑室中部有肿块。(c,d)术后钆剂增强 MR 矢状面和冠状面图像显示肿瘤次全切除。(e)术后 MR T2 加权图像显示通道瘢痕最小(白色箭头)。(f)将套筒插入右侧脑室后,观察到前间隔静脉(白色箭头)和丘脑静脉(黑色箭头)。(g)套筒被推进到第三脑室。肿瘤被丘脑间联合表面的室管膜覆盖(黑色箭头)。(h,i)从室管膜上分离肿瘤。(j)在湿场条件确认中脑导水管的通畅性和确切止血。

　　在枕骨大孔底部进行约 3cm 的小骨瓣开颅术,切开硬脑膜以暴露厚厚的蛛网膜。切开厚蛛网膜后,Magendie 孔可见。此时蛛网膜前后方向的笔直切口,便于在关颅过程中进行蛛网膜成形术。Magendie 孔附近的双侧小脑扁桃体通常没有粘连,使套筒能够沿着蚓部下表面顺利插入第四脑室。套筒插入的角度应与脑干的后平面对齐，以防止对脑干的任何接触或损伤。由于难以接近侧向，该技术应仅限于位于第四脑室中心的直径＜3cm的病变（图7.9）。

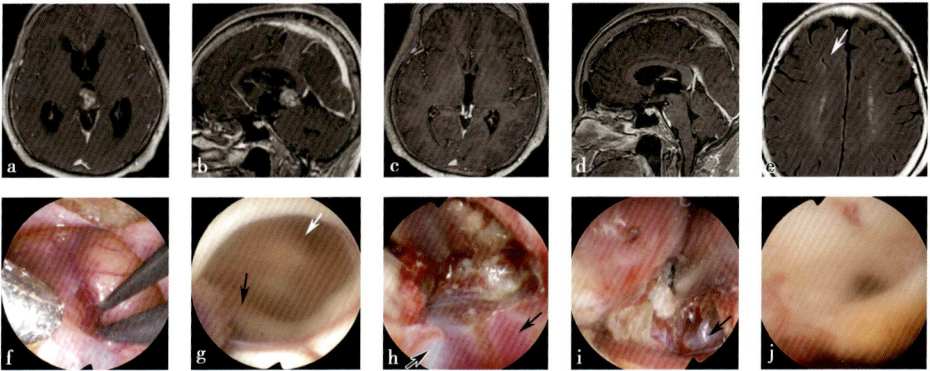

图7.8　一位67岁的女性出现了逐渐加重的头痛和复视。（a，b）钆剂增强MR轴位和矢状位图像显示第三脑室后部有肿块。（c，d）术后钆剂增强MR轴向和矢状面图像显示肿瘤完全切除。（e）术后MR FLAIR图像显示有轻微的通道瘢痕（白色箭头）。（f）解剖额上沟，以便经皮层沟插入套筒。（g）内镜观察室间孔。观察丘脑前联合（黑色箭头）和乳头体（白色箭头）。（h）肿瘤从双侧大脑内静脉分离（黑色箭头）。（i）肿瘤从基底静脉分离（黑色箭头）。（j）确认脑脊液导水管的通路

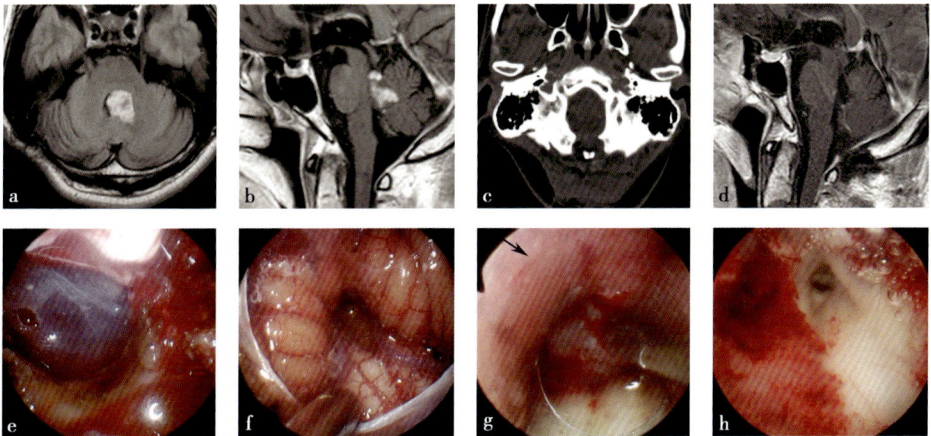

图7.9　一名70岁女性头痛逐渐加重。（a）MR FLAIR轴位图像显示第四脑室内有肿块。（b）钆剂增强MR矢状面图像显示肿块不均匀增强。（c）术后CT显示枕骨小骨瓣开颅术。（d）术后钆剂增强MR矢状面图像显示肿瘤已完全切除。（e）作3cm大小的开颅后，观察到厚的蛛网膜。（f）蛛网膜切开后，观察Magendie孔。双侧扁桃体间无明显粘连。（g）套筒顺着蚓部插入第四脑室。通过透明的套筒壁观察脉络丛。（h）肿瘤切除后，观察到导水管

7.7　结论

　　内镜套筒手术是一种适用于所有脑室系统的多功能微创方法。内镜即使在水下也能提供清晰的视野，在保持脑室形状的同时进行手术。另一方面，狭窄的手术区域可能会导致器械之间的干扰，在内镜套筒手术中，需要进行手术训练才能顺利进行手术操作。在进行手术之前，强烈建议参加实践培训课程并全面了解手术过程。

（郭致飞　译，蔡洪庆　校）

参考文献

1. Ostrom QT, Gittleman H, Truitt G, Boscia A, Kruchko C, Barnholtz-Sloan JS. CBTRUS statistical report: primary brain and other central nervous system tumors diagnosed in the United States in 2011-2015. Neuro-Oncology. 2018;20:iv1–iv86.
2. Monroy-Sosa A, Chakravarthi SS, de la Garza-Salazar JG, Garcia AM, Kassam AB. Principles of neuro-oncology: brain & skull base. Springer International Publishing; 2020. p. 1–982.
3. Zagzoog N, Reddy KK. Modern brain retractors and surgical brain injury: a review. World Neurosurg. 2020;142:93–103.
4. Mansour S, Echeverry N, Shapiro S, Snelling B. The use of BrainPath tubular retractors in the Management of Deep Brain Lesions: a review of current studies. World Neurosurg. 2020;134:155–63.
5. Kelly PJ, Goerss SJ, Kall BA. The stereotaxic retractor in computer-assisted stereotaxic microsurgery. Technical note. J Neurosurg. 1988;69:301–6.
6. Chen YN, Omay SB, Shetty SR, Liang B, Almeida JP, Ruiz-Treviño AS, Lavi E, Schwartz TH. Transtubular excisional biopsy as a rescue for a non-diagnostic stereotactic needle biopsy—case report and literature review. Acta Neurochir. 2017;159:1589–95.
7. Crevier L, Kassam A, Almenawer SA, Murty N, Reddy K. Minimal access to deep intracranial lesions using a serial dilatation technique. Neurosurg Rev. 2012;36:321–30.
8. Takeuchi K, Ohka F, Nagata Y, et al. Endoscopic trans-mini-cylinder biopsy for Intraparenchymal brain lesions. World Neurosurg. 2022;167:e1147–53.
9. Shapiro SZ, Sabacinski KA, Mansour SA, Echeverry NB, Shah SS, Stein AA, Snelling BM. Use of Vycor tubular retractors in the Management of Deep Brain Lesions: a review of current studies. World Neurosurg. 2020;133:283–90.
10. Eichberg DG, Buttrick S, Brusko GD, Ivan M, Starke RM, Komotar RJ. Use of tubular retractor for resection of deep-seated cerebral tumors and colloid cysts: single surgeon experience and review of the literature. World Neurosurg. 2018;112:e50–60.
11. Eichberg DG, Di L, Shah AH, Luther EM, Jackson C, Marenco-Hillembrand L, Chaichana KL, Ivan ME, Starke RM, Komotar RJ. Minimally invasive resection of intracranial lesions using tubular retractors: a large, multi-surgeon, multi-institutional series. J Neuro-Oncol. 2020;149:35–44.
12. Cohen-Gadol AA. Minitubular transcortical microsurgical approach for gross total resection of third ventricular colloid cysts: technique and assessment. World Neurosurg. 2013;79:207.e7–10.
13. Scranton RA, Fung SH, Britz GW. Transulcal parafascicular minimally invasive approach to deep and subcortical cavernomas: technical note. J Neurosurg. 2016;125:1360–6.
14. Echeverry N, Mansour S, MacKinnon G, Jaraki J, Shapiro S, Snelling B. Intracranial tubular retractor systems: a comparison and review of the literature of the BrainPath, Vycor, and

METRx tubular retractors in the Management of Deep Brain Lesions. World Neurosurg. 2020;143:134–46.

15. Kutlay M, Kural C, Solmaz I, Tehli O, Temiz C, Daneyemez M, Izci Y. Fully endoscopic resection of intra-axial brain lesions using neuronavigated pediatric anoscope. Turk Neurosurg. 2016;26:491–9.

16. Kassam AB, Engh JA, Mintz AH, Prevedello DM. Completely endoscopic resection of intra-parenchymal brain tumors. J Neurosurg. 2009;110:116–23.

17. Assina R, Rubino S, Sarris CE, Gandhi CD, Prestigiacomo CJ. The history of brain retractors throughout the development of neurological surgery. Neurosurg Focus. 2014;36:E8.

18. Hong CS, Prevedello DM, Elder JB. Comparison of endoscope-versus microscope-assisted resection of deep-seated intracranial lesions using a minimally invasive port retractor system. J Neurosurg. 2016;124:799–810.

19. McLaughlin N, Prevedello DM, Engh J, Kelly DF, Kassam AB. Endoneurosurgical resection of intraventricular and intraparenchymal lesions using the port technique. World Neurosurg. 2013;79:S18.e1–8.

20. Nishihara T, Teraoka A, Morita A, Ueki K, Takai K, Kirino T. A transparent sheath for endoscopic surgery and its application in surgical evacuation of spontaneous intracerebral hematomas. Technical note. J Neurosurg. 2000;92:1053–5.

21. Nagata Y, Takeuchi K, Yamamoto T, Mizuno A, Wakabayashi T. Fully endoscopic Transcylinder trans-Magendie Foraminal approach for fourth ventricular Cavernoma: a technical case report. World Neurosurg. 2020;142:104–7.

22. Ishikawa T, Takeuchi K, Yamamoto T, Nagata Y, Natsume A. Importance of hydrostatic pressure and irrigation for hemostasis in neuroendoscopic surgery. Neurol Med Chir (Tokyo). 2021;61:117–23.

23. Fujii M, Maesawa S, Motomura K, Futamura M, Hayashi Y, Koba I, Wakabayashi T. Intraoperative subcortical mapping of a language-associated deep frontal tract connecting the superior frontal gyrus to Broca's area in the dominant hemisphere of patients with glioma. J Neurosurg. 2015;122:1390–6.

24. Lerner A, Mogensen MA, Kim PE, Shiroishi MS, Hwang DH, Law M. Clinical applications of diffusion tensor imaging. World Neurosurg. 2013;82:96–109.

25. Potgieser ARE, Wagemakers M, van Hulzen ALJ, de Jong BM, Hoving EW, Groen RJM. The role of diffusion tensor imaging in brain tumor surgery: a review of the literature. Clin Neurol Neurosurg. 2014;124:51–8.

26. Takeuchi K, Nagata Y, Tanahashi K, Araki Y, Mizuno A, Sasaki H, Harada H, Ito K, Saito R. Efficacy and safety of the endoscopic "wet-field" technique for removal of supratentorial cavernous malformations. Acta Neurochir. 2022;164:2587–94.

27. Dănăilă L. Primary tumors of the lateral ventricles of the brain. Chirurgia (Bucur). 2013;108:616–30.

28. Gazi Yaşargil M, Abdulrauf SI. Surgery of intraventricular tumors. Neurosurgery. 2008;62:1029–41.

29. Shucart WA, Stein BM. Transcallosal approach to the anterior ventricular system. Neurosurgery. 1978;3:339–43.

30. Anderson RCE, Ghatan S, Feldstein NA. Surgical approaches to tumors of the lateral ventricle. Neurosurg Clin N Am. 2003;14:509–25.

31. Komiyama M. Functional venous anatomy of the brain for neurosurgeons. Jpn J Neurosurg. 2017;26:488–95.

32. Zhang X, Zhang S, Chen Q, Ding W, Campbell BCV, Lou M. Ipsilateral prominent thalamostriate vein on susceptibility-weighted imaging predicts poor outcome after intravenous thrombolysis in acute ischemic stroke. Am J Neuroradiol. 2017;38:875–81.

33. Zhang XF, Li JC, Wen XD, Ren CG, Cai M, Chen C. Susceptibility-weighted imaging of the anatomic variation of thalamostriate vein and its tributaries. PLoS One. 2015;10:1–11.

34. Ghali MGZ. Telovelar surgical approach. Neurosurg Rev. 2021;44:61–76.

35. Ferguson SD, Levine NB, Suki D, Tsung AJ, Lang FF, Sawaya R, Weinberg JS, McCutcheon IE. The surgical treatment of tumors of the fourth ventricle: a single-institution experience. J Neurosurg. 2018;128:339–51.

36. Matsushima T, Rhoton AL, Lenkey C. Microsurgery of the fourth ventricle: part 1. Neurosurgery. 1982;11:631–67.
37. Hiroshima S, Saga T, Saito M, Tamura Y, Ogawa H, Anei R, Kamada K. Treatment of fourth ventricle arachnoid cyst via anterior hone of lateral ventricle using flexible endoscope. World Neurosurg. 2019;124:224–7.
38. Sharma BS, Sawarkar DP, Verma SK. Endoscopic Management of Fourth Ventricle Neurocysticercosis: description of the new technique in a case series of 5 cases and review of the literature. World Neurosurg. 2019;122:e647–54.

第八章
纯内镜手术治疗蛛网膜囊肿

Joachim Oertel and Karen Radtke

8.1 简介

蛛网膜囊肿是由蛛网膜构成、里面充满类似脑脊液的液体的囊性病变[1]，约占所有颅内占位性病变的1%[2]。Al Holou等对48 000多名接受磁共振（magnetic resonance，MR）脑成像的患者进行了回顾性分析，发现1.4%的患者患有蛛网膜囊肿，其中男性占大多数[3]。大约一半的蛛网膜囊肿位于颅后窝，最常见的是小脑后和桥小脑角，三分之一的蛛网膜囊肿位于颅中窝，与脑干直接相关的蛛网膜囊肿极为罕见，其他罕见的位置是颅前窝或半球间隙。

蛛网膜囊肿主要被描述为先天性病变，罕见病例报告了颅内出血、感染或创伤导致的囊肿[1,4,5]。然而，即使认为是后天性的（疾病），蛛网膜囊肿的自发发展也被描述为没有任何明显的潜在原因[6,7]。在这些研究中，有学者提出了一种（蛛网膜囊肿）捕获脑脊液的狭缝阀门机制[6,7]。

无症状的蛛网膜囊肿常因脑部影像检查而偶然发现[1]。约5%的患者出现与蛛网膜囊肿相关的症状[8]，因此应针对每位患者严格评估手术治疗的适应证。

8.2 临床表现和诊断

8.2.1 症状

如上所述，大多数蛛网膜囊肿是在脑部影像检查时偶然发现。文献中描述的典型症状是头痛、脑积水、癫痫发作、眩晕、因脑神经损伤或认知缺陷导致的局灶性神经功能缺失，直至发育迟缓，以及步态障碍或共济失调[3,8-12]。在儿童中，可以观察到大头畸形的发展[9,10]。据报道，症状的发生率取决于囊肿的部位，鞍上和桥小脑角囊肿以及环池或四池叠体中的囊肿比颅中窝中的囊肿更容易引起症状[3]，鞍上囊肿可通过压迫第三脑室或阻塞室间孔或导水管导致梗阻性脑积水[13]。其他症状可能是下丘脑或垂体功能障碍，或由于视交叉的压迫导致的视力障碍[14]。颅后窝蛛网膜囊肿也可能通过阻塞第四脑室外侧孔（Luschka 孔）或第四脑室正中孔（Magendie 孔）、导水管导致脑脊液循环通路受阻[13]，颅内压升高也可能导致视力受损和头痛。通常还存在轻微的创伤性或非创伤性蛛网膜囊肿破裂风险，这可能导致硬膜下积液，甚至颅内压急性升高[15,16]，可能需要紧急治疗。

8.2.2　放射影像学表现

蛛网膜囊肿的主要诊断手段是影像学检查。CT 扫描显示蛛网膜囊肿为与脑脊液等密度的边界清晰的病变，可能因其存在占位效应导致邻近颅内结构的位移。在磁共振成像上，蛛网膜囊肿也表现为与脑脊液等信号的局限性病变，蛛网膜可能会显影[17]。在 FLAIR 序列和弥散加权序列（diffusion-weighted sequences，DWI）中，蛛网膜囊肿相当于脑脊液[18]。这些序列可用于区分蛛网膜囊肿和表皮样囊肿[8]。蛛网膜囊肿没有显示对比增强，这可能有助于将其与肿瘤相关囊肿区分开来。计算机断层扫描脑池造影（computed tomography cisternography，CTC）[19]常用于评估蛛网膜囊肿与基底脑池和 / 或脑室的连通性。磁共振脑池造影（magnetic resonance cisternography，MRC）[20]长期以来一直被用作评估囊肿沟通的金标准。然而，必须指出的是，2017 年欧洲医学协会（European Medical Association，EMA）暂停了所有欧盟成员国鞘内注射钆剂的许可。

8.3　手术技术

8.3.1　手术适应证

必须对每位患者的手术适应证进行单独评估，小的、无症状的囊肿不需要手术治疗。人们普遍认为，有症状的蛛网膜囊肿应手术治疗[4]，特别是伴有脑积水、局灶性神经缺陷或对抗癫痫药物无效的癫痫发作的患者。对于症状较轻的患者，如慢性头痛或头晕，应更严格地评估手术[8]。Choi 等对患有蛛网膜囊肿的儿童进行了一项研究，结果表明，尤其是患有脑积水和巨大或不断增大的囊肿的儿童，术后症状有所改善。相比之下，超过 50% 的病例头痛或头晕没有改善[21]。如前所述，由于囊肿破裂引起的出血导致颅内压急剧升高，破裂的囊肿可能需要紧急治疗。

为了评估手术的必要性和预期的术后获益，应评估蛛网膜囊肿和正常蛛网膜下腔之间的 CSF 流量。蛛网膜囊肿手术的目的是恢复脑脊液沟通，从而缓解囊肿内的压力，解决局部占位效应和慢性升高的颅内压。如果 CTC 或 MRC

显示蛛网膜囊肿已经与蛛网膜下腔或脑室系统连通,预计患者不会从手术中受益;因此,通常不建议进行手术治疗。

8.3.2　纯内镜治疗

一般来说,手术治疗蛛网膜囊肿有三种选择:切除、囊肿开窗或分流术。每个病例都应单独评估;决策应考虑囊肿的大小和位置,包括其与蛛网膜下腔或脑室腔和邻近神经血管结构的接近程度,以及切除的安全性和可行性以及外科医生的经验。

本章重点介绍蛛网膜囊肿的纯内镜治疗,因此,应描述内镜囊肿开窗术。有关更多详细信息,请参阅作者的早期出版物[6,7,12]。

在对手术适应证进行全面评估后,选择最佳方法。理想情况下,该方法在神经导航系统的帮助下在 MRI 图像中绘制出来,可以对手术路线进行三维可视化。患者的体位取决于囊肿的定位和计划的路线。一般来说,蛛网膜囊肿手术在全身麻醉下进行,患者的头部被固定在 Mayfield 头架中。婴儿和 2 岁以下的儿童,如果使用额外的绷带固定颅骨,可以使用马蹄形头枕。通常采用从皮肤入路通过钻孔到囊肿和蛛网膜下腔的单一直线路径。该路径应能够恢复囊肿与相邻蛛网膜下腔的连通。应旋转头部,使钻孔位于最高点,以便尽可能长时间地进行准确的神经导航引导。最高点的钻孔位置可防止术中大量脑脊液丢失、明显的脑移位和术后气颅。患者体位摆好后,安装神经导航系统和术中电生理监测。在神经导航的帮助下,在患者的头部沿着计划的路径标记穿刺孔的位置,在计划的穿刺孔正上方做一个 3～4cm 长的皮肤切口,颅骨暴露后,使用钻孔器打开颅骨,使用骨蜡和双极凝固来处理骨和硬脑膜出血。硬脑膜以交叉方式打开,硬脑膜开口的大小与内镜的外径完全相同,以防止血液泄漏到视野中。视野在所有内镜病例中都至关重要,出血导致的视野阻挡是转换为显微手术的最常见原因之一,用平衡液溶液持续灌洗有助于视野清晰。

确切的手术步骤取决于囊肿的定位和所选的手术方式,将在下面列出。

8.3.3　内镜下囊肿开窗术

如果可以规划合理位置的钻孔、囊肿和蛛网膜下腔之间的直线路径,通常会采取内镜下囊肿开窗至基底池,这最常用于颅中窝(Sylvian 裂)蛛网膜囊肿或颅后窝蛛网膜囊肿。同样,在规划路径后,在患者头部标记钻孔的最佳位置。颅骨和硬脑膜打开后,在神经导航的帮助下插入工作鞘以找到合适的角度,然后将工作鞘插入蛛网膜囊肿,蛛网膜不应与硬脑膜分离,以避免囊肿塌陷。然后检查囊肿和邻近的神经血管结构关系,不同角度的内镜便于检查整个囊肿周边，内镜本身的角度应严格预先确定。在颅中窝蛛网膜囊肿中，通常可以看到同侧颈内动脉和同侧视神经和动眼神经，以便在打开蛛网膜时可以避开。理想情况下，开口位于颈内动脉和视神经之间，不应有穿通动脉阻碍，或者动眼神经和颈内动脉之间和／或动眼神经与天幕边缘之间开窗也是可以的。颈内动脉和动眼神经之间的开口有损伤穿过其间的脉络膜前动脉的风险。然而，透蛛网膜囊肿壁常常可以看到脉络膜前动脉，一般可以避免。通常先采用双极电凝切开囊肿壁，然后用抓钳或球囊导管扩大瘘口。

　　作者建议作一个大开口或多个小开口的开窗，以实现接近生理的脑脊液流动，并降低再次梗阻的风险。开窗术后，外科医生应该能够看到基底池。如果手术成功，则彻底冲洗囊肿以排出任何残留的空气；然后小心地移除工作鞘，硬脑膜应当水密缝合（图 8.1）。

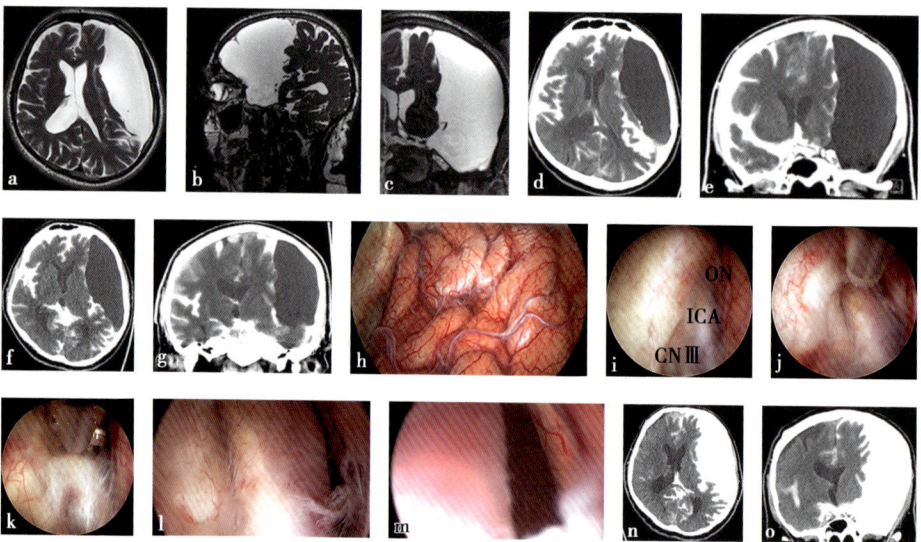

图 8.1　病例 1 显示，一名 71 岁男性出现眩晕和步态不稳。磁共振断层扫描显示左侧额颞侧裂区非常大的占位，考虑蛛网膜囊肿，轴向（a）、矢状面（b）和冠状面 T2 加权图像（c）提示中线向右偏移。进行了 CT 脑池造影，造影后 1 小时，轴位片（d）和重建冠状片（e）显示囊肿没有连通，造影后 2 小时，轴位片（f）和重建冠状位片（g）显示仍无连通。这个病例需要手术，实施了囊肿开窗到基底池手术。内镜图像显示了额叶和顶叶（h）受压以及视神经（ON）、颈内动脉（ICA）和动眼神经（CN Ⅲ）在视神经颈动脉窗（i）处的解剖结构。采用双极电凝在 ICA 和视神经之间以及 ICA 和动眼神经之间的靠近 ICA 处进行开窗，并用抓钳进行去除膜扩大瘘口（j～l）。在开窗完成后检查中，可以确认 CSF 自由流入基底池（m）。术后患者仍然主诉眩晕，因此进行了另一次 CT 脑池造影，显示囊肿体内迅速填充造影剂，轴位片（n）和冠状重建位片（o）证实成功地进行了囊肿开窗术

8.3.4　内镜下囊肿脑室造瘘术

内镜下囊肿脑室造瘘术通常在靠近中线处囊肿患者中进行。此时囊肿可能与基底池没有相连，这些病例很少见，其起源尚不清楚。然而，这些病例非常适合性囊肿与脑室造瘘术。这种手术技术的理想方法是从计划的钻孔穿过囊肿进入脑室的直线路径。由于在手术中只能经常在囊肿内识别大脑皮层，因此作者认为，使用神经导航系统对理想的手术进行彻底的术前规划是绝对必要的。如上所述，在钻孔和硬脑膜打开后，将工作鞘插入囊肿，然后再次使用不同角度的内镜对囊肿进行彻底检查。如上所述，近中线处囊肿通常缺乏解剖标志。在神经导航的帮助下，确定了囊肿和脑室之间的最小距离，如果可行（没有重要的结构），则以与上述相同的方式在脑实质中进行开窗。然后，通过开窗应能观察到脑脊液自由流动，并将内镜推进脑室，通过观察脉络丛或室间孔等脑室内结构来确认开窗成功，可以放置支架以确保开窗的通畅，最后小心地取出内镜并进行硬脑膜缝合术（图8.2）。

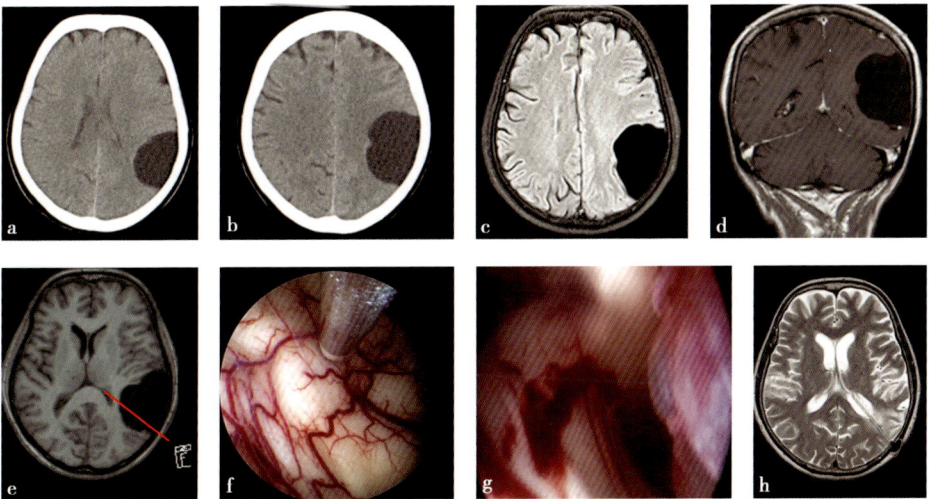

图 8.2　病例 2 显示了一名 73 岁的女性，其左侧顶枕叶存在靠近中线的囊肿（图 8.2），她临床上表现为癫痫发作，最初为右侧轻偏瘫、全面失语、失用症和书写困难，偏瘫自行好转；其他症状一直存在。囊肿在 6 年前首次通过 CT 被诊断出来（a）；然而，新的 CT（b）和新的 MR 成像（c，d）显示了囊肿大小明显增加。制定从钻孔穿过囊肿体，穿过脑实质，到达后外侧脑室的直线路径（红线，e）。内镜下囊肿脑室造瘘术并支架置入术从蛛网膜囊肿进入左侧脑室。造瘘采用钝性穿孔，请注意囊肿内绝对没有标记（f）。手术后，用 30° 内镜检查侧脑室（g）。术中无并发症。术后影像显示囊肿和侧脑室之间的支架，蛛网膜囊肿几乎完全消失（h）。手术后神经功能缺损明显改善，术后三年，患者未出现神经系统症状

8.3.5　脑室造瘘术

脑室造瘘术是将囊肿开窗进入脑室系统,通常用于脑室系统内的囊肿或四叠体囊肿。在这些情况下,作者通常使用额部入路,其他神经内镜学家经常提倡三角区入路。然而,由于脑室空间较大,作者更倾向于前路手术,以获得更好的操作选择。经额入路允许导航轻松通过脑室系统和囊肿开口,并有足够的空间引导内镜。在三角区入路中,囊肿位于内镜尖端的正前方,可以很容易地进入,但在脑室内操纵内镜的空间较小。在枕下入路中,颅骨和囊肿之间的距离很短,这使得进入囊肿通常很简单。

对于蛛网膜囊肿的每一种内镜治疗方法,都必须精心规划理想的手术路径,应使用神经导航系统来规划钻孔的理想位置,以确定通过大脑的可行路径并确定理想的造口位置。特别是在枕下入路和侧脑室和第三脑室后部,在路径规划中应该考虑很多,以避开大脑深静脉。

在经额入路中,患者仰卧,头部固定在 Mayfield 头架中。钻孔根据术前计划的路径实施,通常在 Kocher 点附近。在枕骨入路中,半坐姿或俯卧位都是可行的。钻孔后,打开硬脑膜,将带套管针的工作鞘推进侧脑室,彻底检查脑室系统,识别解剖结构和囊肿。瘘口是通过双极和/或激光电凝形成的,如果需要,可以使用球囊导管或抓钳扩大。应彻底检查瘘口,然后用冲洗液冲洗囊肿,内镜可以推进到囊肿体内,以确保足够大的开口,应在收回内镜的同时进行最终检查,以排除脑室系统内的出血。硬脑膜的水密缝合、钻孔的闭合和伤口的缝合以完成手术。

在某些情况下,囊肿会阻碍脑脊液通过室间孔或导水管生理性流动,导致脑积水。然后,可能需要进行额外的第三脑室造瘘术,使脑脊液从第三脑室流入基底池。理想情况下,该方法计划允许囊肿造瘘术和脑室造瘘术。如果可能的话,应在囊肿造瘘术前进行内镜第三脑室造瘘术(endoscopic third ventriculostomy,ETV),因为囊肿出血可能会遮挡视野,并使之后的 ETV 手术不安全。如果第三脑室底和 Liliequist 膜造瘘后,并且可以通过瘘口看到脚间池中的基底动脉,则认为 ETV 成功。

对于枕下入路,半坐姿或俯卧位都是可行的。头部也固定在 Mayfield 头架中,钻孔位于旁正中,以避开上矢状窦和枕下正中枕下窦(如果存在)。工作鞘被推进到目标的区域,可能是小脑上、脑室内或枕骨大孔,必须避免大脑大静脉和其他深部脑静脉,因为这些静脉的闭塞可能会因静脉充血性梗死而导致致命后果。

　　然后用激光或双极电凝在囊肿上造瘘，然后用球囊导管或抓钳扩大瘘口，切除囊肿壁。此后，将内镜推进囊肿内部，并在囊肿前壁进行另一个造瘘口，进入脑室系统。神经导航有助于确保瘘口的理想位置，然后检查瘘口本身，可以将内镜推进脑室系统以确保瘘口充分开放。同样小心地回撤内镜，缝合硬脑膜和复位骨瓣，缝合伤口（图8.3）。

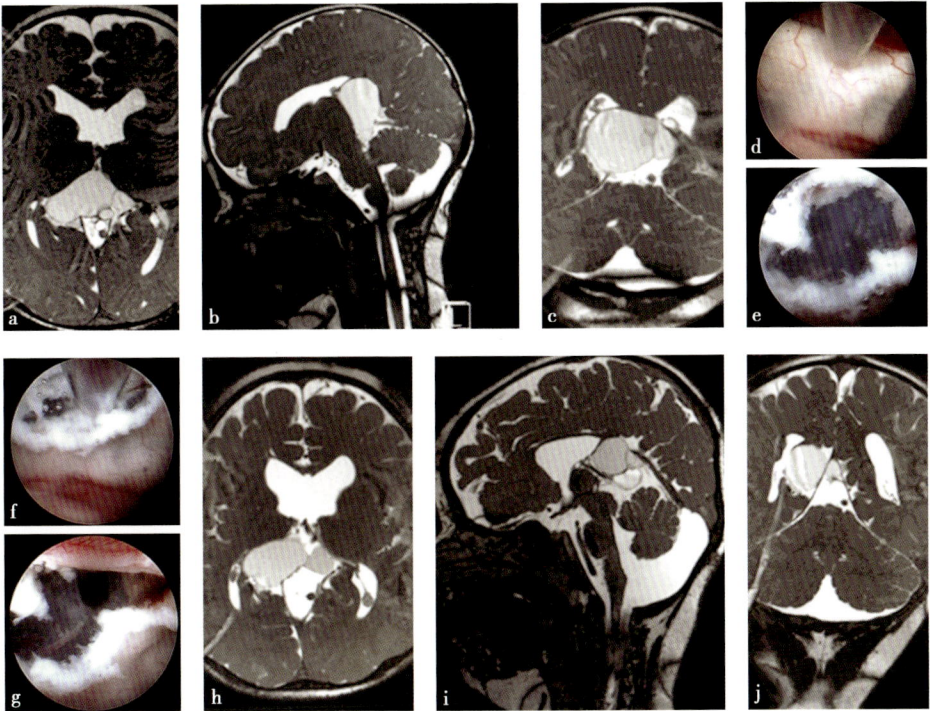

图 8.3　病例 3 显示了一名患有 Aicardi 综合征的 4 个月大的女孩。磁共振断层扫描在 T2 图像上显示，在轴向平面（a）、矢状面（b）和冠状面（c）的四叠体周围存在多个蛛网膜囊肿，以及其他脑异常。这个女孩最初是无症状的，但后来出现癫痫发作和发育迟缓。此外，磁共振断层扫描显示囊肿体积不断增加，因此建议进行手术。做右额钻孔，内镜被推进侧脑室，囊肿覆盖着一小层室管膜，用双极电凝打开（d），直到看到囊肿壁（e）。在囊肿上壁进行了脑室造瘘术，导致囊肿立即塌陷（f, g）。术后 T2 MR 图像在轴向平面（h）、矢状面（i）和冠状面（j）上显示囊肿体积减小

8.3.6　脑室 - 囊肿 - 脑池造瘘术

脑室 - 囊肿 - 脑池造瘘术结合了脑室 - 囊肿造瘘术和囊肿开窗术。它通常在鞍上囊肿中进行，这些囊肿通过阻断生理性 CSF 通路导致脑积水。这种综合技术可以消除中脑的压力，并恢复脑脊液循环。

同样，在神经导航系统的帮助下，在 MRI 成像中规划最佳路径。理想的路径将下囊壁和上囊壁及其边界连接到脑室系统和基底池，以及穿刺孔，同时避开血管结构和功能区。在患者仰卧位并将头部固定在 Mayfield 颅骨夹，钻孔后打开硬脑膜，在神经导航引导下推进工作鞘，穿刺进入侧脑室并彻底检查，然后将内镜推进第三脑室。通常囊肿壁的上部向上延伸到第三脑室，可以从侧脑室通过室间孔看到。然后应广泛打开造瘘口，切除部分膜，以防止瘘口再次闭塞。然后将内镜推进囊肿体内。在囊肿壁的下部进行第二次造口，进入脚间池，与 ETV 类似，必须避免基底动脉损伤，因为其可能导致致命后果。最后，必须观察到通过两个造瘘口的脑脊液自由地流动，并且应暴露脚间池内的基底动脉。通常下囊膜的位置比第三脑室底深，因此，可能必须横向进行造瘘术，以尽量减少刺穿基底动脉主干的风险。然后撤回内镜，以常规的方式缝合硬脑膜、复位骨瓣和缝合切口（图 8.4）。

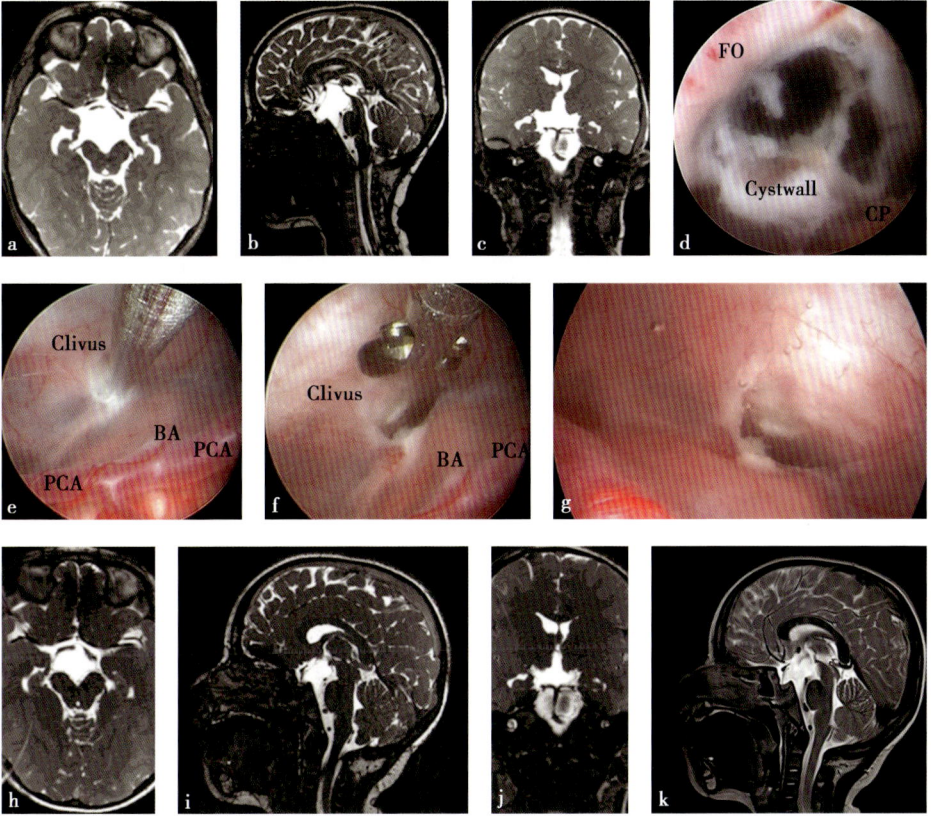

图 8.4 病例 4 显示，一名 2 岁的儿童因出生前诊断出的蛛网膜囊肿被转诊到我们的诊所。2 岁时，儿科医生证实了发育迟缓。他每年接受一次磁共振断层扫描，结果显示囊肿没有生长，但视交叉和第三脑室受压。术前 T2 加权 MR 图像显示为轴位（a）、矢状投影（b）和冠状投影（c）。手术在 3 岁时进行，术前制定了计划，通过侧脑室推进内镜，Monro 孔是标识。囊肿一直延伸到 Monro 孔，在那里，使用双极电凝术对上囊肿壁进行开窗（d）。请注意侧脑室的穹窿（FO）和脉络丛（CP）是 Monro 孔处的标识。然后将内镜推进囊肿体内，在第三脑室底部进行第二次开窗。（e 和 f）显示双极电凝钝性开口囊肿壁，然后用镊子夹切除基底动脉（BA）旁的囊肿壁。为了确定方向，标记了大脑后动脉（PCA）和斜坡，结果进行了大的脑室囊肿造瘘术（g）。术后影像学显示，T2 加权轴向（h）、矢状面（i）和冠状面（j）囊肿大小减小 MR 图像。（k）显示了 T2 加权矢状面 MR 图像中第三脑室的底部清晰的液体流空影。术后无并发症

8.4 并发症

8.4.1 术中并发症

内镜囊肿开窗术最常见的术中并发症之一是出血 [12,22]，轻度出血可以通过持续用人体体温的林格氏溶液冲洗来治疗，更严重的出血可能仅通过冲洗也能控制，至少冲洗可以恢复视野，看清出血血管并电凝止血。在脑室内镜手术中止血的其他选择是所谓的小容积冲洗技术 [23] 和干场技术 [24]。作者建议在仅通过冲洗无法控制大出血的情况下采用干场技术。在这种情况下，所有脑脊液都被吸出，以便更好地观察出血血管。很少有必要改用以更具创伤性的方法为代价进行双手操作的显微手术。

8.4.2 术后并发症

最常见的术后并发症是感染、脑脊液漏 [25,26] 和硬膜下血肿或积液的形成 [25,26]，应在手术中单次注射抗生素以避免感染。如果囊肿成功开窗，脑脊液流动恢复，缝合的硬膜缝合和皮肤上的压力降至最低，脑脊液漏的风险就会降低。其他术后并发症包括激素紊乱或电解质失衡，以及由于脑神经麻痹或小脑刺激引起的复视 [12]。

8.5 结果

8.5.1 术后放射学检查结果

作者建议在手术后第一天进行随访 CT 扫描，以排除术后立即出现的并发症。如果患者临床病情恶化，应立即进行紧急 CT 扫描。理想情况下，脑积水患者可以看到囊肿塌陷和脑室大小减小，大脑结构应得到充分减压。

在作者的医院中，在术后 3 个月和 6～9 个月复查 MRI，记录囊肿大小的变化，并评估脑室大小。如果手术的成功与否仍有不确定，可以进行 CT 或 MR 脑池造影以评估瘘口的开放性。

总的来说，关于神经放射学结果的报告存在很大差异，囊肿完全消失的情况很少见 [27]。据报道，约 50%～70% 的病例囊肿缩小 [9,12,25-27]。

8.5.2 临床改善

因颅内压突然升高引起的急性症状，如呕吐和头晕，应在术后立即缓解 [10]。

据报道，头痛 [9-12,26-28]、神经功能缺损 [9,10,27] 和癫痫发作频率 [9,10,26-28] 等症状也有良好的疗效，改善率高达 100%。慢性症状，如巨颅症，可能需要更长的时间才能缓解。尽管如此，据报道，儿童在手术后通常会恢复正常的头围 [9,10,26-28]。作者建议，临床评价应按照随访的影像学结果进行。对于儿童，必须特别注意观察头围和发育情况。由于蛛网膜囊肿有复发的可能性，患者和家长必须接受有关颅内压突然升高症状的认知。必须叮嘱他们，如果出现这些症状，要及时去医院就诊 [12]，蛛网膜囊肿患者长期随访应该是常规需要的。

8.6　结论

作者建议将内镜囊肿开窗术作为有症状、非沟通性颅内蛛网膜囊肿的一线治疗方法。为了确保手术成功，术前检查、适合患者的选择以及理想路径和入路的全面规划至关重要。在手术中，了解神经血管解剖学并在小套筒内操作内镜以避免和处理并发症。如果遵循这些预防措施，蛛网膜囊肿的内镜治疗对患者和外科医生来说都是一种安全可行的手术。

（郭致飞　译，蔡洪庆　校）

参考文献

1. Öcal E. Understanding intracranial arachnoid cysts: a review of etiology, pathogenesis, and epidemiology. Childs Nerv Syst. 2023;39:73–8.
2. Vega-Sosa A, de Obieta-Cruz E, Hernández-Rojas MA. Intracranial arachnoid cyst. Cir Cir. 2010;78:551–6.
3. Al-Holou WN, et al. Prevalence and natural history of arachnoid cysts in adults. J Neurosurg. 2013;118:222–31.
4. Hall S, et al. Natural History of Intracranial Arachnoid Cysts. World Neurosurg. 2019;126:e1315–20.
5. Choi J-U, Kim D-S. Pathogenesis of Arachnoid Cyst: Congenital or Traumatic? Pediatr Neurosurg. 1998;29:260–6.
6. Oertel JMK, Baldauf J, Schroeder HWS, Gaab MR. Endoscopic cystoventriculostomy for treatment of paraxial arachnoid cysts: Clinical article. JNS. 2009;110:792–9.
7. Oertel J, Rediker J. Endoscopic techniques in Arachnoid Cyst Surgery. Chapter 11. In: Wester K, editor. Arachnoid cysts. clinical and surgical management. Elsevier Academic Press, London; 2018. p. 142–65.
8. Ahmed AK, Cohen AR. Intracranial arachnoid cysts. Childs Nerv Syst. 2023;39(10):2771–8. https://doi.org/10.1007/s00381-023-06066-0.
9. El-Ghandour NMF. Endoscopic treatment of middle cranial fossa arachnoid cysts in children: Clinical article. PED. 2012;9:231–8.
10. Schulz M, et al. Endoscopic and Microsurgical Treatment of Sylvian Fissure Arachnoid Cysts—Clinical and Radiological Outcome. World Neurosurg. 2015;84:327–36.
11. Gui S, et al. Assessment of endoscopic treatment for middle cranial fossa arachnoid cysts. Childs Nerv Syst. 2011;27:1121–8.

12. Oertel J, et al. Endoscopic Treatment of Intracranial Arachnoid Cysts: A Retrospective Analysis of a 25-Year Experience. Operative Surg. 2021;20:32–44.
13. Martínez-Lage JF, Pérez-Espejo MA, Almagro M-J, López-Guerrero AL. Hydrocephalus and arachnoid cysts. Childs Nerv Syst. 2011;27:1643–52.
14. Özek MM, Urgun K. Neuroendoscopic Management of Suprasellar Arachnoid Cysts. World Neurosurg. 2013;79:S19.e13-S19.e18.
15. Albuquerque FC, Giannotta SL. Arachnoid Cyst Rupture Producing Subdural Hygroma and Intracranial Hypertension: Case Reports. Neurosurgery. 1997;41:951–6.
16. Gelabert-González M, Fernández-Villa J, Cutrín-Prieto J, Garcìa Allut A, Martínez-Rumbo R. Arachnoid cyst rupture with subdural hygroma: report of three cases and literature review. Childs Nerv Syst. 2002;18:609–13.
17. Harsh GR, Edwards MSB, Wilson CB. Intracranial arachnoid cysts in children. J Neurosurg. 1986;64:835–42.
18. Adrien J, et al. Petrous and sphenoid arachnoid cysts: Diagnosis and management. Head Neck. 2015;37:823–8.
19. Wang X, Chen J, You C, Jiang S. CT cisternography in intracranial symptomatic arachnoid cysts: Classification and treatment. J Neurol Sci. 2012;318:125–30.
20. Tali ET, Ercan N, Kaymaz M, Pasaoglu A, Jinkins JR. Intrathecal gadolinium (gadopentetate dimeglumine) enhanced MR cisternography used to determine potential communication between the cerebrospinal fluid pathways and intracranial arachnoid cysts. Neuroradiology. 2004;46:744–54.
21. Choi JW, Lee JY, Phi JH, Kim S-K, Wang K-C. Stricter indications are recommended for fenestration surgery in intracranial arachnoid cysts of children. Childs Nerv Syst. 2015;31:77–86.
22. Prasjnar-Borak A, Oertel J, Antes S, Yilmaz U, Linsler S. Cerebral vasospasm after endoscopic fenestration of a temporal arachnoid cyst in a child - a are report and review of literature. Childs Nerv Syst. 2019;35:695–9.
23. Manwaring JC, El Damaty A, Baldauf J, Schroeder HWS. The Small-Chamber Irrigation Technique (SCIT): A Simple Maneuver for Managing Intraoperative Hemorrhage During Endoscopic Intraventricular Surgery. Operative Neurosurgery. 2014;10:375–9.
24. Oertel J, Linsler S, Csokonay A, Schroeder HWS, Senger S. Management of severe intraoperative hemorrhage during intraventricular neuroendoscopic procedures: the dry field technique. J Neurosurg. 2019;131:931–5.
25. Cinalli G, et al. Complications following endoscopic intracranial procedures in children. Childs Nerv Syst. 2007;23:633–44.
26. Di Rocco F, et al. Limits of endoscopic treatment of sylvian arachnoid cysts in children. Childs Nerv Syst. 2010;26:155–62.
27. Karabagli H, Etus V. Success of pure neuroendoscopic technique in the treatment of Sylvian arachnoid cysts in children. Childs Nerv Syst. 2012;28:445–52.
28. Spacca B, Kandasamy J, Mallucci CL, Genitori L. Endoscopic treatment of middle fossa arachnoid cysts: a series of 40 patients treated endoscopically in two centres. Childs Nerv Syst. 2010;26:163–72.

第九章
纯内镜手术清除颅内血肿

Hisayuki Murai, Takuji Yamamoto, and Toru Nagasaka

9.1 简介

脑出血是临床上一种常见的疾病，也是需要大量护理资源的主要原因之一。对于脑出血的临床诊疗，如果既能提高患者的生存期，还能显著改善患者的神经功能，那么将会获得较好的社会效益。本章内容将对前期的研究结果进行简要的回顾，重点讨论脑内血肿清除手术的实用性和未来前景，并详细介绍此类手术在日本的具体实施经验。

9.2 我们从前期的研究中了解到了什么？

Auer 等早在 1989 年就发现，尽管神经内镜下脑血肿清除术不能改善脑深部出血患者的临床预后，但却能显著改善浅部皮层下出血患者的临床预后[1]。然而 STICH（2005）的研究结果却未能证实早期手术的有效性[2]。后续的 STICH II（2013）研究结果显示，对于皮层下出血的患者来说，手术治疗的患者神经功能似乎有改善的趋势，但并不显著[3]。

有趣的是，手术治疗组的患者总体生存率却是明显提高了，而且有相当多的患者是从药物治疗组转为手术治疗的，因此不能否认手术的有效性。在另外一些研究中同样得出了类似的结果，手术治疗对改善此类患者的预后和功能有更好的趋势，但差异和药物治疗组相比并不显著[4-6]。近年来的研究发现，脑出血的微创手术治疗似乎可以改善患者的预后。MISTIE 试验介绍了一种通过立体定向引导来对脑内血肿进行穿刺置管引流、后续使用组织型纤溶酶原激活剂（tPA）溶解引流血肿的治疗方法，但其有效性尚未得到证实[7]。MISTIE、STICH 和 STICH II 的二次分析结果显示，治疗结束时的血肿量大小影响患者的预后[8,9]，对于格拉斯哥昏迷量表（GCS）评分为中度或血肿量较大的患者，手术治疗往往更有效[10]。关于手术时机的问题，早期采用开放手术或血肿腔内置管引流联合 tPA 的方法对于脑出血患者并不能提供更好的临床预后[9]。在进行开放手术或血肿溶解之前，保持血肿稳定可能更为有益，这意味着以上两种治疗方法都很难控制出血。但在神经内镜手术中，可以探查出血点并直视下予以电凝。二次分析结果还表明，脑内血肿清除的治疗窗可能稍长一些[9]。

9.3　日本神经内镜脑内血肿清除术的标准流程

自从 Nishihara 等于 2000 年发明了透明鞘管后，神经内镜下脑内血肿清除术在日本已成为一项常用手术方式[11]。根据 2010 年日本神经内镜学会发布的一项调查结果显示，神经内镜下脑内血肿清除术的普及程度与神经内镜下第三脑室造瘘术基本相同。一项针对具有超过 100 例手术经验的外科医生进行的病例注册研究（RICH-trend）显示[12]，超过 90% 的手术是在神经功能障碍症状出现后 2 天内进行的，中位时间为发病后 8 小时。出血性卒中后 3～7 天内，血肿通常会变得更硬，在此期间倾向于避免进行血肿清除手术。服用华法林等抗凝药物的患者血肿可能更为坚硬，因此术中可能需要使用内径更粗的吸引器甚至使用活检钳夹碎血肿等方式予以清除。关于神经内镜下脑内血肿清除的文献证据水平较高，因此要求外科医生以微创的方式进行手术，根据自己的技术水平对每个病例进行仔细的评估并制定个体化的方案。例如，没有经验的神经外科医生可能会选择等待几天，直到活动性出血停止并且血肿已逐步液化。

9.4　适应证

小脑出血的内镜手术效果（图 9.1）似乎最理想，因为它显著缩短了手术时间并改善了临床预后[13,14]。Kuramatsu 等的研究显示，通过枕下开颅术治疗小脑出血对保守治疗无显著影响[15]。然而，Yamamoto 等的研究显示，开颅手术和神经内镜手术的血肿清除率没有差异[13]。神经内镜手术的操作时间明显更短，平均约为 70 分钟，并且减少了需进行脑积水分流手术的需求。其次，脑室内出血伴有脑积水是一个很好的神经内镜手术指征。有报道称，神经内镜血肿清除比单纯脑室外引流手术的治疗效果更好[16,17]。此前，丘脑出血往往不是手术指征，但随着神经内镜技术的发展，可以从脑室进入丘脑血肿，因此，合并急性脑积水的丘脑出血也是神经内镜的手术指征。超过 30ml 的皮层下出血或壳核出血也是神经内镜的手术指征。既往研究认为深部脑出血的手术很难显示出在功能预后改善方面的优势。但是近期的研究显示，即使是深部血肿，对于中等血肿量和中度神经功能障碍的患者，手术组仍具有一定的优势。Yamamoto 等报告显示，对于血肿量为 30～60ml、GCS 评分为 9～12 分的患者，神经内镜血肿

清除术比内科或开颅手术组有更好的临床预后 [18]。Fujita 等报道称，对于 ICH
评分为 3 的早期老年（65～74 岁）患者，开颅手术和神经内镜手术均显示出优于
药物治疗的效果 [19]。

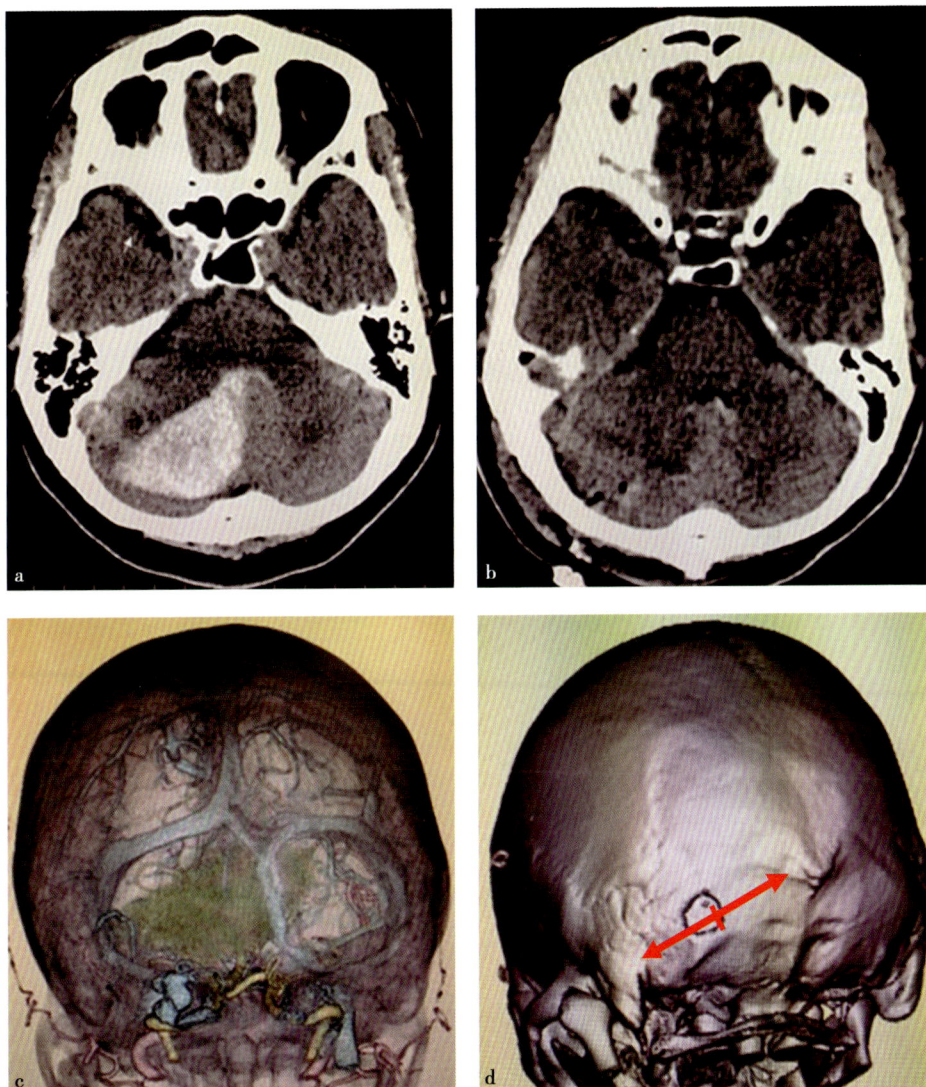

图 9.1　小脑出血。（a）术前 CT。（b）术后 CT。（c）为避免静脉窦或引流静脉损伤，建
议进行 3D CTA 检查。血肿以绿色表示。（d）神经内镜小脑血肿清除的标准钻孔位置在
枕外隆突和乳突连线的中点

遗憾的是，日本尚未开展多中心的随机对照试验。但是，在已经开展神经内镜血肿清除术的医疗机构中，神经外科医生在面对小脑出血患者时很难再恢复使用传统的枕下开颅术来进行治疗；同样在面对脑室内出血的患者时也很难再单独使用脑室外引流来进行治疗。

9.5　手术设备

必备的基本器械包括：①外径约 3mm 的 0° 硬性内镜；②透明鞘管；③具备吸引功能的电凝（图 9.2）。在日本以外的国家和地区有多种类型的具备吸引功能的电凝可供选择。但在日本通常使用藤田医疗器械公司生产的产品，并且有多种型号可供选择。

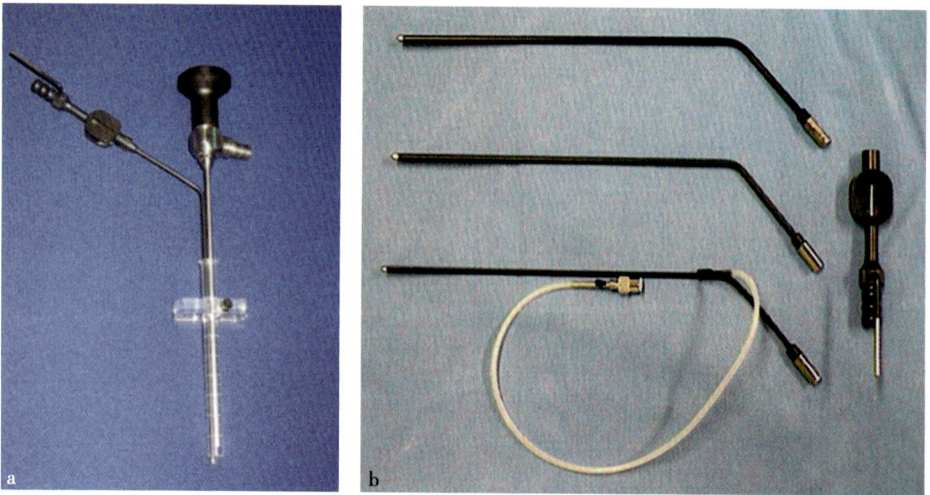

图 9.2　必备的基本手术器械（a）和具备吸引功能的电凝（b）。有 3 个基本器械：透明鞘管、刚性内镜和具备吸引功能的电凝。各种粗细型号的吸凝器

透明鞘管（图 9.3）包括丙烯酸 Clear Sheath® 和塑料 Neuroport®。Clear Sheath® 有两种型号，外径分别为 6mm 和 8mm。HNeuroport® 也有两种型号，外径分别为 6mm 和 10mm。虽然较细的透明鞘管侵入性较小，但必须根据神经外科医生的手术水平和血肿的硬度来选择适当的型号。

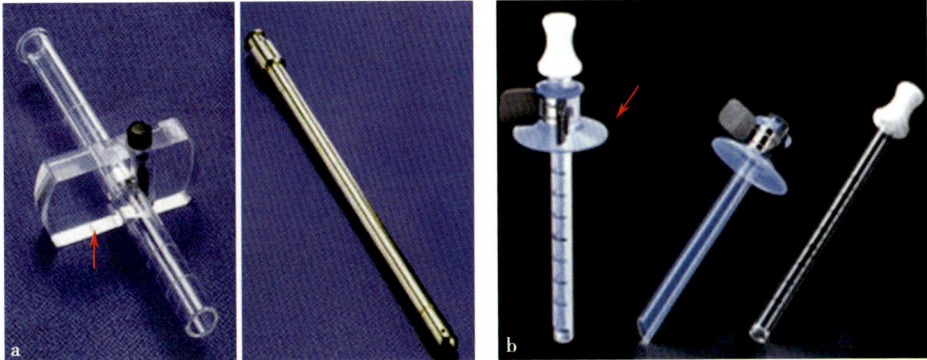

图 9.3 透明鞘管。(a)MACHIDA Clear Sheath® 由丙烯酸玻璃制成。有两种直径尺寸（外径 6mm 和 8mm）可供选择。(b)Hakko/Olympus Neuroport® 由塑料制成。有两种直径尺寸（外径 6mm 和 10mm）可供选择。两者都有一个活动限位器（箭头）来调整工作通道的深度

9.6 手术步骤

9.6.1 皮层造瘘口和手术通道的选择

沿着血肿长轴方向穿刺，可以更有效、更为微创地清除血肿。当颅骨钻孔位于前额部时，出于美观的原因，通常会将其移至发际线内。血肿穿刺通常在神经导航辅助或超声引导下进行，进而达到微创的目的。此外，手术通道的选择应该尽可能避免损伤重要的神经纤维束。不要从一开始就置入直径较粗的透明鞘管，而应该首先使用较细的穿刺针芯进行试验性穿刺。Neuroport® 的针芯也是透明的，因此可以在查看鞘管尖端的同时进行穿刺。

9.6.2 血肿内减压

一旦进入血肿腔，可以缓慢抽吸少量血肿，在一定程度上对血肿进行减压。如果血肿很硬，不要试图强行将其清除；而是应该寻找一个血肿相对较为柔软的地方开始清除。一般来说，血肿的边缘会稍微软一些。

9.6.3 血肿腔探查（图 9.4）

抽吸出一定量的血肿后，缓慢回退鞘管，逐步探查血肿腔壁。在显示器上应尽可能多地看到血肿壁的白质、鞘管尖端、吸引器和脑内血肿。在血肿腔内以旋转运动进行探查和抽吸，由浅入深地逐步清除血肿。

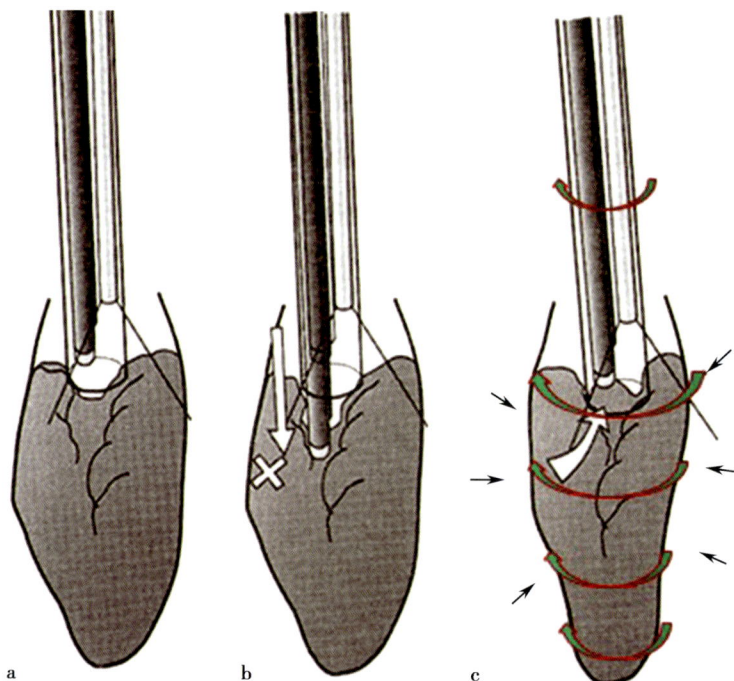

图 9.4　血肿清除。吸引器尖端应置于透明鞘管内或鞘管的尖端（a）。吸引器过深可能会损伤脑实质并导致意外出血（b）。沿着血肿腔的边界旋转，并由浅入深逐步清除血肿（c）。随着血肿腔逐渐缩小，沿边界探查将变得更加容易。（改编自 Nagasaka 2011[20]）

9.6.4　止血（图 9.5）

　　如果在血肿腔的某些部位看到鲜红的血液，则表明患者仍在活动性出血，必须找到出血点并予以电凝才能止血。脑白质非常柔软，采用压迫止血的方法可能会导致更深部位的出血并损伤脑白质，因此必须采用电凝确切地止血。电凝止血时，需使用吸引器轻轻接触出血点，或对出血血管施加轻微吸力，然后慢慢将其拉起，同时通电凝固并止血。坚硬的血凝块可能牢固地附着在出血的血管上，在这种情况下应该避免强行清除坚硬的血凝块。

9.6.5　确认止血效果

　　使用生理盐水反复冲洗血肿腔，观察有无活动性出血，检查并确认止血效果。如果使用硬质内镜难以观察血肿腔的死角，可使用柔性内镜检查有无活动性出血，检查并确认止血效果。

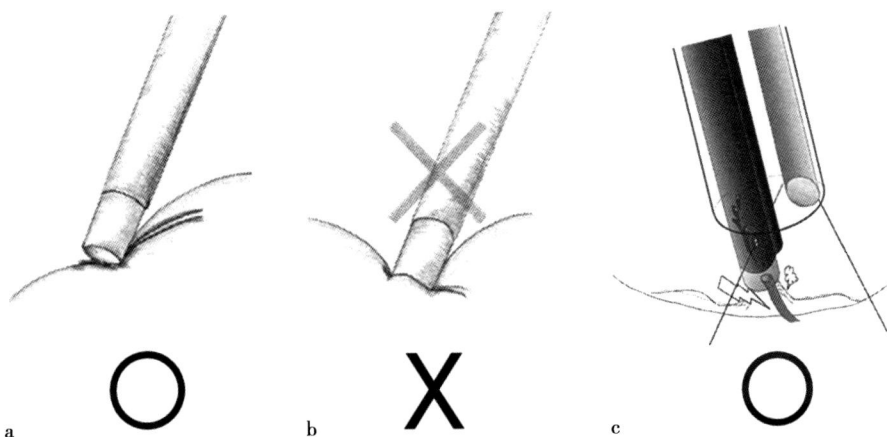

图 9.5　出血点的电凝止血。压迫出血点（b）会使出血更深，甚至损伤深部的脑白质。正确的方法应该为轻柔触碰（a）或轻轻吸出出血血管（c），然后使用电凝将血管断端闭合。（改编自 Nagasaka 2011[20]）

9.6.6　助手的作用

神经内镜血肿清除术需要双人操作，助手在此过程中发挥着重要作用。助手需要轻轻固定住透明鞘管，以免妨碍主刀医生的操作。当主刀医生回退神经内镜时，助手应牢牢固定住透明鞘管，以免鞘管从血肿腔中脱出。助手可以通过移动限位器与主刀医生配合，从而控制鞘管的深度。但如果助手技术熟练，限位器的调整通常就没有必要了。助手还需要根据术中情况，适时冲洗透明鞘管、血肿腔和模糊的内镜镜头等，从而保障始终拥有清晰的术野。

9.7　典型病例（图 9.6）

患者女性，50 岁，因突发头痛伴恶心呕吐入院。CT 检查显示右侧颞顶叶皮层下血肿。由于患者数月前曾患心绞痛，心功能不佳，评估后认为全身麻醉危险较大，因此在发病早期的时候予以内科保守治疗。但患者发病前长期口服抗凝药物，入院后血肿不断增大。患者逐渐出现嗜睡症状，呕吐越来越频繁，因此选择在局麻下进行血肿清除术。皮层造瘘选择在血肿距离皮层表面最近的地方。图 9.6c 为术中典型图像，显示器上可见脑白质、血肿、吸引器、鞘管尖端。找到出血点后，使用电凝烧灼血管断端止血，约 1 小时完成手术。

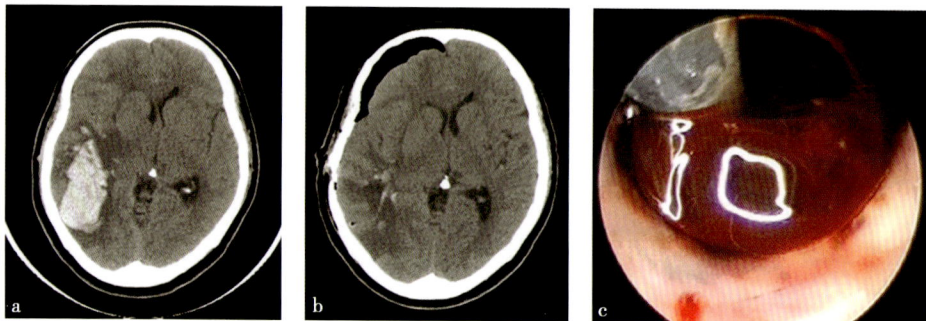

图 9.6　一例皮层下血肿。(a)术前 CT, (b)术后 CT, (c)标准手术视图

9.8　未来展望

最近, ENRICH 研究结果公布 [21,22], 该研究发现脑叶血肿微创手术的效果优于药物治疗, 且具有统计学差异。在脑出血病例中, 如果脑内有可以恢复的区域, 则血肿清除的程度可带来生存时间和神经功能的双重改善。此外, 手术的创伤越小, 预期效果就越好。使用神经内镜清除血肿似乎非常有效且很有前景, 但目前的手术技术和设备仍处于开发阶段。仍有许多研究要进行, 手术技术本身也正在不断改良。手术者应综合考虑自己的技术水平、每个患者的状况和可用的设备, 审慎把握手术适应证。我们希望本章介绍的日本手术方法将有助于改善各地区的手术结果。

（何洁 译, 孟肖利 校）

参考文献

1. Auer LM, Deinsberger W, Niederkorn K, et al. Endoscopic surgery versus medical treatment for spontaneous intracerebral hematoma: a randomized study. J Neurosurg. 1989;70:530–5.
2. Mendelow AD, Gregson BA, Fernandes HM, Murray GD, Teasdale GM, Hope DT, STICH Investigators, et al. Early surgery versus initial conservative treatment in patients with spontaneous supratentorial intracerebral haematomas in the International Surgical Trial in Intracerebral Haemorrhage (STICH): a randomised trial. Lancet. 2005;365:387–97.
3. Mendelow AD, Gregson BA, Rowan EN, Murray GD, Gholkar A, Mitchell PM, STICH II Investigators. Early surgery versus initial conservative treatment in patients with spontaneous supratentorial lobar intracerebral haematomas (STICH II): a randomised trial. Lancet. 2013;382:397–408.
4. Vespa P, Hanley D, Betz J, et al. ICES Investigators. ICES (Intraoperative Stereotactic Computed Tomography-Guided Endoscopic Surgery) for Brain Hemorrhage: A Multicenter Randomized Controlled Trial. Stroke. 2016;47(11):2749–55.
5. Kellner CP, Song R, Pan J, Nistal DA, et al. Long-term functional outcome following minimally invasive endoscopic intracerebral hemorrhage evacuation. J Neurointerv Surg. 2020;12(5):489–94.

6. Ali M, Zhang X, Ascanio LC, et al. Long-term functional independence after minimally invasive endoscopic intracerebral hemorrhage evacuation. J Neurosurg. 2022;138(1):154–64.

7. Hanley DF, Thompson RE, Rosenblum M, et al. MISTIE III Investigators. Efficacy and safety of minimally invasive surgery with thrombolysis in intracerebral haemorrhage evacuation (MISTIE III): a randomised, controlled, open-label, blinded endpoint phase 3 trial. Lancet. 2019;393(10175):1021–32.

8. de Havenon A, Joyce E, Yaghi S, et al. End-of-Treatment Intracerebral and Ventricular Hemorrhage Volume Predicts Outcome: A Secondary Analysis of MISTIE III. Stroke. 2020;51(2):652–4.

9. Polster SP, Carrión-Penagos J, Lyne SB, et al. Intracerebral Hemorrhage Volume Reduction and Timing of Intervention Versus Functional Benefit and Survival in the MISTIE III and STICH Trials. Neurosurgery. 2021;88(5):961–70.

10. Gregson BA, Mitchell P, Mendelow AD. Surgical Decision Making in Brain Hemorrhage New Analysis of the STICH, STICH II, and STITCH(Trauma) Randomized Trials. Stroke. 2019;50:1108–15.

11. Nishihara T, Teraoka A, Morita A, et al. A transparent sheath for endoscopic surgery and its application in surgical evacuation of spontaneous intracerebral hematomas. Technical note. J Neurosurg. 2000;92:1053–5.

12. Yamamoto T, Watabe T, Arakawa Y, et al. Registry of Intracerebral Hemorrhage treated by endoscopic hematoma evacuation: RICH-trend primary report. Presented at the Japanese Society for Neuroecndoscopy meeting, Nagoya, Japan; 2021.

13. Yamamoto T, Nakao Y, Mori K, et al. Endoscopic hematoma evacuation for hypertensive cerebellar hemorrhage. Minim Invasive Neurosurg. 2006;49:173–8.

14. Atsumi H, Baba T, Sunaga A, et al. Neuroendoscopic Evacuation for Spontaneous Cerebellar Hemorrhage Is a Safe and Secure Approach and May Become a Mainstream Technique. Neurol Med Chir (Tokyo). 2019;59(11):423–9.

15. Kuramatsu JB, Biffi A, Gerner ST, et al. Association of Surgical Hematoma Evacuation vs Conservative Treatment with Functional Outcome in Patients with Cerebellar Intracerebral Hemorrhage. JAMA. 2019;322(14):1392–403.

16. Chen CC, Liu CL, Tung YN, et al. Endoscopic surgery for intraventricular hemorrhage (IVH) caused by thalamic hemorrhage: comparisons of endoscopic surgery and external ventricular drainage (EVD) surgery. World Neurosurg. 2011;75(2):264–8.

17. Noiphithak R, Ratanavinitkul W, Yindeedej V, et al. Outcomes of Combined Endoscopic Surgery and Fibrinolytic Treatment Protocol for Intraventricular Hemorrhage: A Randomized Controlled Trial. World Neurosurg. 2023;172:e555–64. https://doi.org/10.1016/j.wneu.2023.01.080.

18. Yamamoto T, Esaki T, Nakao Y, et al. Endoscopic Hematoma Evacuation to Improve the Functional Outcome. Jpn J. 2011;Neurosurg(Tokyo)20:734–40.

19. Fujita N, Ueno H, Watanabe M, Nakao Y, Yamamoto T. Significance of endoscopic hematoma evacuation in elderly patients with spontaneous putaminal hemorrhage. Surg Neurol Int. 2021;12:121.

20. Nagasaka T. Neuroendoscopic surgery for intracerebral hemorrhage. Nagoya, Japan: TN-medical publishing; 2011.

21. Ratcliff JJ, Hall AJ, Porto E, et al. Early Minimally Invasive Removal of Intracerebral Hemorrhage (ENRICH): Study protocol for a multi-centered two-arm randomized adaptive trial. Front Neurol. 2023;14:1126958.

22. Hall A, et al. Very early minimally invasive removal of intracerebral hemorrhage: the ENIRCH trial. [Press Release]. Munich, Germany: Presented at the European Stroke Organisation Conference; 2023.

第十章
经颅全内镜手术切除脑膜瘤

Sebastian Senger, Karen Radtke, and Joachim Oertel

10.1 引言

脑膜瘤是一类源自蛛网膜颗粒细胞的良性肿瘤，约占所有原发性脑肿瘤的三分之一 [1]，占所有非恶性脑肿瘤的 50% 以上 [2]。由于脑膜瘤属良性肿瘤且生长速度通常较慢，研究报告显示，在接受头颅磁共振成像（MRI）检查的健康受试者中，约 1%～2% 会偶然发现脑膜瘤，其中大部分是女性 [3,4]。脑膜瘤常见的危险因素包括电离辐射、生殖激素水平较高和某些基因突变 [1]。约 35% 的脑膜瘤位于凸面或矢状窦旁，10% 位于大脑镰，另有 10% 位于脑桥小脑角、蝶骨翼和鞍区。嗅沟和斜坡脑膜瘤各占 5% 左右，更罕见的位置包括小脑凸面或枕骨大孔 [5]。尽管超过 80% 的脑膜瘤为 WHO 1 或 2 级，且未显示对周围结构的侵袭，但由于挤压邻近的神经血管结构（如颅底动脉、脑神经或脑干），可能仍需要手术切除。

总体而言，脑膜瘤手术难度较大。一方面，脑膜瘤生长于脑神经、动脉和静脉等重要结构周围，手术切除时必须保留这些结构；另一方面，脑膜瘤可能引起严重的脑水肿，由于手术操作空间不足和脑实质损伤风险高，手术切除十分困难。

在过去的二三十年里，除了传统的显微手术切除外，内镜已逐步成为脑膜瘤手术切除方式的重要补充。尤其是经鼻入路内镜切除颅底脑膜瘤的研究已经非常深入 [6-8]。然而，经颅入路脑膜瘤切除术仍然主要在显微镜下进行。近年来，内镜越来越多地被引入作为术中观察的辅助手段，而主要手术操作仍然依赖显微外科技术 [9,10]。尽管有大量关于该领域的研究文献发表，但只有极少数作者真正讨论了内镜辅助技术的优点和缺点 [11]。现在，可视化的最后一个变化是各种外视镜开始逐步进入市场，作为显微镜和内镜的补充或替代品 [12]。

与上述技术相比，经颅内镜控制的脑膜瘤切除术是一种相当罕见的手术方式。可能是因为外科医生仍然无法熟练使用内镜进行三维成像。此外，高放大倍数和内镜镜后盲区效应可能会影响大型多叶病变的切除。

本章作者将内镜控制技术应用于一小部分脑膜瘤,详细介绍脑膜瘤切除的内镜控制技术。

10.2 适应证 / 禁忌证

脑膜瘤切除手术始终是一项极具挑战的任务。术中有大量结构需要保留、需要选择可多角度观察的入路进行切除的脑膜瘤不适合采用内镜控制入路。

此外,病变的大小、血供程度及肿瘤质地也是影响手术方式选择的重要因素。内镜具有非常高的放大倍数和图像分辨率。然而,本章作者介绍的技术不涉及三维内镜,因此该技术仅限于二维视图。对于大型病变,过高的放大倍数可能会妨碍完整切除肿瘤。此外,血供丰富的脑膜瘤在切除过程中预计会出现大量出血,因此不适合内镜控制手术。最后,手术操作的复杂程度会影响手术技术的选择,预计切除所需的手术时间越长,作者就越有可能选择显微手术的方法。

本章作者介绍了一种内镜控制的方法来切除脑膜瘤,该方法可以通过应用锁孔开颅术直接经颅入路抵达病变。

10.3 手术技术

10.3.1 术前准备

作者采用内镜控制技术经锁孔入路治疗小型和中型脑膜瘤。主要适应证是镰旁病变和颅前窝病变,如嗅沟、鞍区和蝶骨平台脑膜瘤。在全身麻醉和神经电生理监测下,患者取仰卧,使用三钉头架固定头部。

10.3.2 锁孔开颅术治疗镰旁脑膜瘤

在内镜控制下切除镰旁脑膜瘤时,头部保持中立位、稍前屈。避免头部旋转,有助于在前后平面上获得较大的手术操作空间。这使内镜的定位更加容易。使用神经导航辅助,并应用神经电生理监测(包括运动诱发电位和感觉诱发电位)确保手术安全。在矢状窦的正上方钻孔,并在所需部位进行锁孔开颅术。骨瓣大小一般约为 2cm×3cm。马蹄形剪开硬膜翻向矢状窦,并使用缝线适当牵拉固定。如果有必要,可以使用自动牵开器适当增加术野暴露,并将内镜置入手术通道。作者倾向于将内镜置于术野的前缘或后缘,并将其固定在内镜固定装置上,以保持视野稳定。随后,仔细观察肿瘤和周围结构的关系,适当瘤内减压后,将肿瘤从其基底处离断。根据术中情况,对肿瘤基底附着部位的大脑镰切除或电凝灭活。肿瘤切除后，术区确切止血，水密缝合硬脑膜。还纳骨瓣并使用钛板固定。使用骨水泥重建颅骨表面可获得良好的美容效果，这一点在前额开颅术中尤其重要。

10.3.2.1   病例 1

患者，45 岁，女性，系发现大脑镰病变进行性增大入院。MRI T1WI 增强扫描提示病变明显均匀强化，高度怀疑镰旁脑膜瘤。图 10.1 显示了术前 MRI 图像。神经导航辅助下确定头皮切口和锁孔开颅的理想位置。颅骨钻孔后，按标准程序进行锁孔开颅手术（图 10.2a～d）。向矢状窦方向翻开硬脑膜，缝线牵拉固定（图 10.3a，b）。然后暴露肿瘤，取部分组织送病理检查，并用超声吸引器瘤内减压（图 10.3c～e）。图 10.3f 展示了手术室的基本布局，包括显示屏、内镜及其固定臂，以及其他常规手术器械。完整切除肿瘤后术区确切止血（图 10.3g）。图 10.3h 展示了完整切除后的肿瘤组织。图 10.4a～d 显示术后电子计算机断层扫描（CT），骨窗大小约为 16mm。

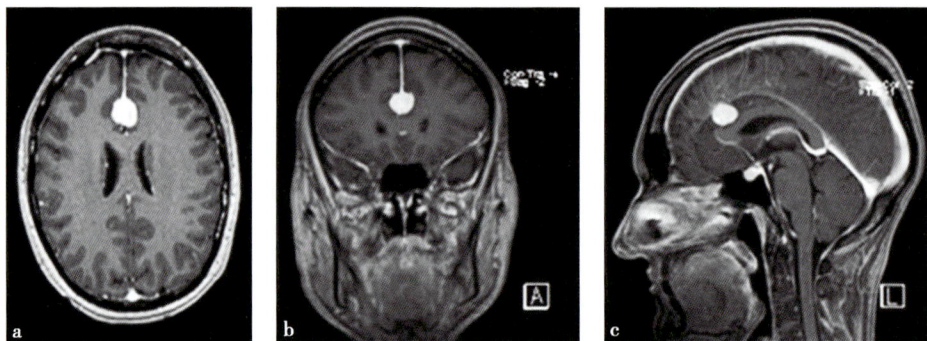

图 10.1   （a）轴位的 T1 加权 MR 增强图像。（b）冠状位的 T1 加权 MR 增强图像。（c）矢状位的 T1 加权 MR 图像增强。所有三幅图像均显示位于大脑镰内侧的脑膜瘤，直径约 2.5cm

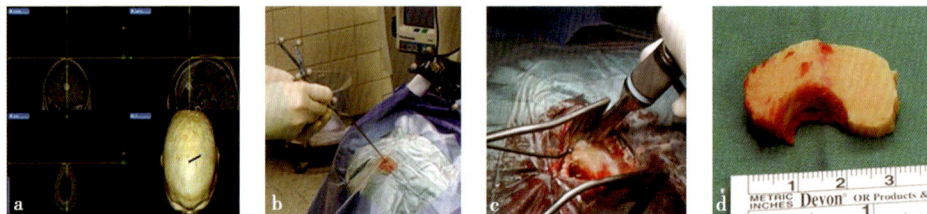

图 10.2   （a，b）用神经导航辅助确定皮肤切口和骨瓣的位置。（c，d）进行小骨瓣开颅手术，形成约 2cm×3cm 的骨瓣

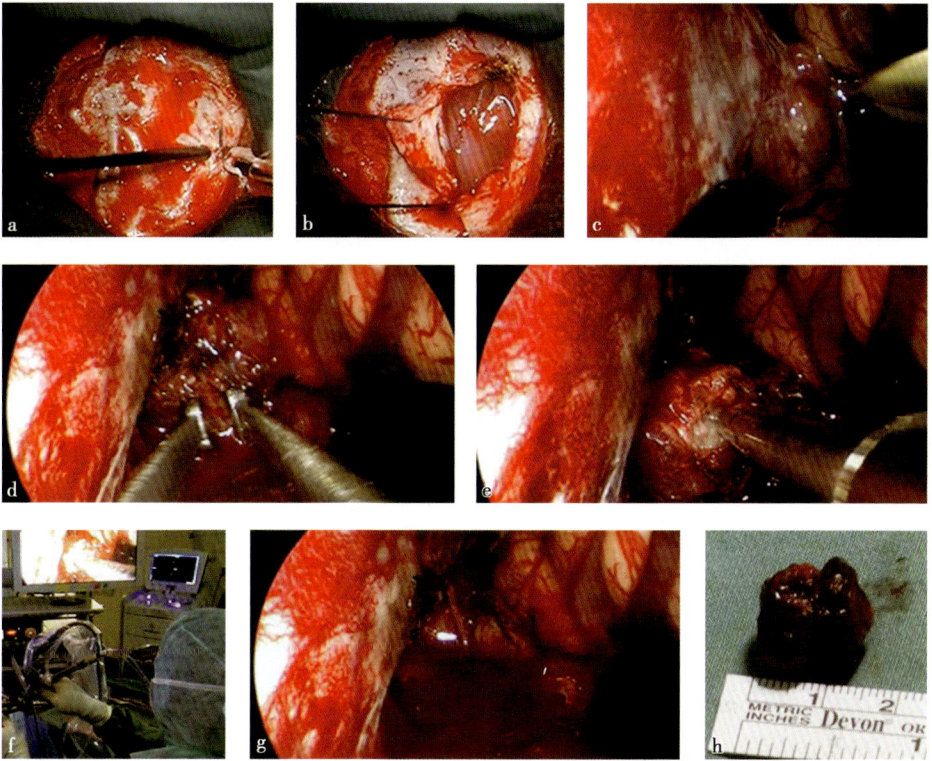

图 10.3 （a, b）硬脑膜朝矢状窦方向翻开。（c）肿瘤暴露。（d）取瘤钳夹取部分肿瘤组织进行病理切片检查。（e）使用超声吸引器瘤内减容。（f）手术室内设备的布局，包括显示屏、内镜及其固定臂，以及其他常规手术器械的布置位置。（g）完全切除肿瘤后，直视下确切止血。（h）完整切除后的肿瘤标本

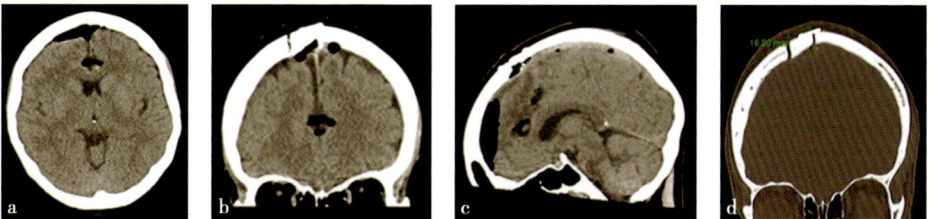

图 10.4 （a）手术后 CT 轴位扫描图像。（b, c）CT 的冠状面和矢状面重建。（d）CT 骨窗扫描的冠状面重建，并测量骨瓣大小

10.3.3　眶上锁孔开颅术

眶上锁孔开颅术在临床中应用广泛。该入路的皮肤切口位于眉毛外侧半，自眶上孔（内含眶上神经）向外侧扩展。用单极电凝解剖眼轮匝肌。然后直接在眶缘切开颞肌筋膜，牵开颞肌。颞肌的暴露和牵拉不宜过大，以防止术后咀嚼困难同时影响患者美容效果。从颞线下后方钻孔，使用铣刀成形骨瓣，方向先向后，然后向内侧，最后向前，该过程中应避免打开眼眶。骨瓣宽度约为2～3cm，高度约为2～3cm。开颅完成后，使用高速磨钻在硬膜外磨除部分骨质抵达前颅底。嗅沟病变时，头部向对侧转动的幅度比鞍区病变大，鞍区病变仅轻微旋转约25°～30°。骨瓣成形后，弧形剪开硬膜，向眼眶方向翻开硬脑膜，并用缝线牵拉固定。小心置入内镜，打开侧裂或基底池适当释放脑脊液。如有必要，缓慢置入脑压板轻柔牵开脑组织，并将其固定在自动牵开器上。在内镜下暴露肿瘤，然后切除。在前颅底脑膜瘤的切除过程中，几乎总是首先处理肿瘤附着的基底部硬膜，离断肿瘤供血血管，减少出血。然后，再仔细分离肿瘤周围的神经血管等重要结构，最后切除肿瘤。肿瘤切除后需要对术区进行仔细的止血，确认无活动性出血后水密缝合硬脑膜，还纳骨瓣并用钛钉予以固定，骨水泥填补局部的缺损颅骨，逐层缝合切口，使用Steri-Strips伤口吻合贴对合头皮切缘。

10.3.3.1　病例2

患者48岁女性，因右眼视力下降入院。MRI检查显示蝶骨平台占位性病变并累及右侧视神经管，增强扫描明显强化。图10.5展示了术前MRI图像。患者仰卧，头部略向左旋转，略向后仰，以利于大脑在重力作用下回缩（图10.6）。常规消毒铺巾后，在颞骨钻孔，然后使用铣刀成形骨瓣，眶上锁孔开颅（图10.7a～d）。使用高速磨钻在硬膜外磨平前颅底（图10.8a）。弧形剪开硬脑膜后，缓慢置入内镜，暴露并切除蝶骨平台的肿瘤（图10.8b，c）。然后用高速磨钻打开视神经管，切除侵入视神经管内的肿瘤组织，充分减压视神经（图10.8d～f）。连续水密缝合硬脑膜，使用钛板钛钉固定骨瓣（图10.9a）。患者术后美容效果非常满意（图10.9b）。术后CT三维重建可见骨瓣范围非常小（图10.9c）。术后MRI成像提示肿瘤切除满意，未见残留（图10.10）。

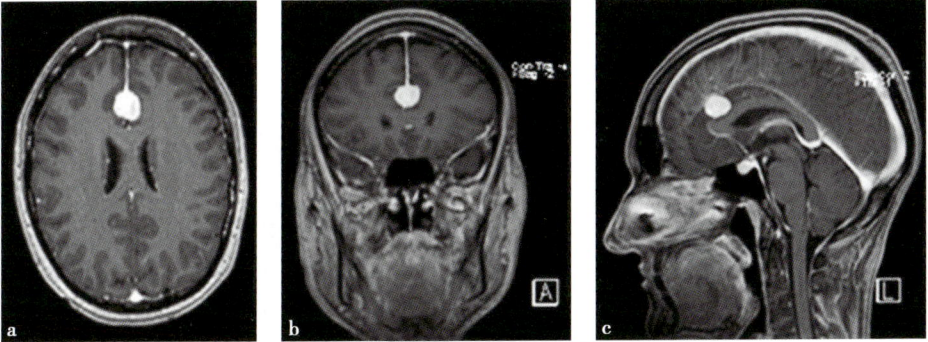

图 10.5 （a～c）MRI T1 增强扫描提示蝶骨平台脑膜瘤伴右视神经管侵犯

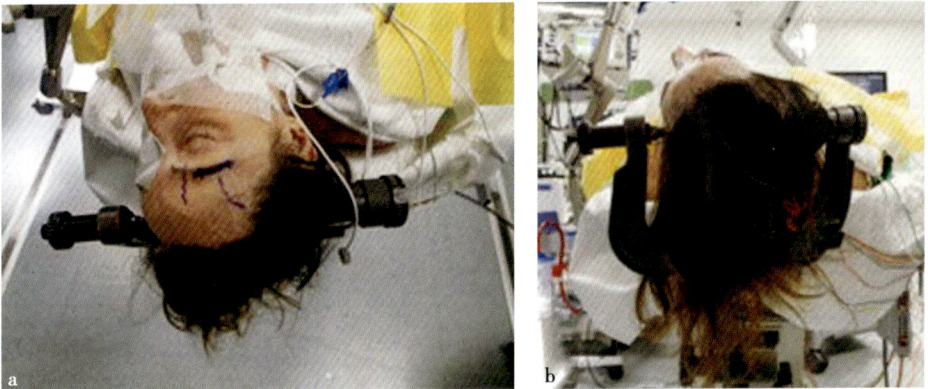

图 10.6 （a）头部略微后仰，使大脑在重力作用下回缩。（b）此外，头部向左旋转约 30°

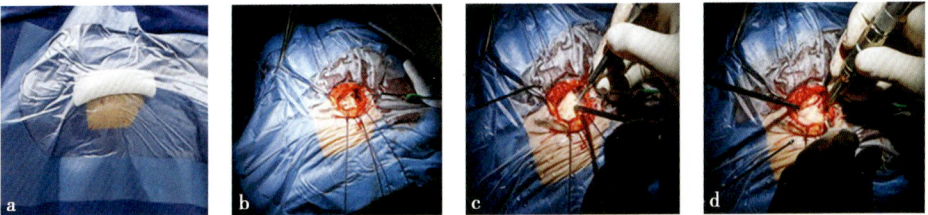

图 10.7 （a）消毒铺巾完成后的手术区域。（b）解剖眼轮匝肌和颞肌，暴露额骨和颞骨。（c）颞部颅骨钻孔。（d）使用铣刀进行眶上锁孔开颅术

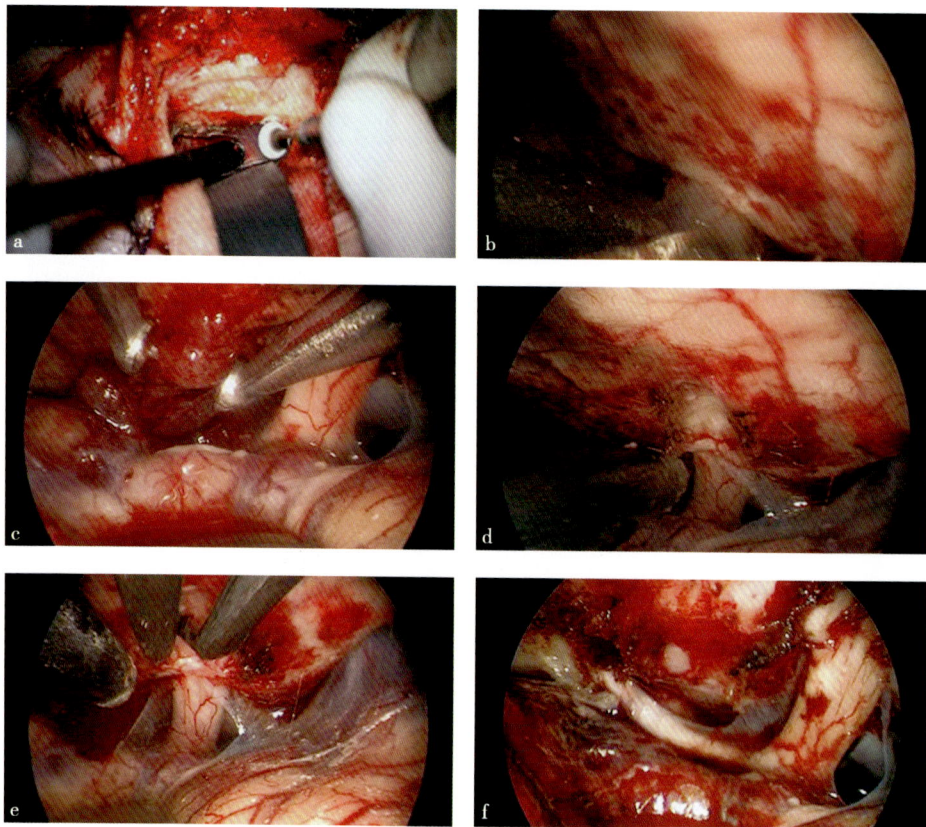

图 10.8 （a）使用高速磨钻在硬膜外磨平前颅底骨质。（b，c）缓慢置入内镜，暴露肿瘤并分块切除。（d，e）磨钻打开视神经管并减压视神经。（f）手术区最终视图，无残留肿瘤且视神经减压满意

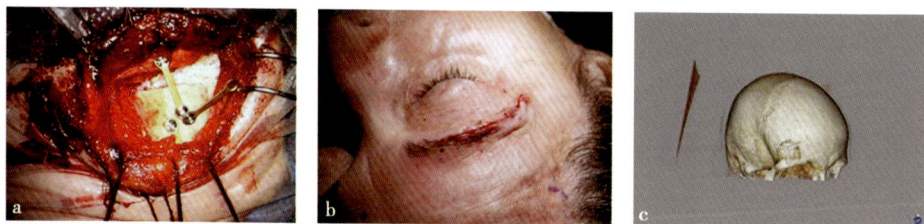

图 10.9 （a）用钛板钛钉固定骨瓣。（b）术后早期美容效果良好。逐层紧密缝合切口，使用 Steri-Strips 伤口吻合贴对合切缘。（c）CT 三维颅骨重建展示骨瓣范围

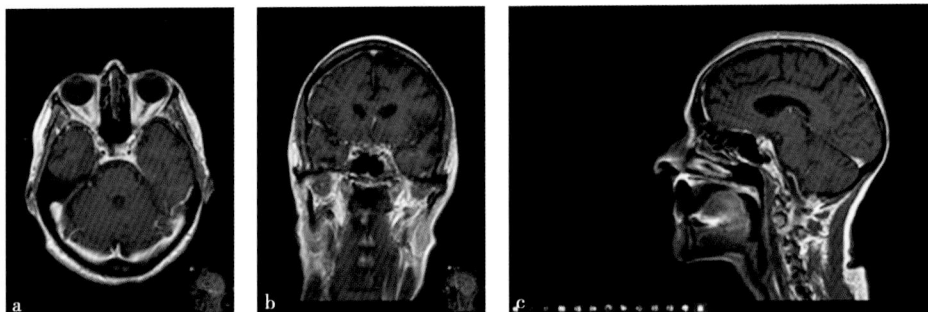

图 10.10 术后 MRI T1 加权增强扫描图像。(a)轴位,(b)冠状位,(c)矢状位

10.4 手术后管理

患者在手术室内拔管后转入神经重症监护室监护治疗。如果病情稳定且无明显神经系统症状,即可转至普通病房。如果患者术后病情稳定则不必立即行影像学检查,但通常在住院期间仍会进行 CT 或 MRI 扫描。对于内镜控制技术无须采取其他额外的术后管理措施。所有 WHO 1 级的良性脑膜瘤术后常规按照 3 个月和 6 个月定期随访,此后每年随访一次。

10.5 手术并发症

脑膜瘤手术并发症可分为两类:术中并发症和术后并发症。术中并发症包括神经和血管损伤以及严重的脑水肿形成。由于内镜控制技术将脑组织牵拉限制在最小范围,并且手术视野放大倍率很高,因此术中并发症的发生率低于显微外科手术。术后并发症包括术后出血、术后脑水肿,以及罕见的脑血管痉挛。据作者所知,内镜控制手术技术没有导致任何特殊的术后并发症。

10.6 手术结果和预后

经过仔细选择的脑膜瘤病例,内镜控制手术的结果非常好,患者总体预后也非常好。然而,长期预后取决于病变的生物学行为,而不是所采用的手术技术。

10.7 结论

在经过筛选合适病例的前提下,内镜手术是传统显微手术的重要替代方案。内镜手术可以通过微创的锁孔开颅通道获得非常高倍率的放大术野。在精心挑选的脑膜瘤患者中,这种技术应该作为首选的手术方式。然而,长期预后取决于脑膜瘤的生物学性质;因此,内镜手术不能影响患者的长期预后。

（何洁 译,孟肖利 校）

参考文献

1. Wiemels J, Wrensch M, Claus EB. Epidemiology and etiology of meningioma. J Neurooncol. 2010;99:307–14.
2. Ostrom QT, et al. CBTRUS Statistical Report: Primary Brain and Other Central Nervous System Tumors Diagnosed in the United States in 2015–2019. Neuro-Oncology. 2022;24:v1–v95.
3. Krampla W, et al. Frequency and risk factors for meningioma in clinically healthy 75-year-old patients: Results of the Transdanube Ageing Study (VITA). Cancer. 2004;100:1208–12.
4. Vernooij MW, et al. Incidental Findings on Brain MRI in the General Population. N Engl J Med. 2007;357:1821–8.
5. Hirayama R, et al. Voxel-based lesion mapping of meningioma: a comprehensive lesion location mapping of 260 lesions. J Neurosurg. 2018;128:1707–12.
6. Henderson F, et al. Endonasal transsphenoidal surgery for planum sphenoidale versus tuberculum sellae meningiomas. J Neurosurg. 2022;138:1338–46.
7. Schwartz TH, Morgenstern PF, Anand VK. Lessons learned in the evolution of endoscopic skull base surgery. J Neurosurg. 2019;130:337–46.
8. Mastantuoni C, et al. Midline skull base meningiomas: transcranial and endonasal perspectives. Cancers (Basel). 2022;10:2878.
9. Boissonneau S, et al. Transfalcine approach for the resection of a bilateral falx meningioma: Technical nuances and review of literature. Asian J Neurosurg. 2021;16:821–3.
10. Roser F, Rigante L. The endoscope-assisted contralateral paramedian approach to large falcine meningiomas. Acta Neurochirurgica (Wien). 2018;160:79–82.
11. Khan DZ, et al. The endoscope-assisted supraorbital "keyhole" approach for anterior skull base meningiomas: an updated meta-analysis. Acta Neurochirurgica (Wien). 2021;163:661–76.
12. Watanabe T, et al. Combined exoscopic and endoscopic two-step keyhole approach for intracranial meningiomas. Curr Oncol. 2022;29:5370–82.

第十一章
眶上入路全内镜手术切除前颅底脑膜瘤

Waleed Abdelfattah Azab, Mustafa Najibullah, Zafdam Shabbir,
Fatemah Alali, and Waleed Yousef

11.1　简介

内镜技术的进步极大地促进了神经外科微创手术的发展和改进。与传统开颅手术方法相比，内镜手术并发症更少、疗效相当甚至更好、美容效果更好、术后恢复时间更短[1-3]。全内镜或内镜辅助技术本质上是锁孔技术，其中硬质内镜是整个手术过程中使用的唯一可视化工具。

内镜辅助的颅脑手术通过小骨窗进行操作，并获得对手术区域内结构的适当可视化和操作——换言之，进行微创但最大程度有效的手术。人们在早期尝试内镜辅助颅脑手术时就注意到，硬质内镜能够克服使用小骨窗术野可视化效果不佳的问题。

1974 年，当时在维尔茨堡大学担任耳外科医生的 Werner Prott 使用硬质内镜通过 Trautmann 三角经锥体迷路后入路进行桥小脑角区探查和手术。在乳突切除后，形成直径为 1cm 的骨瓣；然后通过乙状窦、岩上窦、后半规管和内淋巴囊之间的狭窄空间插入内镜，且不会损伤内耳或小脑的任何结构[4]。1981 年，Falk Oppel 及其同事使用类似方法切断三叉神经的感觉根、舌咽神经和迷走神经的颅内段，以治疗复发性上颌窦癌患者的顽固性面部疼痛[5]。

1977 年，Apuzzo 及其同事描述了 Hopkins 70° 和 120° 侧视内镜在各种入路中的应用，包括经蝶窦入路或额下入路的鞍区病变手术，以协助观察正常垂体腺体的保留情况和肿瘤的切除程度。他们同样还在 Willis 环附近的动脉瘤手术时采用内镜辅助策略，特别强调使用内镜来评估动脉瘤夹放置的充分性和准确性，尤其是在处理基底动脉尖部病变时[6]。

前颅底脑膜瘤包括源自鞍结节、蝶骨平台或嗅沟的脑膜瘤。嗅沟脑膜瘤占所有颅内脑膜瘤的 8%～13%[7-9]，而鞍结节和蝶骨平台脑膜瘤约占脑膜瘤的 10%～15%，并且由于压迫视神经和视交叉引起视力障碍[10,11]（图 11.1）。手术切除是这些肿瘤的主要治疗方式，理想情况下应完全切除肿瘤以及受侵犯的硬

脑膜和周边颅骨 [12]，这对于涉及颅底的脑膜瘤来说，并不容易实现甚至是不可能完成的任务。手术切除鞍结节和蝶骨平台脑膜瘤具有极其重要的临床意义，因为它可以减轻视神经和视交叉的压迫，从而防止视力进一步恶化，在某些情况下甚至可能逆转视神经损伤 [13]。

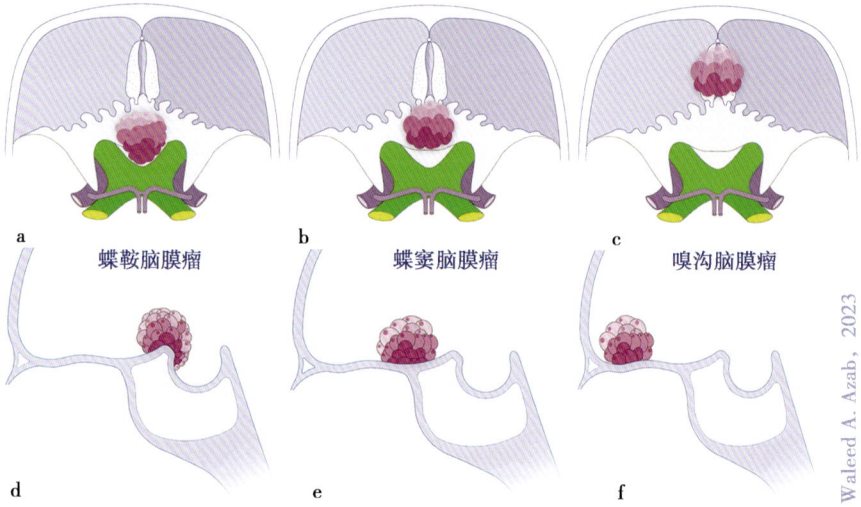

图 11.1　根据病变起源的解剖部位对前颅底脑膜瘤进行命名，轴位（a～c）和矢状位（d～f）。（Modifed from Azab W. et al.[23]）

　　硬质内镜微创手术切除前颅底脑膜瘤的方法包括内镜经鼻入路 [14-17] 和内镜辅助或内镜控制的经眶上眉弓锁孔入路 [1,18-23]。尽管传统的微创眶上锁孔入路（有或没有内镜辅助）在前颅底脑膜瘤的手术切除中已经非常常见，但神经外科医生并不常规采用全内镜或内镜控制下的手术，迄今为止该类型手术相关的文献很少。

　　在本章中，我们描述了全内镜或内镜控制的眶上锁孔入路治疗前颅底脑膜瘤的手术方式，并重点关注其手术技巧和与传统显微外科手术方面的细微差别。

11.2　眶上锁孔入路

　　Fedor Krause 于 1908 年首次描述了经眶上额下入路来切除前颅底脑膜瘤 [24]。1913 年，Charles Frazier 采用眶上开颅术，通过切除眶缘和眶顶，进而切除一个被他描述为"在视束之间向上突出的"垂体囊肿"，并指出该手术"可极好地暴露鞍区" [25]。Donald Wilson 详细阐述了他设计的多种治疗幕上病变的手术方法，并首次使用"锁孔手术"一词。他使用小的直切口和 5cm 的 D'Errico 环钻来进行有限的颅骨切开,尽管骨瓣很小但仍足以完成手术。他在 1971 年发表的技术报告 *Limited Exposure in Cerebral Surgery* 中指出,这种手术方法避免了不必要的暴露和对脑组织的潜在损伤,而且美容效果也更好[26]。Axel Perneczky 推广了经眉弓切口的眶上锁孔入路,并发表了大量血管和肿瘤病例证明内镜辅助在该入路中的重要性[1,3,22,27]。

　　与传统入路相比,眶上锁孔入路最大程度减少了脑牵拉、组织解剖和皮肤切口长度。颞肌解剖也非常有限,因此颞肌萎缩以及随之而来的下颌疼痛和咀嚼问题几乎不存在。此外,与传统入路相比,该入路的美容效果要好得多[22,23,27,28]。

11.3　全内镜技术的基本原理

　　目前可用的硬质内镜的技术规格和设计有其独特特点,这些决定了内镜的视野特征,并为其在神经外科手术中优于显微镜视野奠定了基础(图 11.2)。当将硬质内镜置入手术区域时,由于光束完全进入手术区域,而颅骨或皮肤切口边缘没有任何光能损失,因此可以获得照明度极高的目标区域。此外,光源抵近被观察结构可以有效消除手术区域内的阴影,从而使内镜视野更加清晰。内镜视野的优越性还得益于当今最先进硬质内镜的广角视野以及高色彩保真度和图像清晰度。此外,硬质内镜还具有更长的景深。因此,所观察的物体在距离观察镜头更远的范围内都能保持清晰。这意味着在手术过程中不需要调整内镜的焦距,从而实现流畅的手术过程。使用有角度的内镜还可以"绕角观察",从而进一步提高了手术的有效性和安全性。因为它可以看到隐藏的残留肿瘤,并且无须牵拉神经血管结构。相反,锁孔手术中的显微镜需要频繁改变视角,以便照亮和显示术野深处的目标区域,这一缺点是由于光源和观察镜头位于术野外部所致。小骨瓣开颅边缘的光能损失和术野内部结构的阴影进一步降低了锁孔手术中获得的显微镜视野的成像质量[23]。

　　内镜可视化常见的担忧包括:图像缺乏三维立体感、需要充分熟悉内镜设备、需要培养眼手协调能力以及器械操作范围有限[28]。这些缺点很容易通过外科医生的训练来克服,并且在很大程度上被这种手术形式提供的卓越图像质量、更高的肿瘤全切率和更低的并发症风险所平衡。我们认为,硬质内镜是进行锁孔神经外科手术所需的不可或缺的手术工具,并且坚信它们最终将完全取代显微镜手术。

　　具体到前颅底脑膜瘤的手术切除,在内镜辅助或控制下进行眶上锁孔入路确实为前颅底脑膜瘤的手术提供了良好的视野。当使用有角度的内镜时,在内

镜下也可以进行视神经减压[29]。最近，全内镜或内镜控制的眶上锁孔入路已得
到应用，并取得了良好的效果[29,30]。

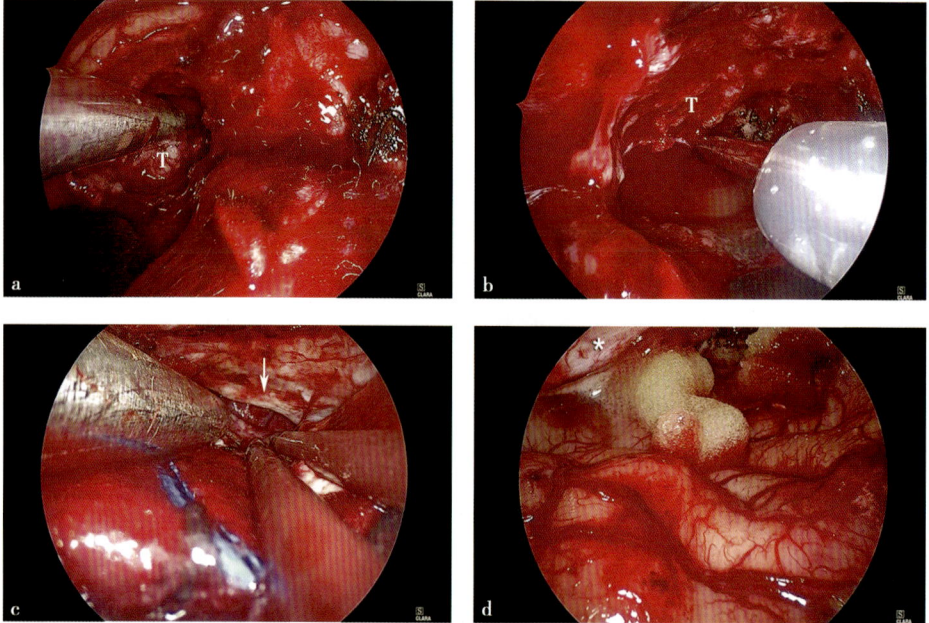

图 11.2　内镜控制的眶上锁孔入路切除嗅沟脑膜瘤，证明了内镜视图优于显微镜视图。
更长的景深可在手术的全过程中保持肿瘤（T）和其他结构清晰可见。全景高亮度的视
野清晰可见，没有阴影或薄雾干扰。这一点在最初的减瘤（a）、使用 CUSA 切除肿瘤的
基底附着部（b）以及在鸡冠附近的深部区域止血（白色箭头）（c）期间表现得尤为明显。
肿瘤切除和止血完成后额叶底面和额底硬脑膜（星号）的最终视图（d）

11.4　前颅底脑膜瘤的病理解剖学

　　全面了解前颅底脑膜瘤的病理解剖学特征对于手术决策和手术实施至关重
要。鞍结节脑膜瘤在解剖学上与视神经、视交叉、颈内动脉（ICA）、大脑前动脉
（ACA）复合体、下丘脑、垂体柄和垂体紧密相关（图 11.3）。与蝶骨平台脑膜瘤
相比，真正的鞍结节脑膜瘤以鞍结节为中心，并向后上方生长，使视神经向上外
侧移位[31]（图 11.4a，b）。此外，许多情况下肿瘤会侵犯一侧或两侧视神经管，并
被血管包裹，这增加了切除这些肿瘤的技术难度（图 11.4c，d）。嗅沟脑膜瘤与
嗅神经紧密相邻，往往会侵及筛板，侵入筛窦和蝶窦，并侵犯前床突及其附近的
血管[7,9,18,23,32]。

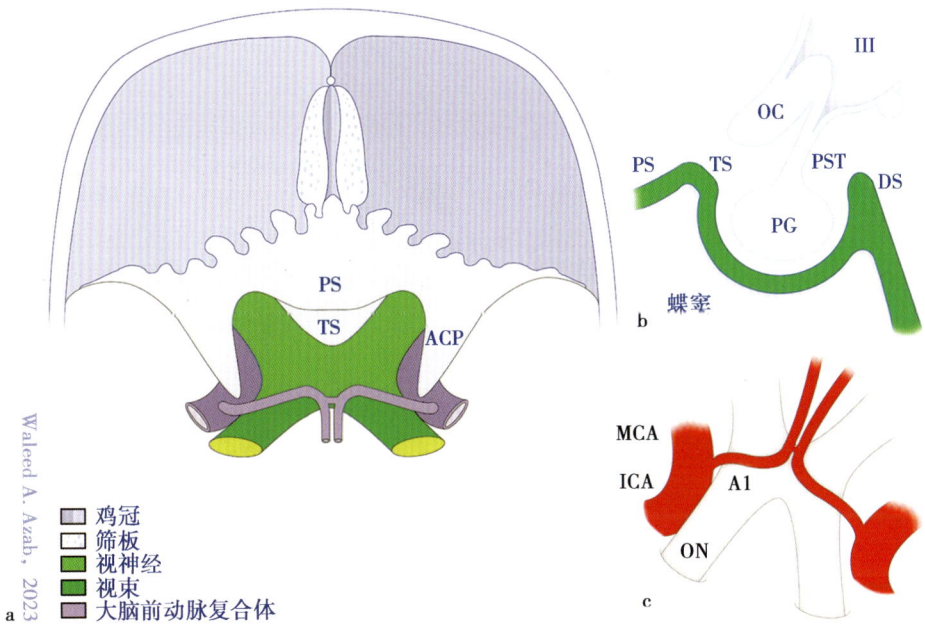

图 11.3　与前颅底脑膜瘤相关的解剖结构。鞍结节和蝶骨平台脑膜瘤可能涉及的鞍区及其附近结构图示，轴位（a）和矢状位（b）。（c）视交叉和毗邻主要血管的视图。A1，大脑前动脉水平段；ACP，前床突；DS，鞍背；ICA，颈内动脉；MCA，大脑中动脉；OC，视交叉；ON，视神经；PG，垂体；PS，蝶骨平台；PST，垂体柄；TS，鞍结节；III，第三脑室。（Modifed from Azab Azab W. et al.[23]）

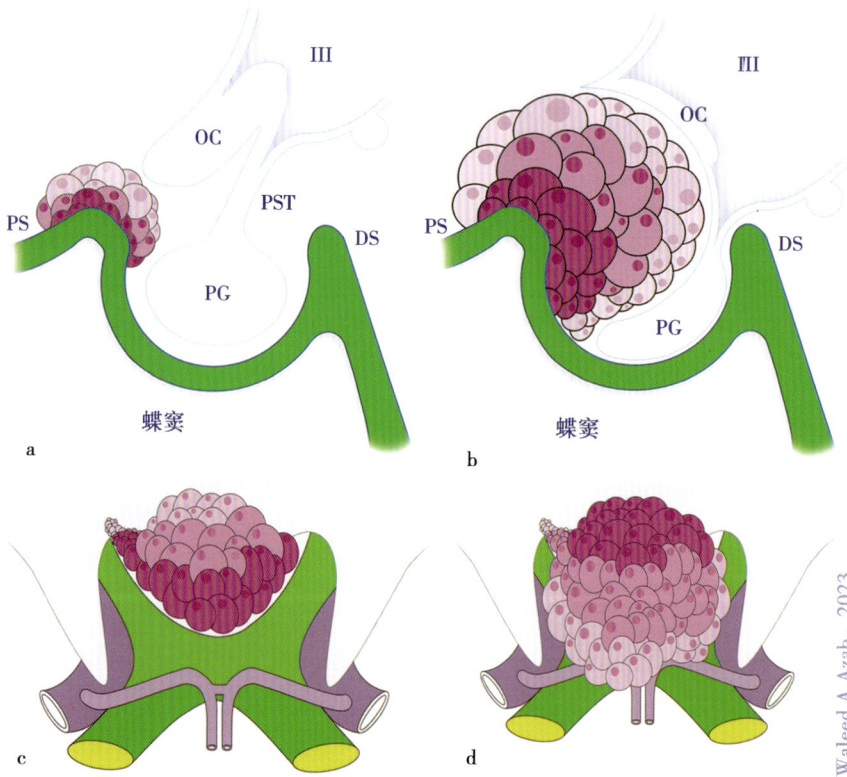

图 11.4　鞍结节脑膜瘤可以是小型（a），也可以是大型（b），均以鞍结节为中心。它们向后上方生长，迫使视神经向上外侧移位。突入鞍内并压迫周围结构。它们经常侵犯视神经管（c），也可能包裹邻近的血管（d）。DS，鞍背；OC，视交叉；PG，垂体；PS，蝶骨平台；PST，垂体柄；III，第三脑室。（Modifed from Azab Azab W. et al.[23]）

11.5　手术技术

11.5.1　手术室布置

手术室内布局如图 11.5 所示，需要确保手术团队能够无遮挡地看到内镜监视器，并在患者头部周围提供符合人体工程学的工作空间。常规使用神经导航。

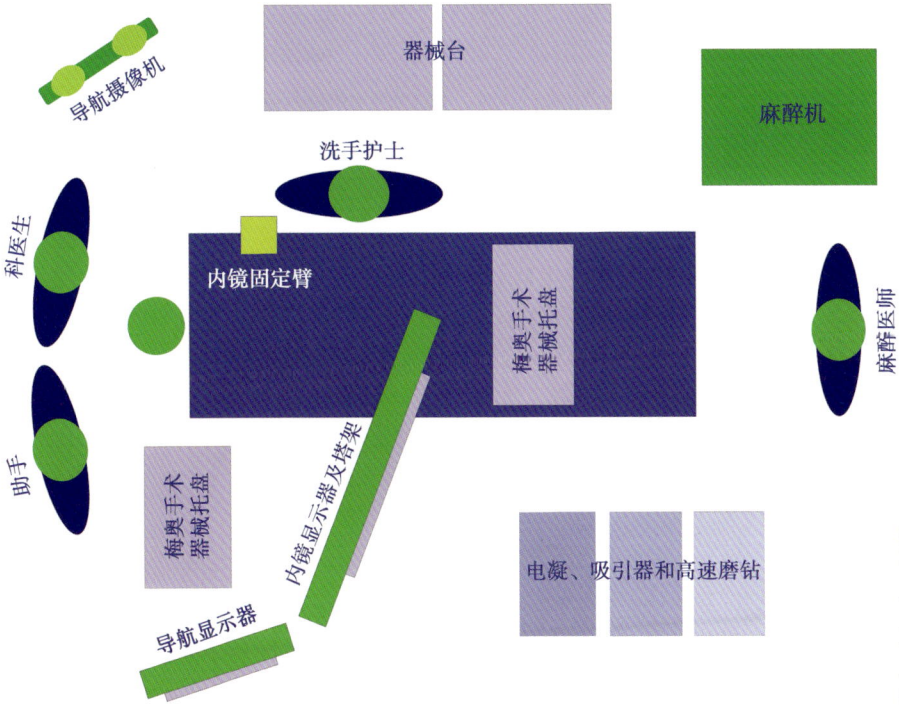

图 11.5　完全内镜眶上入路手术的手术室布局

11.5.2　内镜设备设置和人体工程学

将硬质内镜（0°、30°或 45°）连接到 4K 内镜摄像头并插入自动冲洗鞘中。该组件需妥善固定在机械臂（KARL STORZ，德国）或可移动的手动支撑臂（ENDOFIX exo，AKTORmed，德国）上。无论采用右侧还是左侧入路，内镜固定臂都固定在主刀医生左侧手术床的侧栏上。内镜主机和显示器位于手术床的一侧，以便外科医生可以平视显示器（图 11.6）。在手术的初始阶段，内镜固定在外视镜的位置，开颅完成后置入术野以便完成后续手术步骤。在某些特殊情况下，可以让助手扶镜以便随时调整术野。

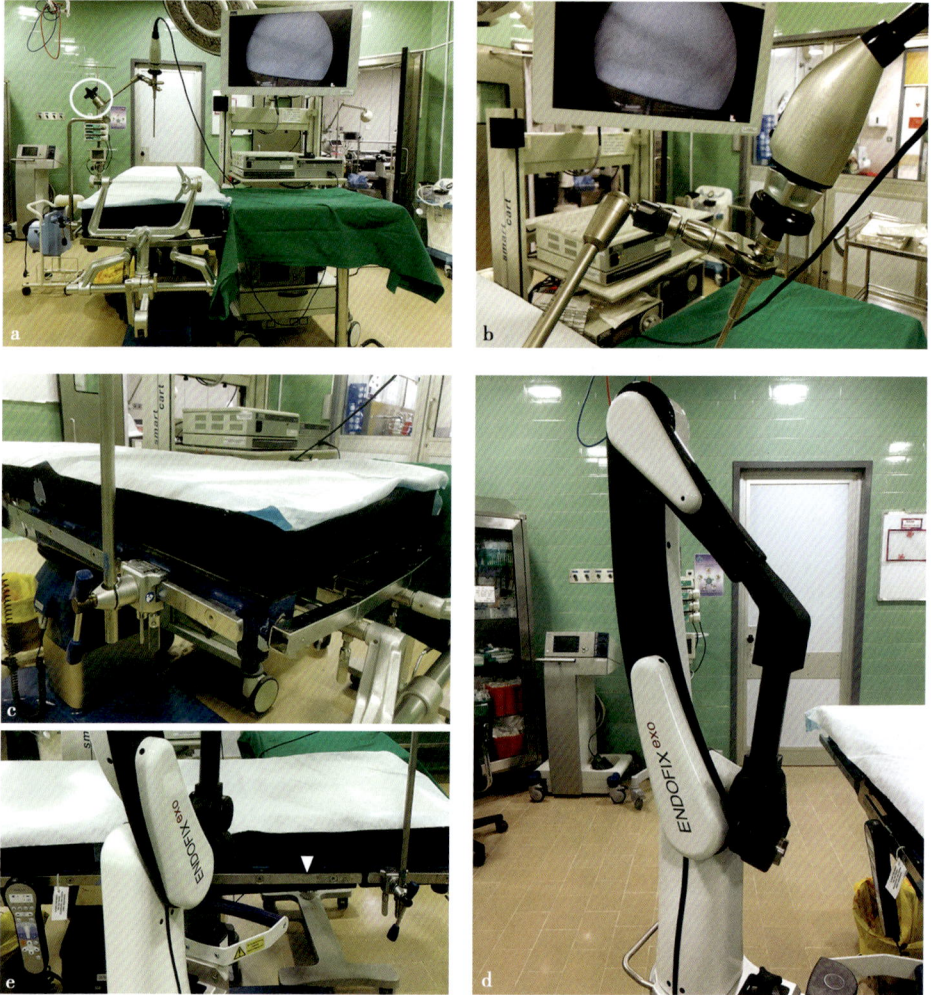

图 11.6 （a）硬质内镜连接到 4K 内镜摄像机并插入自动冲洗鞘中。该组件固定在机械臂上。可以根据所需位置调整内镜的位置（白色圆圈）。在手术的初始阶段，内镜固定在外视镜位置。（b）夹持器的特写视图，夹持器固定内镜并将其固定到机械臂上。（c）将机械臂固定在手术台侧栏上，距离床头约 20cm。也可以使用可移动的机械臂（ENDOFIX exo，AKTORmed，德国）代替普通机械臂（d），可移动机械臂同样固定在手术台侧栏，距离床头约 50cm（箭头）（e）

11.5.3　体位

患者头部抬高至心脏水平以上 20°，并用三钉头架固定。通过向对侧旋转、后仰和对侧屈曲 3 个方向来调整头位后固定患者头部（图 11.7a）。与显微镜手术相比，应避免头部过度后仰，以防止内镜本身影响外科医生的操作空间。在全身麻醉后进行腰椎穿刺，并抽取约50ml脑脊液，这有助于在打开硬脑膜后使额叶足够松弛。在手术的初始阶段可以进一步释放更多的脑脊液。这些方法可以提供足够的操作空间，而无需过多依赖头部后仰所提供的重力脑回缩。

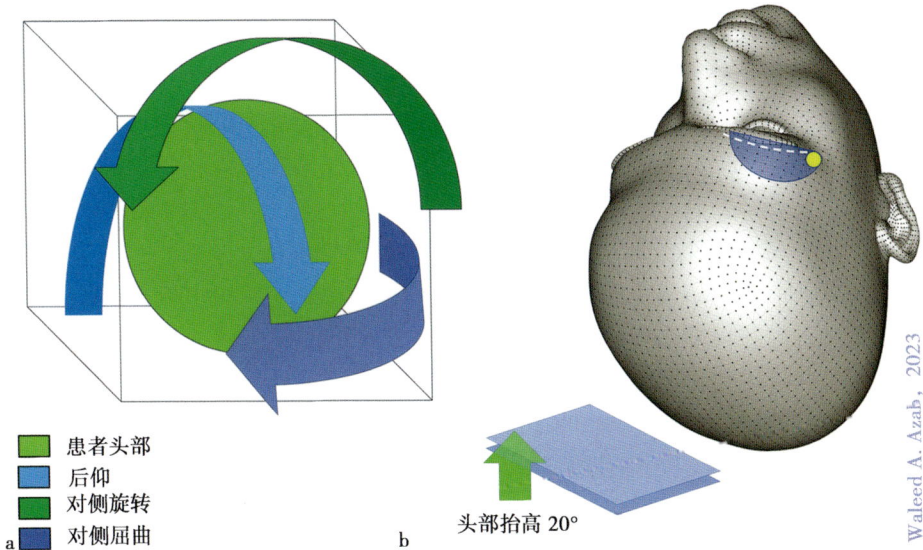

图11.7　完全内镜眶上入路的定位和暴露。通过向对侧旋转、后仰和对侧屈曲3个方向来调整头位并妥善固定（a）。与显微镜手术不同，应避免头部完全后仰，以防止内镜本身影响外科医生的操作空间。（b）展示了皮肤切口和颅骨骨瓣位置

11.5.4　皮肤切口

皮肤切口位于眉毛内或眉毛上缘，始于眶上切迹外侧，以避免损伤眶上神经带来的术后额部感觉麻木，止于眉毛外侧端额骨颧突上（图11.7b）。在某些情况下，切口可在皮肤皱褶内向外侧进一步延长5～10mm，而不会留下明显的皮肤瘢痕。在颞上线处，用单极电凝切开颞肌筋膜约2cm；然后以半圆形方式从颞上线切断额肌筋膜。其基底部位于额骨眶缘。随后将颞肌从颅骨上分离并向后牵拉1～2cm[23]。使用鱼钩牵开器牵开头皮。我们的习惯是不牵拉切口的眶缘。鱼钩的使用非常重要，因为它的外形小巧，有助于充分暴露视野，并为内镜及镜下操作留出更多空间。

11.5.5　眶上开颅术

在颞上线外侧的颞窝中，使用高速磨钻钻一个单孔（图11.7b），钻孔位置比

经典 MacCarty 孔位置略高。钻孔方向朝前，以免进入眼眶。然后使用铣刀形成大小约 2～3.5cm × 2～2.5cm 的骨瓣。应注意避免在骨窗内侧边缘打开额窦。

11.5.6　硬膜切开和硬膜下操作

沿着骨窗上缘弧形剪开硬膜，并向眶顶方向翻折，缝线牵拉固定。在内镜控制下，沿额下手术通道抵达术区。识别同侧视神经和颈内动脉床突上段，打开视神经 - 颈动脉池和颈动脉 - 动眼神经池的蛛网膜，缓慢释放脑脊液。脑脊液释放有助于松弛脑组织，扩大手术通道。

沿着手术通道缓慢推进内镜，并根据需要调整其焦距以获得更近的视野。使用手持式脑压板或 Leyla 牵开器轻柔牵开额叶。脑膜瘤切除的所有标准技术步骤均在内镜控制下进行，包括硬脑膜附着处的血供阻断、从肿瘤表面剥离蛛网膜层、交替使用 CUSA 超声吸引器或双极和吸引器进行瘤内减容，沿着瘤脑界面分离肿瘤和周围正常结构。

值得注意的是，鞍结节脑膜瘤生长在视交叉下方，并使视交叉向后移位，视神经向侧面和上方移位，从而形成视交叉前工作空间，便于通过眶上眉弓入路切除这些肿瘤。对于嗅沟脑膜瘤，可以使用有角度的内镜和有角度的器械在嗅沟中线凹陷处处理肿瘤的附着点 [23]。

在内镜控制手术中，一些基本原则非常重要。一般来说，应使用有角度的精细器械，因为它们不会挤占有限的工作空间。此外，助手应该使用 50ml 注射器通过冲洗鞘不断对镜头冲洗，保证镜头清洁，视野清晰，而无需将内镜回退出术区进行清洁。此外，双重吸引技术（其中一个吸力轻轻牵拉肿瘤组织，而另一个吸力则牵拉附着在肿瘤包膜上的小血管或蛛网膜）对于分离肿瘤和脑组织界面来说是一种非常实用的操作。术区止血完成后，以标准流程进行关颅操作。上述关键步骤和技术要点将在以下代表性案例及其对应的图示中进行阐述。

11.6　典型案例 1

患者 33 岁女性，因反复间断性头痛伴左眼视力逐渐丧失入院。术前视力检查为右眼 20/40，左眼 20/200。视野检查显示左眼视野大范围缺损。眼底检查显示左侧视乳头苍白萎缩，右侧眼底正常。未见其他阳性神经系统体征。MRI 成像提示鞍结节脑膜瘤（图 11.8）。入院后行完全内镜下左眶上入路肿瘤切除术。手术细节如图 11.9 和图 11.10 所示。术后 MRI 成像（图 11.11）显示肿瘤完全切除。患者术后恢复良好，术后 3 个月左眼视力基本恢复。

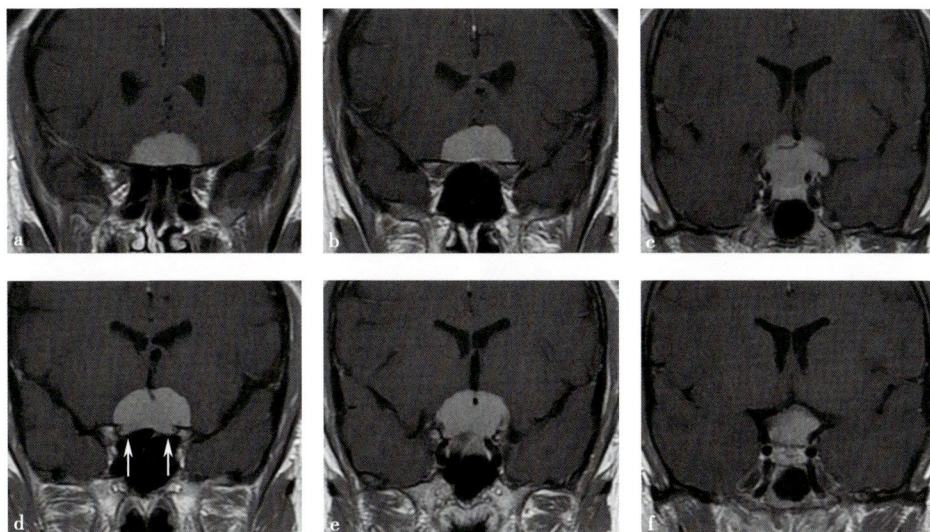

图 11.8 鞍结节脑膜瘤典型病例 1 患者的术前 MRI 图像。（a～f）冠状位 T1 增强扫描。（c～f）可见肿瘤包绕 ACA 复合体，（d）可见肿瘤侵犯两侧视神经管（箭头）

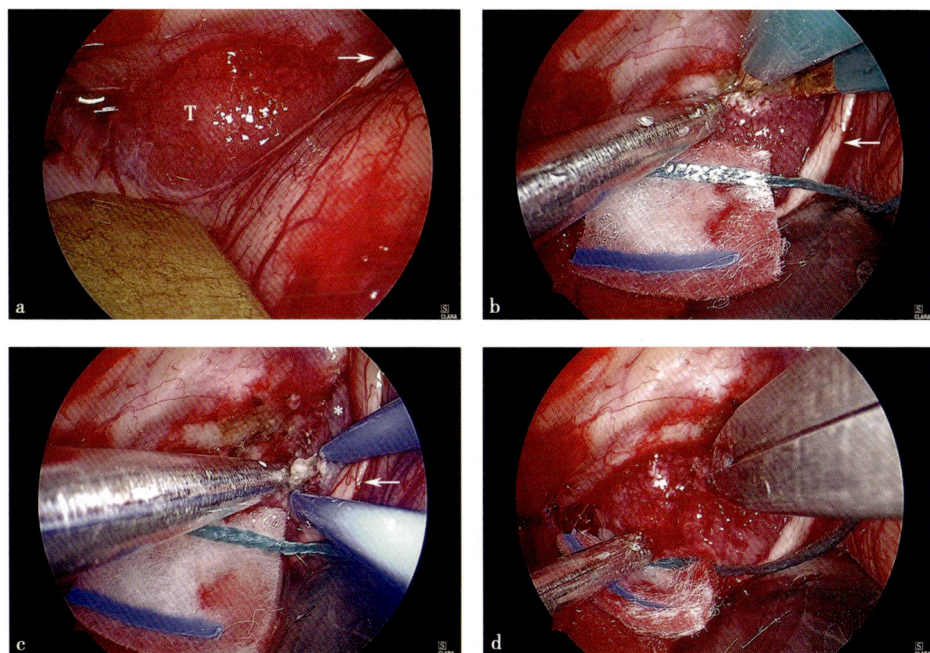

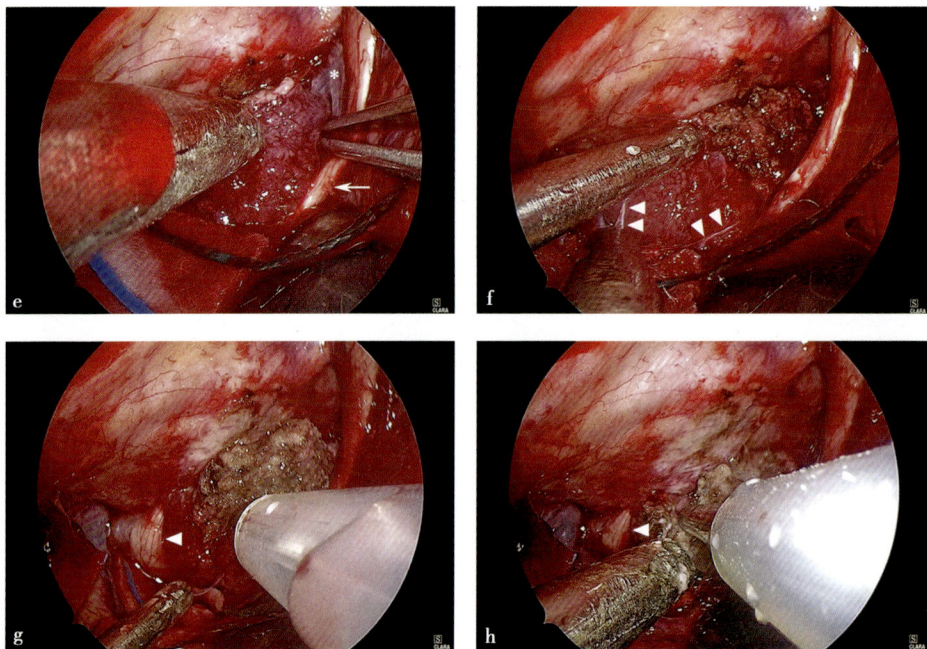

图 11.9　鞍结节脑膜瘤典型病例 1 的术中情况。（a）牵拉左额叶后暴露肿瘤及嗅神经（箭头）。（b）使用双极电凝烧灼肿瘤基底附着处的硬膜以初步阻断肿瘤血供。同时可见嗅神经（箭头）。（c）使用双极电凝和吸引器分块切除肿瘤，逐步进行瘤内减容。肿瘤包膜表面的蛛网膜（星号），嗅神经（箭头）。（d）使用活组织钳夹取部分肿瘤组织送病理检查。（e）使用无齿镊适当牵拉肿瘤组织，进一步显露肿瘤和脑组织界面。（f）在充分的肿瘤减容后，使用双吸引器技术，一个吸引器将蛛网膜（双箭头）进一步从肿瘤表面牵开，同时使用另一个吸引器来反向牵拉肿瘤组织。（g，h）使用 CUSA 超声吸引器进一步减瘤，初步暴露左侧视神经（箭头）并部分减压。

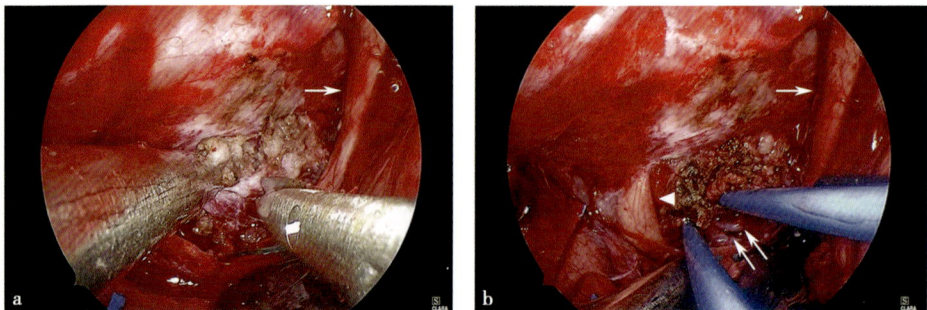

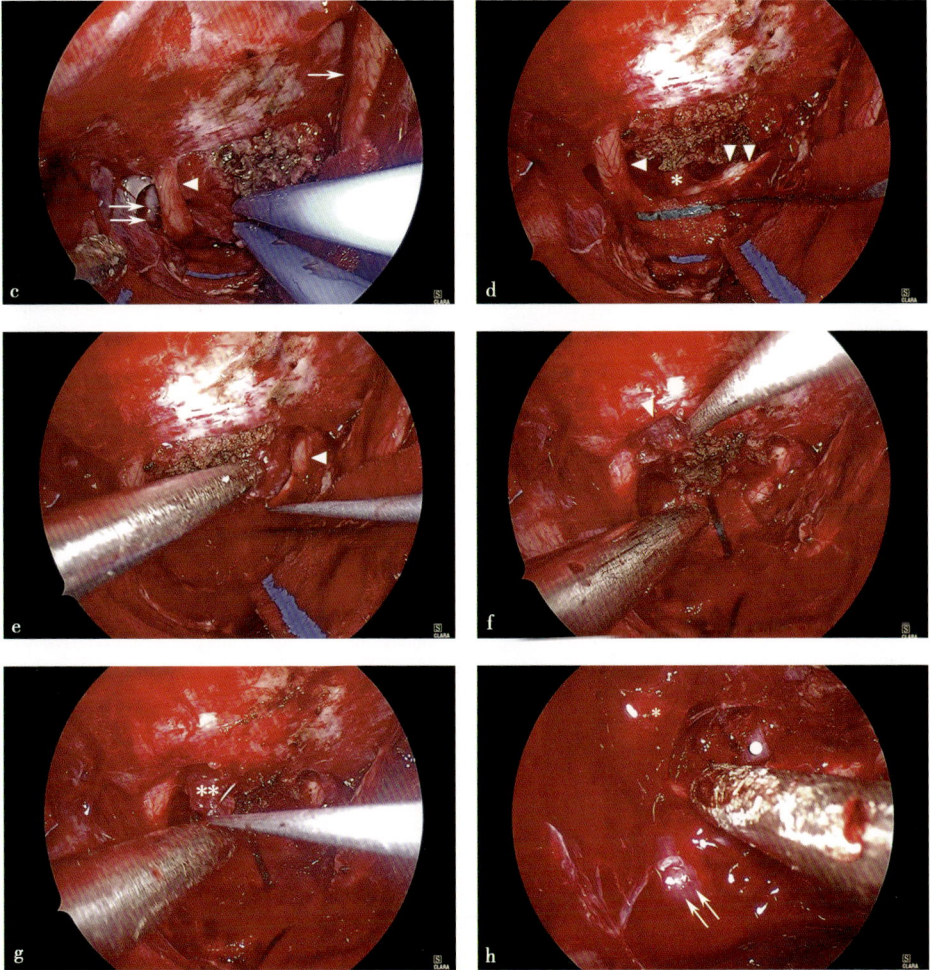

图 11.10　鞍结节脑膜瘤典型病例 1 的术中视图。(a)使用显微剪刀以标准显微外科操作技术分块切除肿瘤组织。(b)随着肿瘤体积的逐步缩小,左侧视神经(箭头)显著减压,并进一步暴露 ACA 复合体(双箭头)。(c)可见左侧颈内动脉床突上段(双箭头)位于左侧视神经(箭头)外侧。(d)除了已经暴露和减压的左侧视神经(箭头)之外,还进一步暴露了右侧视神经(双箭头)和垂体柄(星号)。(e)使用刮匙切除压迫右侧视神经(箭头)的视神经管内的肿瘤。(f)使用钩刀切断左镰状韧带(箭头),然后使用刮匙切除左侧视神经管内肿瘤(双星号),以便对左侧视神经充分减压(g)。(h)肿瘤切除完成后的视图,可以看到垂体柄(星号)、右后交通动脉(白色圆圈)和 ACA 复合体(双箭头)

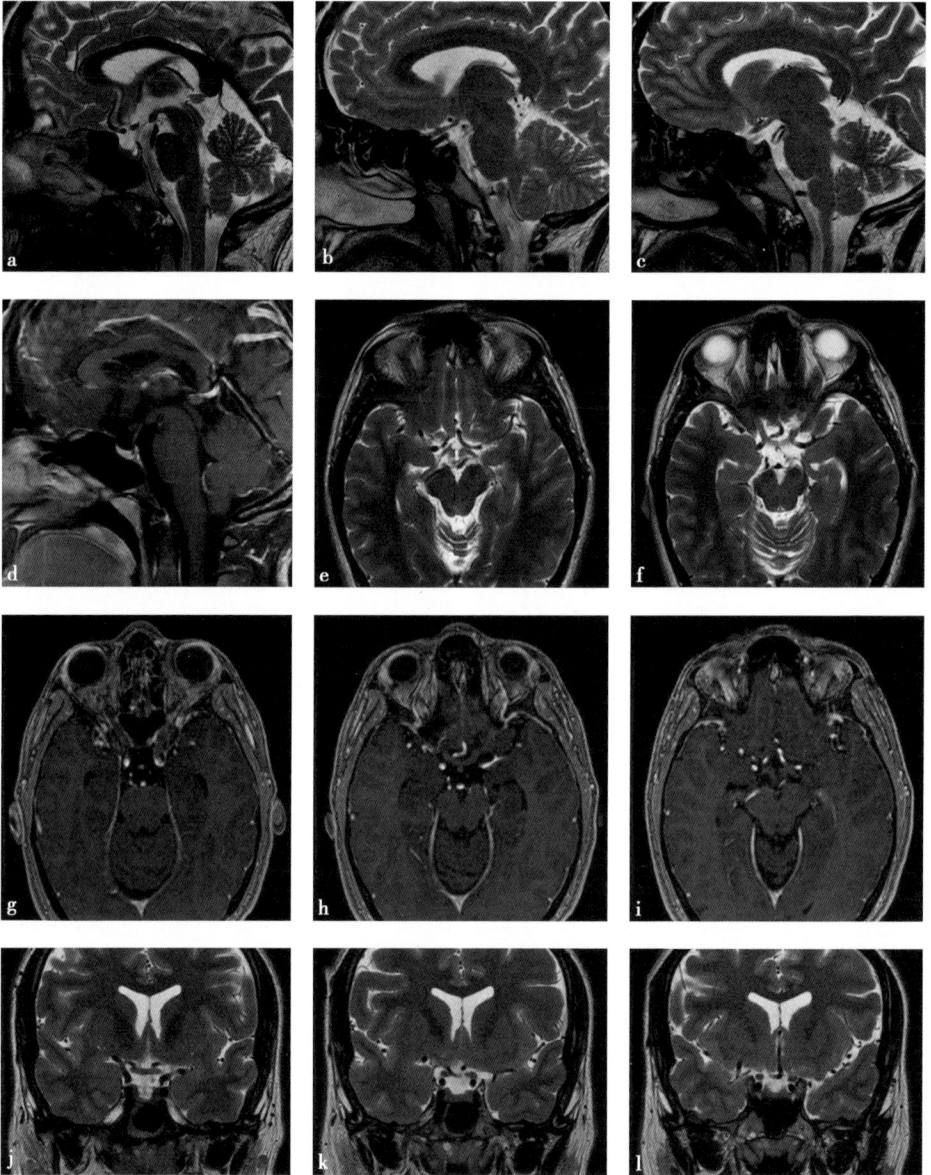

图 11.11   鞍结节脑膜瘤典型病例 1 术后 MRI 显示肿瘤全切除。(a～d)矢状位 T2 加权图像,(e, f)轴位 T2 加权图像,(g～i)轴位 T1 增强扫描图像,(j～l)冠状位 T2 加权图像

11.7　典型案例 2

　　患者 42 岁女性,因反复间断性头痛进行性加重入院。未见明显阳性神经系统症状和体征。MRI 检查提示嗅沟脑膜瘤(图 11.12)。入院后行全内镜眶上入路肿瘤切除术。手术具体步骤如图 11.13 所示。术后 MRI 成像(图 11.14)显示肿瘤几乎完全切除。患者恢复良好,手术后 6 天出院。

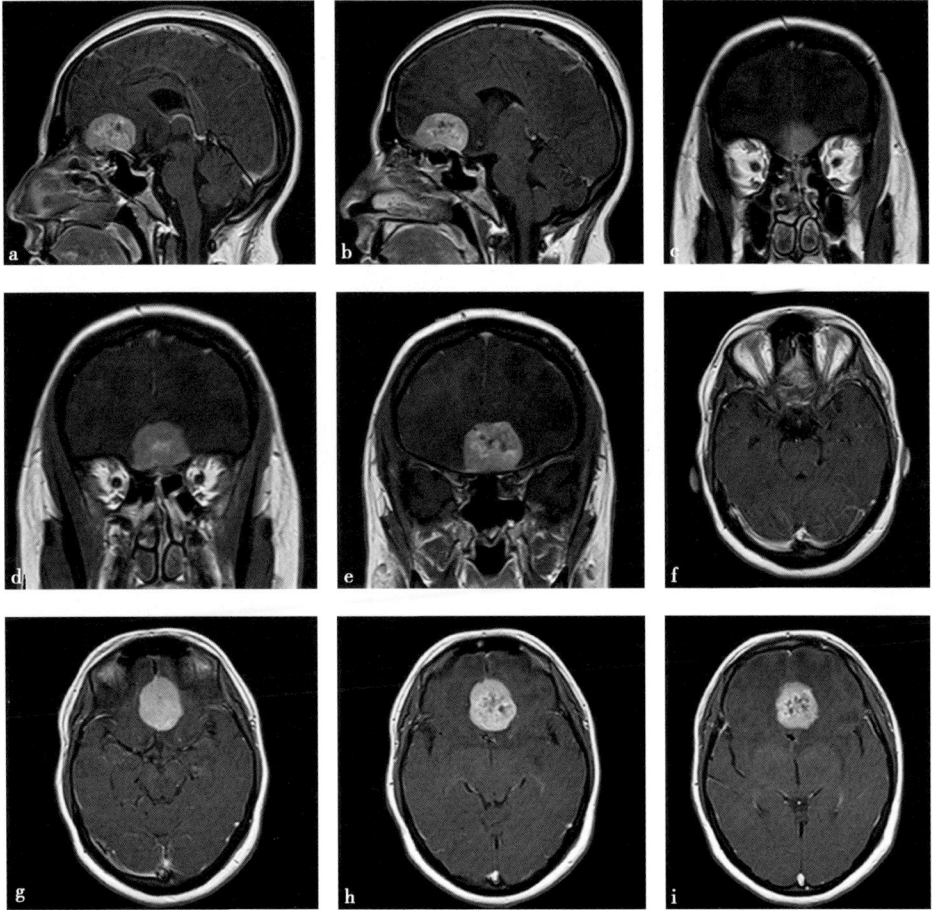

图 11.12　嗅沟脑膜瘤典型病例 2 术前 MRI 图像。矢状位(a、b)、冠状位(c～e)和轴位(f～i)T1 增强扫描图像

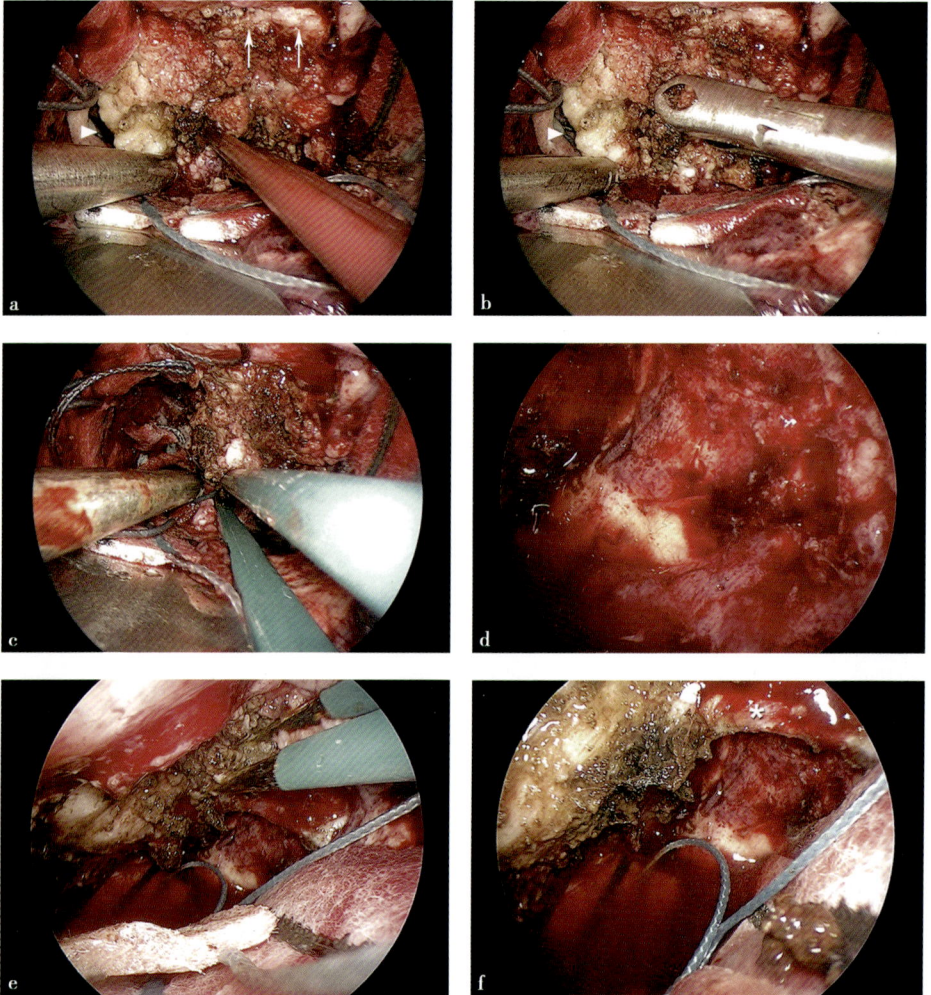

图 11.13　嗅沟脑膜瘤典型病例 2 的术中视图。(a)初步减瘤后的视图。塞入肿瘤和脑组织之间的脑棉(三角形)。肿瘤的基底附着处(箭头)。(b)使用取瘤钳分块切除肿瘤。(c)在肿瘤切除过程中使用双极电凝止血,大部分肿瘤已被切除。(d)切除大部分肿瘤后,可以看到瘤床表面的脑组织。(e)图所示在 45°镜的引导下使用双极电凝对肿瘤基底部电灼灭活。(f)显示肿瘤切除后的术野和附着部的大脑镰(星号)

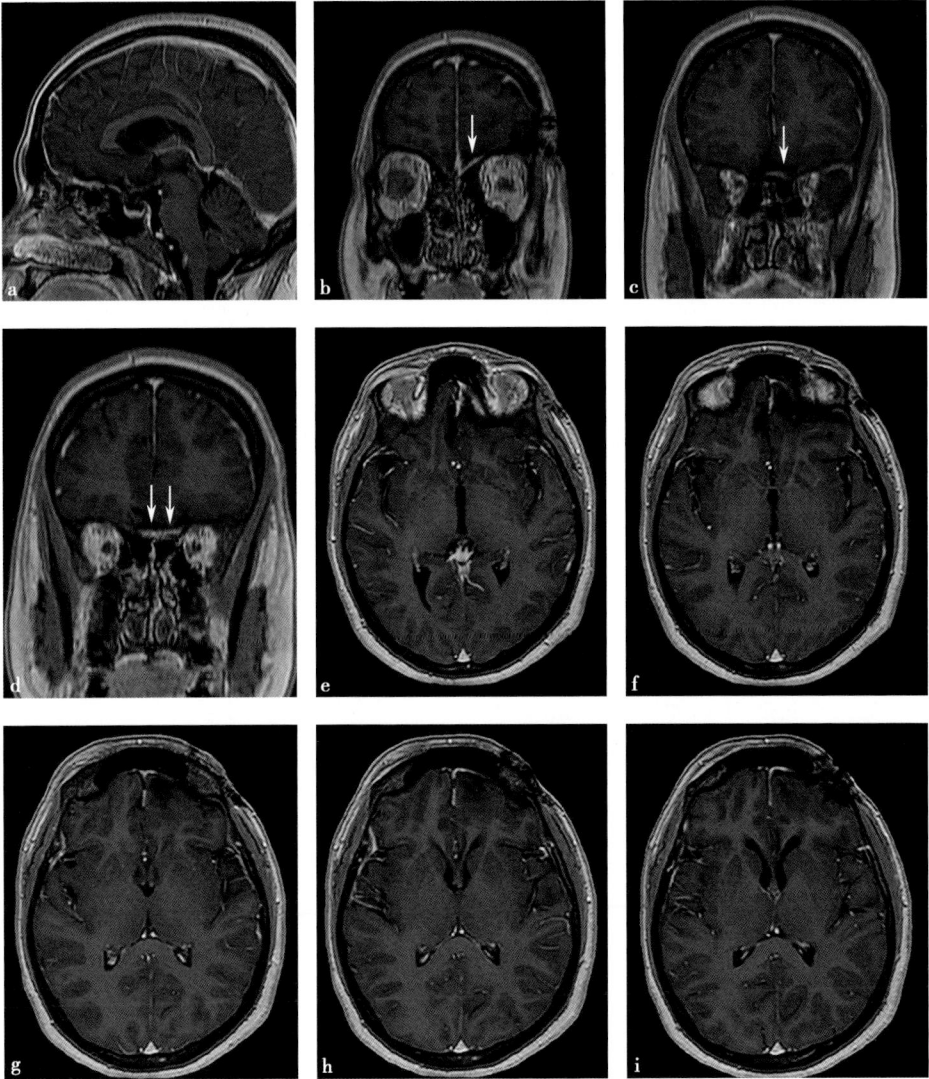

图 11.14 嗅沟脑膜瘤典型病例 2 术后 MRI 图像。连续矢状位(a)、冠状位(b~d)和轴位(e~i)MRI T1 增强扫描显示肿瘤几乎全切除。在肿瘤起源处可见小范围的增强区域(箭头),可能代表少许肿瘤

(何洁 译,陈雨佳 万经海 校)

参考文献

1. van Lindert E, Perneczky A, Fries G, Pierangeli E. The supraorbital keyhole approach to supratentorial aneurysms: concept and technique. Surg Neurol. 1998;49:481–90. https://doi.org/10.1016/S0090-3019(96)00539-3.

2. Ottenhausen M, Rumalla K, Alalade AF, Nair P, La Corte E. Decision-making algorithm for minimally invasive approaches to anterior skull base meningiomas. Neurosurg Focus. 2018;44(4):E7.

3. Perneczky A, Müller-Forell W, van Lindert E, Fries G. Keyhole concept in neurosurgery: with endoscope-assisted microsurgery and case studies. 1st ed. Stuttgart: Thieme Medical Publishers; 1999.

4. Prott W. Cisternoscopy—endoscopy of the cerebellopontine angle. Acta Neurochir. 1974;31:105–13.

5. Oppel F, Mulch G, Brock M. Endoscopic section of the sensory trigeminal root, the glossopharyngeal nerve, and the cranial part of the vagus for intractable facial pain caused by upper jaw carcinoma. Surg Neurol. 1981;16(2):92–5.

6. Apuzzo ML, Heifetz MD, Weiss MH, Kurze T. Neurosurgical endoscopy using the side-viewing telescope. J Neurosurg. 1977;46(3):398–400.

7. Liu J, Silva N, Sevak I, Eloy J. Transbasal versus endoscopic endonasal versus combined approaches for olfactory groove meningiomas: importance of approach selection. Neurosurg Focus. 2018;44(4):E8. https://doi.org/10.3171/2018.1.FOCUS17722.

8. Pallini R, Fernandez E, Lauretti L, Doglietto F, D'Alessandris QG, et al. Olfactory groove meningioma: report of 99 cases surgically treated at the Catholic University School of Medicine. Rome World Neurosurg. 2015;83:219–31.

9. Komotar R, Starke R, Raper D, Anand V, Schwartz T. Endoscopic endonasal versus open transcranial resection of anterior midline skull base meningiomas. World Neurosurg. 2012;77:713–24.

10. Kane AJ, Sughrue ME, Rutkowski MJ, Shangari G, Fang S, McDermott MW, et al. Anatomic location is a risk factor for atypical and malignant meningiomas. Cancer. 2011;117:1272–8.

11. Ruggeri A, Cappelletti M, Fazzolari B, Marotta N, Delfini R. Frontobasal midline meningiomas: is it right to shed doubt on the transcranial approaches? Updates and review of the literature. World Neurosurg. 2016;88:374–82.

12. Simpson D. The recurrence of intracranial meningiomas after surgical treatment. J Neurol Neurosurg Psychiatry. 1957;20:22–39.

13. Bander E, Singh H, Ogilvie C, Cusic R, Pisapia D, et al. Endoscopic endonasal versus transcranial approach to tuberculum sellae and planum sphenoidale meningiomas in a similar cohort of patients. J Neurosurg. 2018;128(1):40–8. https://doi.org/10.3171/2016.9.JNS16823.

14. Hayhurst C, Sughrue ME, Gore PA, Bonney PA, Burks JD, Teo C. Results with expanded endonasal resection of skull base meningiomas technical nuances and approach selection based on an early experience. Turk Neurosurg. 2016;26(5):662–70. https://doi.org/10.5137/1019-5149.JTN.16105-15.3.

15. Koutourousiou M, Fernandez-Miranda JC, Wang EW, Snyderman CH, Gardner PA. Endoscopic endonasal surgery for olfactory groove meningiomas: outcomes and limitations in 50 patients. Neurosurg Focus. 2014;37(4):E8.

16. Cavallo LM, de Divitiis O, Aydin S, Messina A, Esposito F, et al. Extended endoscopic endonasal transsphenoidal approach to the suprasellar area: anatomic considerations-part 1. Neurosurgery. 2007;61(3 Suppl):24–34.

17. de Divitiis E, Cavallo LM, Cappabianca P, Esposito F. Extended endoscopic endonasal transsphenoidal approach for the removal of suprasellar tumors: part 2. Neurosurgery. 2007;60(1):46–59.

18. Banu MA, Mehta A, Ottenhausen M, Fraser JF, Patel KS, et al. Endoscope-assisted endonasal versus supraorbital keyhole resection of olfactory groove meningiomas: comparison and combination of 2 minimally invasive approaches. J Neurosurg. 2016;124:605–20.

19. Gandhoke GS, Pease M, Smith KJ, Sekula RF Jr. Supraorbital versus endoscopic endonasal approaches for olfactory groove meningiomas: a cost-minimization study. World Neurosurg. 2017;105:126–36.

20. Telera S, Carapella CM, Caroli F, Crispo F, Cristalli G, et al. Supraorbital keyhole approach for removal of midline anterior cranial fossa meningiomas: a series of 20 consecutive cases. Neurosurg Rev. 2012;35:67–83.

21. Iacoangeli M, Nocchi N, Nasi D, Rienzo DI, A, Dobran M. Minimally invasive supraorbital key-hole approach for the treatment of anterior cranial fossa meningiomas. Neurol Med Chir (Tokyo). 2016;56(4):180–5.

22. Reisch R, Perneczky A. Ten-year experience with the supraorbital subfrontal approach through an eyebrow skin incision. Neurosurgery. 2005;57(4 Suppl):242–55.

23. Azab WA, Elmaghraby MA, Zaidan SN, Mostafa KH. Endoscope-assisted transcranial surgery for anterior skull base meningiomas. Mini-invasive Surg. 2020;4:88. https://doi.org/10.20517/2574-1225.2020.75.

24. Krause F, Haubold H. Surgery of the brain and spinal cord, based on personal experiences. Thorek M [Trans]. New York: Rebman Company; 1909–1912.

25. Frazier C. An approach to the hypophysis through the anterior cranial fossa. Ann Surg. 1913;57:145–50. https://doi.org/10.1097/00000658-191302000-00001.

26. Wilson DH. Limited exposure in cerebral surgery: technical note. J Neurosurg. 1971;34:102–6. https://doi.org/10.3171/jns.1971.34.1.0102.

27. Fries G, Perneczky A. Endoscope-assisted brain surgery—part 2—analysis of 380 procedures. Neurosurgery. 1998;42(2):226–32.

28. Linsler S, Fischer G, Skliarenko V, Stadie A, Oertel J. Endoscopic assisted supraorbital key-hole approach or endoscopic endonasal approach in cases of tuberculum sellae meningioma: which surgical route should be favored? World Neurosurg. 2017;104:601–11. https://doi.org/10.1016/j.wncu.2017.05.023.

29. Arnaout MM, Luzzi S, Galzio R, Aziz K. Supraorbital keyhole approach: pure endoscopic and endoscope-assisted perspective. Clin Neurol Neurosurg. 2020;189:105623. https://doi.org/10.1016/j.clineuro.2019.105623.

30. Berhouma M, Jacquesson T, Jouanneau E. The fully endoscopic supraorbital transeyebrow keyhole approach to the anterior and middle skull base. Acta Neurochir. 2011;153:1949–54. https://doi.org/10.1007/s00701-011-1089-z.

31. Magill M, Morshed R, Lucas C, Aghi M, Theodosopoulos P, et al. Tuberculum sellae meningiomas: grading scale to assess surgical outcomes using the transcranial versus transsphenoidal approach. Neurosurg Focus. 2018;44(4):E9. https://doi.org/10.3171/2018.1.FOCUS17753.

32. Guinto G. Olfactory groove meningiomaas. World Neurosurg. 2015;83:1046–7.

第十二章
经眉弓入路内镜手术治疗脑动脉瘤

Gerrit Fischer and Joachim Oertel

缩略词

A1	Proximal segment of the anterior cerebral artery	大脑前动脉水平段
ACA	Anterior cerebral artery	大脑前动脉
AChorA	Anterior choroidal artery	脉络膜前动脉
ACoA	Anterior communicating artery	前交通动脉
An	Aneurysm	动脉瘤
BA	Basilar artery	基底动脉
ICA	Internal carotid artery	颈内动脉
M1	Proximal segment of the middle cerebral artery	大脑中动脉水平段
MCA	Middle cerebral artery	大脑中动脉
P1	Proximal segment of posterior cerebral artery	大脑后动脉交通前段
PCoA	Posterior communicating artery	后交通动脉
SCA	Superior cerebellar artery	小脑上动脉

12.1 简介

　　血管内治疗技术的出现极大地改变了颅内动脉瘤的治疗方式。自此,开颅手术夹闭不仅要应对动脉瘤本身所带来的风险,而且还要与侵入性较小的血管内治疗技术相竞争。尽管如此,手术仍然是许多颅内动脉瘤最佳的治疗选择,尤其是对于复杂或宽颈的动脉瘤 [1-4]。此外,自从 Axel Perneczky 提出了以眶上眉弓入路为核心的神经外科锁孔概念以来,人们一直致力于尝试在减少手术损伤的同时仍能获得足够的手术操作空间 [5,6]。

　　外科手术的目的是完全封堵动脉瘤,同时保持载瘤动脉、分支动脉和穿支动脉的血流,并避免影响周围的神经结构。根据显微外科手术的解剖和暴露原则,主要通过术中直接观察来确保夹闭的质量。然而,显微镜下的视野受限于直线视角,尤其是在锁孔入路中更为明显。为了进行术中神经血管的直接评估,术中微血管多普勒超声和近红外吲哚菁绿视频血管造影等辅助技术已被引入神经外科手术中,并已成为常规使用的手段[7-11]。但这些技术同样仅限于提供正面视角的信息。高质量硬质内镜的辅助应用能够提供显微镜下无法观察到的区域的广角及近距离视野。在显微外科动脉瘤闭塞前、中、后阶段增强视野,是一种安全且有效的方法,有助于提高治疗质量[12-20]。

12.2 适应证 / 禁忌证

动脉瘤手术始终是一项严肃的工作,即使是最有经验的神经血管外科医生也不能掉以轻心。眶上眉弓入路对动脉瘤手术根本没有任何便利。但是,与翼点入路相比,其优势在于颞叶前部不会遮挡大部分幕上区域的手术路径,尤其是前、后和鞍上区域;并且不一定需要解剖侧裂。此外,眶上入路允许早期进入侧裂的内侧部分,因此可以很容易地从内侧向外侧解剖侧裂,而无需对颞叶进行干扰。如果操作顺利,眶上锁孔入路可以很好地暴露以下血管结构:ACoA、ACA、同侧和对侧 ICA、同侧 MCA 和对侧 M1-M2、AChorA、PCoA、BA 尖部、两侧 P1 和同侧 PCoA-PCA 交点以及两侧 SCA 近端。对于大型复杂动脉瘤和巨型动脉瘤,该入路受到很大限制,对于鞍背下方的 BA 动脉瘤,不建议采用该入路。对于严重 SAH 和预计脑水肿严重的患者,也必须谨慎考虑。

12.3 手术技术

12.3.1 手术前准备

我们会根据患者术前状况、动脉瘤位置和大小以及个体解剖差异,对每一例动脉瘤病例进行术前讨论,以制定损伤最小的手术方案。在全身麻醉和神经电生理监测下,患者取仰卧,使用 MAYFIELD 头架固定头部。注意将头部向对侧旋转约 10°～60°,旋转程度取决于病变的位置和个体解剖特征。在处理同侧大脑中动脉动脉瘤时,建议旋转 10°～20°。在处理颈动脉区域时,可能需要将头部旋转 20°～40°。而在处理 ACOM 和对侧大脑中动脉时,则需要旋转 40°～60°。随后,将头部后仰约 10°～15°,以便于额叶在重力作用下自然下垂。然后,根据病变的精确位置和每位患者的解剖特征,将头部向对侧屈曲约 5°～10°,可以为外科医生建立符合人体工程学的操作位置,并方便处理 BA 尖端动脉瘤。图 12.1a 显示了体位的摆放情况。为了设计合适的皮肤切口,用记号笔标记重要的解剖标志,例如颞上线、颧弓、额窦侧缘以及眶上孔与眶上神经的位置。此后,综合考虑到动脉瘤的位置和皮肤上标记的解剖标志,标记开颅手术的边界。由于每位患者都有个体差异,因此不存在标准的皮肤切口(图 12.1b)。

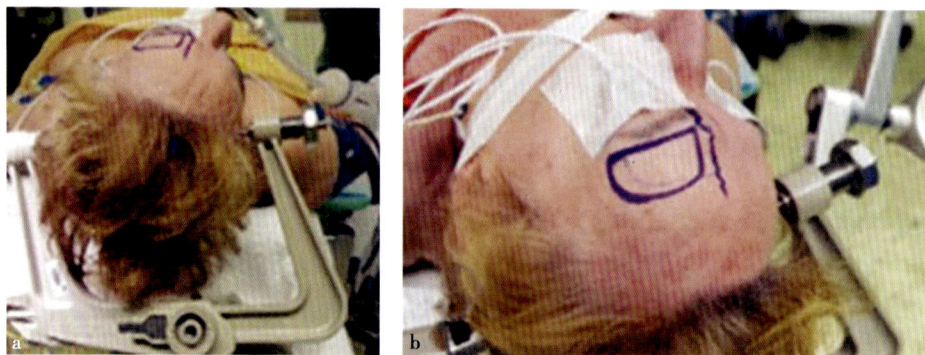

图 12.1 (a)头位的摆放。(b)根据眶上神经位置和眉毛形态设计皮肤切口

12.3.2 眶上锁孔开颅术

皮肤切口位于眉毛外侧半,从眶上孔和眶上神经外侧开始。用单极电刀在眶缘上方切开眼轮匝肌,直至颞上线。然后用单极电刀在眶上缘外侧直接切开颞肌筋膜,长度为 15~30mm。将颞肌向后剥离并用缝线向后牵拉固定。应该避免过多的暴露和牵拉颞肌,以防止术后出现咀嚼障碍并保持令人满意的美容效果(图 12.2a)。然后从颞上线后方钻孔,开始使用铣刀开颅(图 12.2b)。由于颞上线后方区域被颞肌覆盖,因此在此处钻孔通常不会引起任何美容问题。钻孔方向必须向后而不是向内,以避免穿透眼眶。同时,需要注意额窦的位置,尽量避免开放额窦。在此基础上使用高速铣刀完成开颅,骨瓣大小约为 20~30mm,高度为 15~20mm(图 12.2c)。

眶上眉弓入路开颅的一个关键步骤是要求骨瓣成形的时候,骨窗需要和眉弓上缘平齐。使用铣刀的过程中可以在使用吸引器或脑压板保护的前提下于硬脑膜外完成(图 12.2d)。然后进一步使用磨钻磨平眶顶的骨性突起,确保这些骨性突起不会遮挡显微镜光束投射进术野深部(图 12.2e)。如果大脑中动脉动脉瘤位于额叶底部下方,则还应磨除蝶骨翼的内侧和外侧部分(图 12.2f)。弧形剪开硬脑膜,基底部翻向眶缘(图 12.2g)。

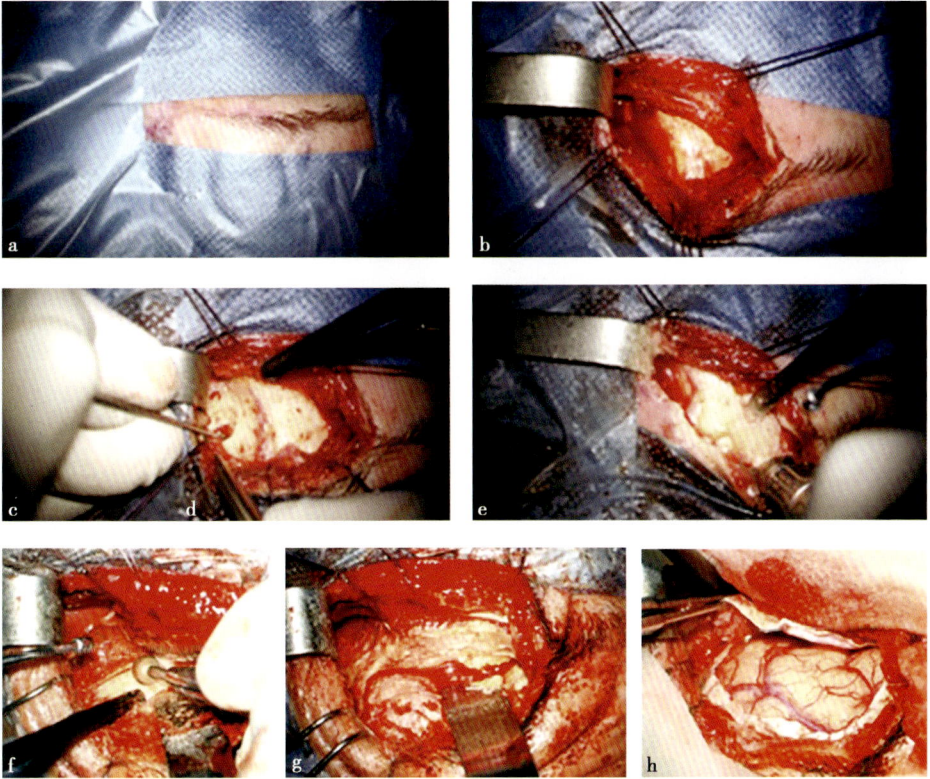

图 12.2　(a)铺巾完成后标记皮肤切口。(b)颞肌切开并应用缝线牵开固定。(c)在颞骨上钻孔。(d)使用高速铣刀完成开颅。(e)手术区域骨瓣的大小。(f)用金刚砂钻头在硬膜外磨平额底骨质。(g)弧形剪开硬膜并翻向额底(h)

12.3.3　手术过程描述

动脉瘤手术过程中内镜的应用主要有 3 个方面：

1．夹闭前探查。

2．内镜直视下夹闭动脉瘤。

3．夹闭完成后的检查与确认。

动脉瘤的暴露过程按照常规的标准显微外科技术进行。应该仔细解剖包括基底池在内的蛛网膜下腔(图 12.3a，b)。如果伴有蛛网膜下腔出血，则应该彻底冲洗掉血凝块。如有必要可以从内侧向外侧打开外侧裂，方便在必要时立即控制 M1 近端(图 12.3c，d)。

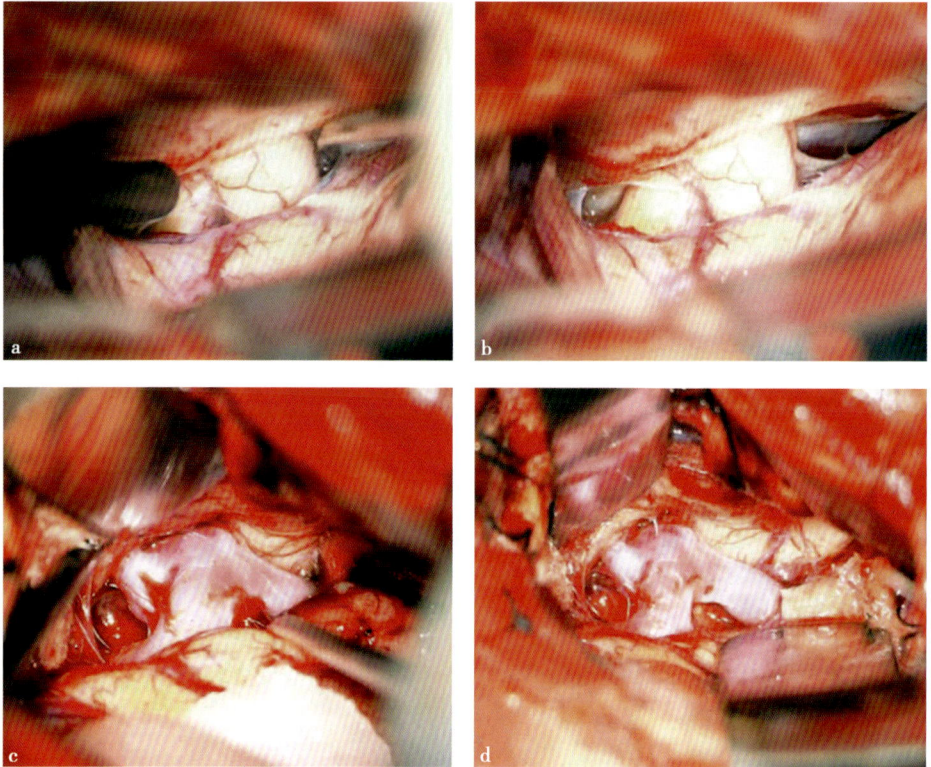

图 12.3　（a，b）暴露左侧视神经和颈内动脉。（c，d）暴露外侧裂内的大脑中动脉动脉瘤

　　如果认为动脉瘤周围的其他结构很重要，可以手持内镜以方便观察术区内各个感兴趣的区域。在内镜的直视下可以详细观察动脉瘤与载瘤动脉、分支动脉和穿支动脉以及邻近结构的关系。内镜置入术野的过程必须在显微镜的监视下小心进行。应特别注意避免内镜误触动脉瘤、血管和邻近脑神经（图 12.4a）。然后，在显微镜下进行进一步解剖动脉瘤并最终完成动脉瘤夹闭（图 12.4b，c）。动脉瘤夹放置到位后，置入内镜进一步评估动脉瘤夹的位置，确认动脉瘤瘤颈夹闭是否完全，并警惕有无载瘤动脉、分支动脉或穿支血管的闭塞或痉挛（图 12.4d）。如夹闭不满意，可在显微镜下重新予以夹闭。为了进一步了解夹闭后的血流动力学特征，可以使用多普勒超声和吲哚菁绿血管造影对动脉瘤瘤体和所涉及的载瘤动脉、分支动脉和穿支动脉进行血流评估（图 12.4e）。

　　如果需要在内镜直视下夹闭动脉瘤，则需要使用机械臂将内镜妥善固定。应注意内镜镜体和摄像系统不要阻挡显微镜视野，以免在动脉瘤破裂时妨碍显微手术操作。一旦动脉瘤破裂，应随时可以立即切换到显微镜下操作。

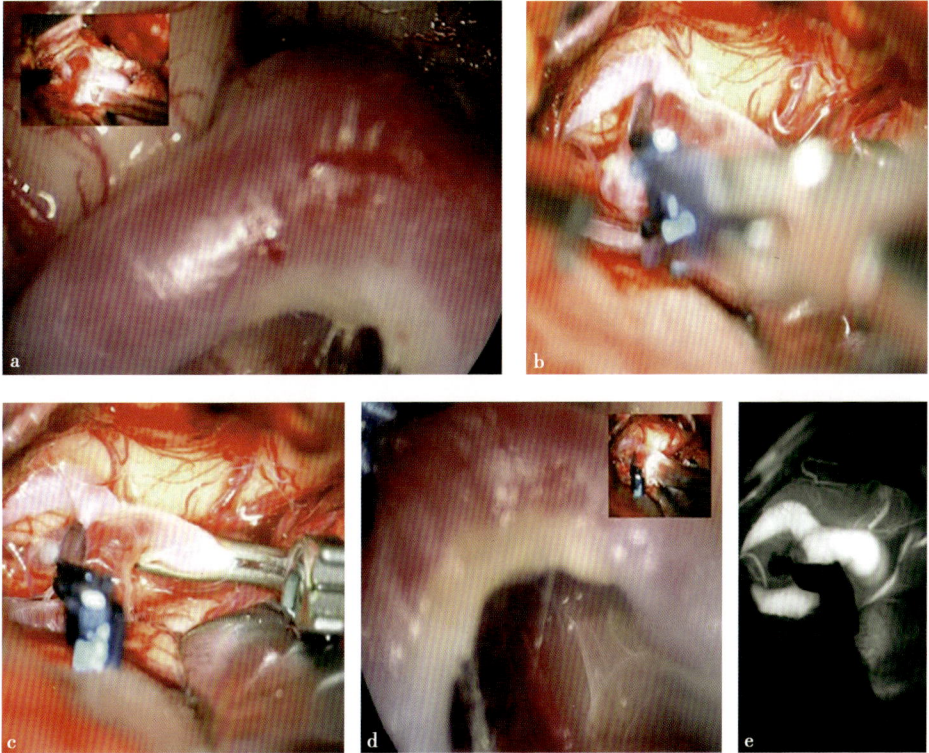

图 12.4　(a)内镜探查大脑中动脉分叉处。(b)显微镜下夹闭动脉瘤。(c)在显微镜下检查夹闭结果。(d)使用内镜检查大脑中动脉主干后方盲区,以排除穿支被夹闭或大脑中动脉分支受损。(e)在显微镜或内镜下观察 ICG 血管造影结果,评估夹闭后的血流动力学特征

图 12.5 详细展示了内镜控制下的右侧 MCA 动脉瘤的夹闭。首先,暴露动脉瘤和附近所有动脉,包括载瘤动脉和分支血管(图 12.5a)。然后,解剖动脉瘤,清除瘤体后方的任何粘连(图 12.5b)。进一步解剖动脉瘤颈与 MCA 分叉的前支(图 12.5c)。选择型号合适的动脉瘤夹,并用动脉瘤夹将其送入瘤颈部位(图 12.5d)。用动脉瘤夹将 MCA 前支向前推移(图 12.5e)。调整动脉瘤夹至理想位置,并在动脉瘤颈部缓慢闭合(图 12.5f, g)。应用血管多普勒超声检查了解有无血流灌注进入残留的瘤体内(图 12.5h)并观察有无分支动脉和载瘤动脉受损(图 12.5i)。最后应用内镜 2D ICG 血管造影,显示动脉瘤夹闭完全,分支动脉和载瘤动脉均未受损(图 12.5j)。

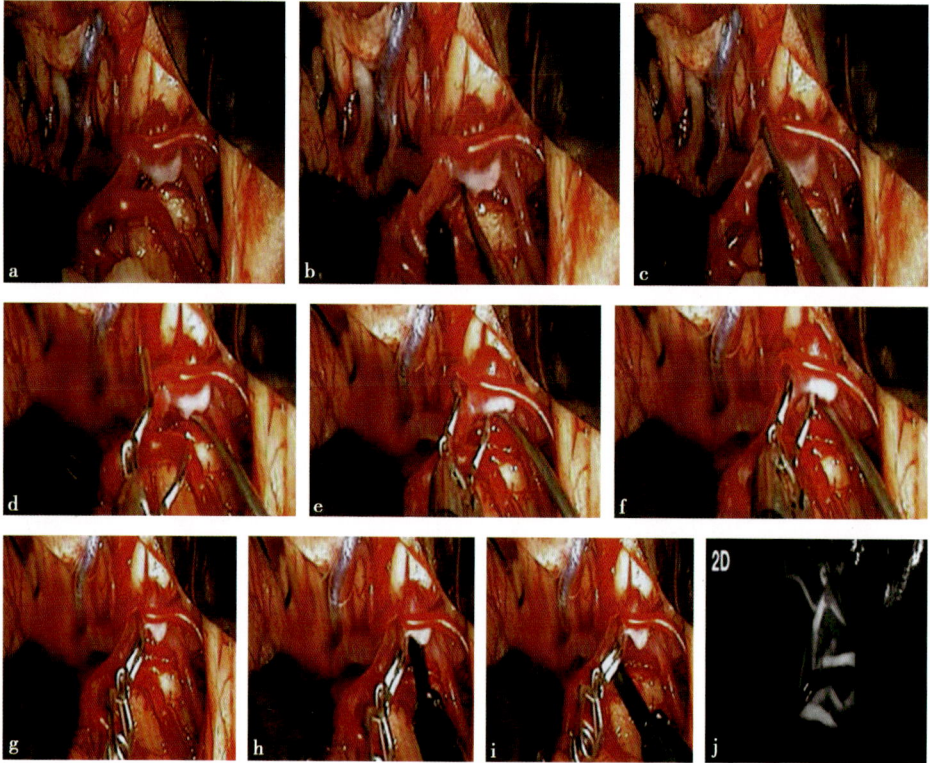

图 12.5 （a）暴露动脉瘤和邻近的所有动脉，包括载瘤动脉和分支血管。（b，c）解剖和松解 MCA 前支动脉和动脉瘤颈之间的粘连。（d，e）选择型号合适的动脉瘤夹，并用动脉瘤夹将其送入瘤颈部位，尽可能贴合瘤颈。（f，g）随后缓慢闭合夹子，持续观察有无血管受损。（h，i）应用血管多普勒超声检查评估血管和动脉瘤的血流灌注情况。（j）内镜 2D ICG 血管造影显示动脉瘤夹闭完全，分支动脉和载瘤动脉均未受损

手术切口缝合

手术切口缝合与其他显微外科手术无异。用 37℃ 林格液注入硬膜下腔，补充丢失的脑脊液。连续或间断缝合硬膜，确保达到水密效果。将一块吸收性明胶海绵放置在硬膜外，用微型接骨板或其他颅骨固定装置固定骨瓣（图 12.6a）。筋膜和肌肉层采用间断缝合，皮下和皮肤层采用间断皮内缝合和 Steri-Strips 吻合（图 12.6b，c）。

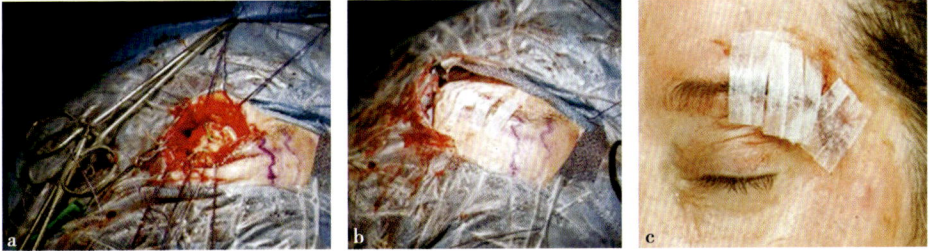

图 12.6 （a）使用钛板固定骨瓣。（b）逐层缝合皮下各层，使用 Steri-Strips 对齐闭合表皮切口。（c）通过眶上锁孔入路显著减少了手术入路带来的创伤，获得了更佳的美容效果

12.4 术后管理

　　患者在手术室内拔除气管插管，随后转入神经重症监护室密切监护治疗。如果患者病情稳定且无其他神经系统症状，可转入普通病房。如果患者神经系统状态稳定，可选择立即进行神经影像学检查，但通常会进行 CT 或 MRI 扫描。为了评估最终的夹闭结果，术后 3 天至 6 周内进行 DSA 检查。临床随访最初每 2～3 个月评估一次，然后每 6～12 个月评估一次，之后每隔几年评估一次。

12.5 典型案例

　　患者 68 岁女性，因突发剧烈头痛伴恶心呕吐入院。查体未见其他神经功能障碍。否认之前存在其他基础疾病。MRI 和 DSA 显示左侧大脑中动脉分叉处宽颈脉瘤（图 12.7a～c）。经过多次咨询后，患者最终选择手术治疗。

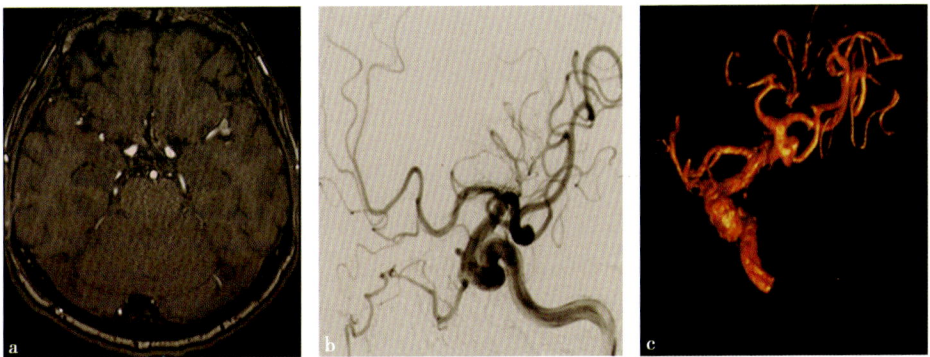

图 12.7 （a）术前 MRI 图像。（b，c）术前数字减影血管造影及三维重建图像

按照前述方法行左侧眶上入路动脉瘤夹闭术。详情请参阅图 12.1～图 12.6。手术顺利，术后恢复良好，没有新的神经功能障碍。术后 CT 扫描和 DSA 检查显示颅内情况良好，大脑中动脉分叉处解剖结构重建完美，且无动脉瘤残留（图 12.8a，c）。患者在术后第三天出院。此后不久，她恢复了正常的日常活动，并获得了良好的美容效果（图 12.8d，e）。

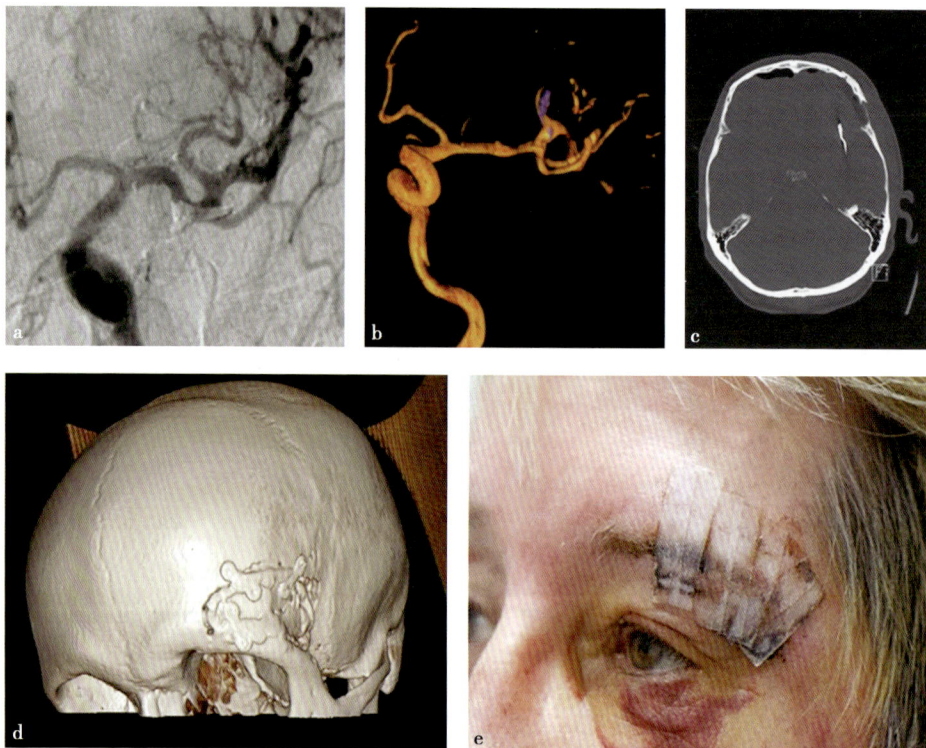

图 12.8 （a，b）术后数字减影血管造影图像（a）以及三维重建后图像（b）。（c）术后 CT 骨窗像显示骨瓣大小。（d）三维颅骨重建显示锁孔开颅术。（e）术后早期美容效果良好

12.6   并发症

目前已发表的关于动脉瘤手术中内镜操作的经验仅限于几篇临床回顾性文章，且未见与内镜相关的严重并发症发生。在某些情况下，内镜误触动脉瘤可能会导致术中动脉瘤意外破裂[16]。有报道称内镜触碰脑神经会导致暂时性功能麻痹[16,19]。还有文献报道了 1 例内镜引起的局部脑皮层挫伤的病例，幸运的是临床上并未出现任何症状[19]。本章作者总结了 500 例经内镜手术治疗的动

脉瘤病例，结果没有发现任何与应用内镜有关的并发症。但是，与所有内镜操作一样，虽然应用内镜的优点众所周知，但主要缺点是在动脉瘤破裂的情况下会立即失去对手术区域的概览。因此，我们仍然建议始终做好以显微外科手术方式治疗动脉瘤的准备，尽管动脉瘤破裂的情况可能很少见，而且到目前为止作者也没有遇到过这种情况。

12.7　结果和预后

眶上眉弓入路有望成为脑血管病的常规手术入路，该方法并发症发生率低，美容效果极佳[7,14,18,20]。研究发现，内镜的应用对锁孔入路手术有巨大的帮助[16-20]。根据作者的经验，夹闭前进行内镜探查可能会减少动脉瘤的过度暴露和牵拉。有研究发现夹闭前进行内镜检查可降低术中动脉瘤意外破裂的发生率[18]。无须常规进行近端临时阻断。在动脉瘤夹闭后的检查过程中，19%的病例可能因动脉瘤夹闭不完全或瘤颈残留而需要重新更换不同型号动脉瘤夹或重新夹闭。根据探查结果反复调整动脉瘤夹的位置可使动脉瘤夹闭不全的发生率降低至3.8%[18]（动脉瘤夹闭术总体不全夹闭的发生率为18.9%）[4]。因载瘤动脉、分支血管或穿支血管狭窄或闭塞而需重新调整动脉瘤夹位置的病例占6.1%。相应地，在内镜辅助下，动脉瘤相关动脉受损的发生率降低至2.3%[18]（动脉瘤夹闭术中动脉损伤的总体发生率为4.6%）[4]。直接在内镜控制下完成动脉瘤夹闭仍然相当罕见。作者认为，全内镜下的动脉瘤夹闭手术应仅限于极少数经过精心挑选的病例（仅限于破裂风险较低的动脉瘤患者）。一旦发生术中动脉瘤破裂，内镜会立即失去作用，必须立即更换显微镜或外视镜等外部可视化设备才能解决问题。

12.8　结论

眶上眉弓入路是治疗大多数前循环动脉瘤的一种安全、有效且简便的方法。在显微镜动脉瘤夹闭术前、术中和术后的过程中，内镜提供的额外视野可能会降低术中动脉瘤破裂的发生率，及时发现动脉瘤夹闭不全、载瘤动脉、分支血管和穿支血管有无损伤等意外情况。建议在任何动脉瘤手术中都准备好内镜，因为它可能提高动脉瘤手术治疗的安全性和有效性。

（何洁　译，陈雨佳　万经海　校）

参考文献

1. David CA, Vishteh AG, Spetzler RF, et al. Late angiographic follow-up review of surgically treated aneurysms. J Neurosurg. 1999;91:396–401.
2. Fogelholm R, Hernesniemi J, Vapalahti M. Impact of early surgery on outcome after aneurysmal subarachnoid hemorrhage. A population-based study. Stroke. 1993;24:1649–54.
3. Hernesniemi J, Vapalahti M, Niskanen M, et al. One-year outcome in early aneurysm surgery: a 14 years experience. Acta Neurochir. 1993;122:1–10.
4. Macdonald RL, Wallace MC, Kestle JR. Role of angiography following aneurysm surgery. J Neurosurg. 1993;79:826–32.
5. van Lindert E, Perneczky A, Fries G, Pierangeli. The supraorbital keyhole approach to supratentorial aneurysms: concept and technique E. Surg Neurol. 1998;49(5):481–9.
6. Fischer G, Stadie A, Reisch R, Hopf NJ, Fries G, Böcher-Schwarz H, van Lindert E, Ungersböck K, Knosp E, Oertel J, Perneczky A. The keyhole concept in aneurysm surgery: results of the past 20 years. Neurosurgery. 2011;68(1 Suppl Operative):45–51.
7. Fischer G, Stadie A, Oertel JM. Near-infrared indocyanine green videoangiography versus microvascular Doppler sonography in aneurysm surgery. Acta Neurochir. 2010;152:1519–25.
8. Raabe A, Beck J, Gerlach R, Zimmermann M, Seifert V. Near-infrared indocyanine green video angiography: a new method for intraoperative assessment of vascular flow. Neurosurgery. 2003;52:132–9; discussion 139.
9. Amin-Hanjani S, Meglio G, Gatto R, Bauer A, Charbel FT. The utility of intraoperative blood flow measurement during aneurysm surgery using an ultrasonic perivascular flow probe. Neurosurgery. 2006;58:ONS-305–12; discussion ONS-312.
10. Dashti R, Laakso A, Niemela M, Porras M, Hernesniemi J. Microscope-integrated near-infrared indocyanine green videoangiography during surgery of intracranial aneurysms: the Helsinki experience. Surg Neurol. 2009;71:543–50; discussion 550.
11. Firsching R, Synowitz HJ, Hanebeck J. Practicability of intraoperative microvascular Doppler sonography in aneurysm surgery. Minim Invasive Neurosurg. 2000;43:144–8.
12. Fries G, Perneczky A. Endoscope-assisted brain surgery: part 2—analysis of 380 procedures. Neurosurgery. 1998;42:226–31; discussion 231–222.
13. Perneczky A, Fries G. Endoscope-assisted brain surgery: part 1—evolution, basic concept, and current technique. Neurosurgery. 1998;42:219–24; discussion 224–215.
14. Perneczky A, Boecher-Schwarz HG. Endoscope-assisted microsurgery for cerebral aneurysms. Neurol Med Chir (Tokyo). 1998;38(Suppl):33–4.
15. Hopf NJ, Perneczky A. Endoscopic neurosurgery and endoscope-assisted microneurosurgery for the treatment of intracranial cysts. Neurosurgery. 1998;43:1330–6; discussion 1336–1337.
16. Kalavakonda C, Sekhar LN, Ramachandran P, Hechl P. Endoscope-assisted microsurgery for intracranial aneurysms. Neurosurgery. 2002;51:1119–26; discussion 1126–1117.
17. Kato Y, Sano H, Nagahisa S, et al. Endoscope-assisted microsurgery for cerebral aneurysms. Minim Invasive Neurosurg. 2000;43:91–7.
18. Fischer G, Oertel J, Perneczky A. Endoscopy in aneurysm surgery. Neurosurgery. 2012;70(2 Suppl Operative):184–90.
19. Galzio RJ, Di Cola F, Dehcordi SR, Ricc A, De Paulis D. Endoscope-assisted microneurosurgery for intracranial aneurysms. Front Neurol. 2013;4:201–14.
20. Reisch R, Fischer G, Stadie A, Kockro R, Cesnulis E, Hopf N. The supraorbital endoscopic approach for aneurysms. World Neurosurg. 2014;82(6 Suppl):130–7.

第十三章
内镜眶上经终板入路

Mehdi Khaleghi, Kyle C. Wu, and Daniel M. Prevedello

13.1 简介

长期以来,第三脑室肿瘤一直是神经外科医生面临的重大挑战。这些病变周围存在复杂的神经血管结构,需要精心的手术计划和完美的手术技术才能确保安全切除病变,同时将潜在风险降至最低[1-6]。

目前已有多种成熟的手术入路来切除第三脑室肿瘤,同时处理病变周围邻近的诸多重要结构(如视交叉、下丘脑和 Willis 环)。针对该部位肿瘤的手术入路选择需要综合评估肿瘤特征、其在脑室内的位置、有无脑室外侵犯及侵犯方向,还有肿瘤与周围重要结构的关系。此外,在选择手术入路时,外科医生的经验和对所选入路的熟悉程度以及患者的整体状况也是重要的考虑因素。

传统的显微神经外科手术中,人们习惯采用经侧脑室(经额叶或经胼胝体 - 经室间孔)或终板(前部、前侧经颅)入路进入第三脑室。然而,这些入路存在损伤周围重要解剖结构的风险,因此需要探索更佳的替代技术[2-4]。传统的经额部入路需要设计较大的冠状切口,广泛地进行软组织分离和骨瓣开颅手术,这可能会导致美容效果不佳和术后不适。King 最先提出在翼点开颅的基础上通过终板入路来实现安全有效地切除第三脑室肿瘤[7]。然而,尽管经翼点或眶上外侧入路被广大神经外科医生所熟悉,但对于在前后矢状面上有明显扩展的肿瘤,这些入路存在很大的局限性,而且有损伤面神经额支以及颞肌萎缩的风险。对于在第三脑室内有明显横向扩展的肿瘤,经额叶 - 室间孔入路的可视角度明显受限,肿瘤和下丘脑之间盲区可能难以观察。此外,由于大脑皮质和穹窿损伤,可能会增加术后癫痫发作的风险,并增加永久性短期记忆丧失的风险。虽然经半球间 - 胼胝体 -Monro 孔入路可以避免皮质侵犯,但它有损伤桥静脉的风险,可能会影响功能区皮层静脉引流导致严重的神经功能障碍[1-4,8,9]。

近十年来,人们对微创颅底入路的兴趣日益浓厚,促进了内镜经鼻 - 蝶窦 - 鞍区 / 鞍旁入路和微创显微眶上入路的发展,从而试图达到处理第三脑室和前颅底病变的目的[5,6,10-12]。经蝶或扩大经蝶的内镜经鼻入路(endo-scopic endonasal approach，EEA）提供了一种微创技术，可以通过第三脑室底部直接观察中线结构，并能够早期进行视神经减压，从而改善视力。尽管这种方法有诸多好处，但它的学习曲线很陡峭。此外，尽管有现代颅底修复技术，但与经颅入路相比，术后脑脊液（CSF）漏的风险略高。由于内镜下双极电凝设备的应用受到限制，通过狭窄的鼻内通道处理大动脉出血仍然是一项挑战。对于脑室内或视交叉后颅咽管瘤（即"视交叉前置"），由于视交叉与垂体上部之间的间隙可能不一定会因肿瘤而扩大，因此手术操作空间将会受到限制。经鼻内镜经视交叉上通道经终板入路可能是一种可行的选择。然而，它有损伤视交叉的风险，并且所能提供的手术通道极为狭窄，限制了手术操作的自由度。经鼻入路的其他缺点包括可能导致甲介型蝶窦的幼年儿童术后垂体功能减低[5,6,13-15]。

本章重点介绍内镜眶上经终板入路（endoscopic supraorbital translaminar approach，ESOTLA），这是传统显微外科技术的一个非常具有前景的进步。通过将内镜锁孔入路与经终板入路相结合，ESOTLA 可以提供更广阔的视野和理想的第三脑室盲区照明，同时最大限度地减少额叶牵拉。尤其值得注意的是，这种手术方法克服了开颅显微外科手术矢状位上暴露不足的缺点，同时解决了使用传统 EEA 入路难以安全切除复杂视交叉后颅咽管瘤的难点[11,16-18]。

13.2　鉴别诊断和评估

对第三脑室病变进行准确的鉴别诊断对于手术规划和术后管理至关重要。该区域常见良性病变的鉴别诊断包括：颅咽管瘤、松果体细胞瘤、胶样囊肿、脑膜瘤、脊索样胶质瘤、脉络丛乳头状瘤和海绵状血管畸形。然而，更全面的鉴别诊断还应包括少见的恶性病变，如转移瘤、胶质母细胞瘤、室管膜瘤和淋巴瘤[19]。

患者的临床表现、影像学特征和脑脊液分析或立体定向活检等术前检查可能有助于在确定性治疗之前做出准确诊断。神经影像学，尤其是增强磁共振成像（MRI），在评估病变位置、大小、特征及其与附近神经血管结构的关系方面起着至关重要的作用。尽管如此，组织病理学检查仍然是确诊和制订最终治疗计划的金标准。

13.3　技术优点和手术指征

ESOTLA 提供一条简洁的通往第三脑室病变的可视化通道，同时明显改善了向前方或向两侧生长的肿瘤的切除范围。这种入路可以很好地显示大脑脚腹侧区域，理想情况下可以通过对侧 ESOTLA 来切除该区域病变。利用内镜经终板入路有几个优点。它避免了额叶的过度牵拉,降低了静脉性梗死、癫痫发作和术后额叶相关的认知功能障碍的风险。它还最大限度地减少了头皮软组织的解剖,从而大大缩短了手术时间。此外,这种方法还可以通过终板造瘘实现早期和术后的脑脊液分流,这对于合并有梗阻性脑积水和肿瘤切除不完全的病例尤其重要。这些技术优势可改善特定病例的手术效果并缩短术后住院时间 [11,13,16-18,20]。

一般而言,ESOTLA 非常适合治疗第三脑室内的特定病变,例如纯脑室内颅咽管瘤、胶样囊肿、脊索样胶质瘤和下丘脑胶质瘤。

13.4 禁忌证

尽管 ESOTLA 没有特定的禁忌证,但某些肿瘤特征可能会导致外科医生选择不同的方法。对于向侧脑室前方扩展的大型分叶状肿瘤来说,由于可能需要对视交叉和大脑前动脉复合体进行过度干扰,因此 ESOTLA 在该类型肿瘤中的应用受到限制。在这种情况下,可将经额叶经室间孔入路与 ESOTLA 相结合以进一步提高手术安全性和有效性。

对于主要起源于垂体柄并明显延伸到鞍上池和脚间池的颅咽管瘤,ESOTLA 的入路有限,而内镜经视交叉下或前外侧入路可能提供更好的手术视野,获得更高的切除率。如前所述,处理血供丰富的肿瘤也可能具有极大的挑战性,因为内镜下的止血操作非常困难,可能无法处理某些重要动脉的损伤。此外,对于额窦明显向外侧扩张的患者,由于额窦的开放,术后可能会增加脑脊液漏和感染的风险。

13.5 典型病例

患者 44 岁男性,因疲劳、睡眠不佳和多尿入院。内分泌激素检查显示睾酮水平降低,尿比重偏低,这提示患者可能患有尿崩症。眼科检查显示患者视神经完好,视野完整。头颅 MRI 增强扫描发现鞍上囊实性占位,大小为 29mm × 26mm × 24mm。肿块起源于鞍区上部,主体位于第三脑室。值得注意的是,该病变严重压迫了视束,并导致视交叉和右侧下丘脑发生血管源性水肿。此外,肿瘤的后下部紧邻大脑脚和大脑后动脉,而肿瘤的前极则与右侧床突上颈内动脉(ICA)和右侧大脑前动脉(ACA)的 A1 段相邻(图 13.1)。然而,头部 CT 扫描未发现钙化。肿块的外观提示颅咽管瘤。在与患者及其家属反复讨论了可能的诊断和最大限度安全切除肿瘤的必要性后,患者选择接受手术。

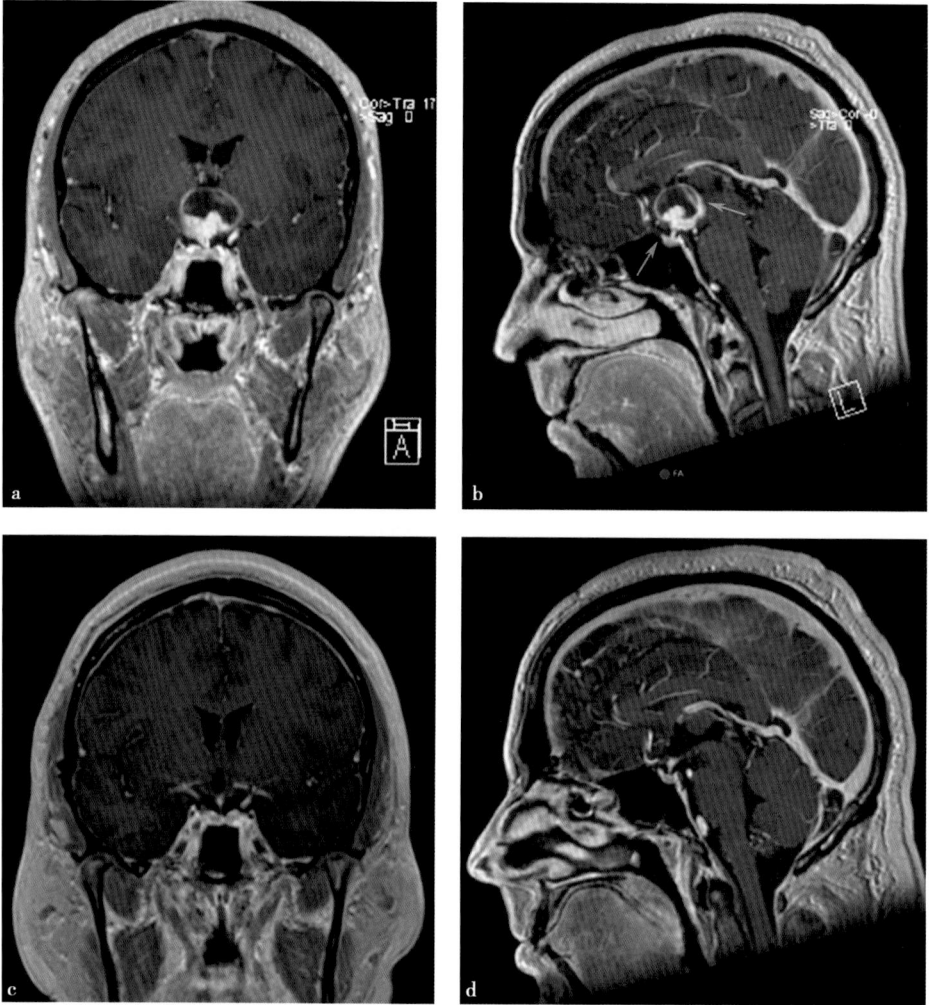

图 13.1　患者的增强 MRI。术前（a）冠状面和（b）矢状面显示视交叉后不均匀增强的囊实性鞍上肿块，并向鞍内及脑室内扩展，符合颅咽管瘤表现。注意垂体上缘前方与视交叉之间的窄角（蓝色箭头）以及肿瘤与大脑脚的接近度（绿色箭头）。术后 1 年（c）冠状面和（d）矢状面显示靶向治疗后无残留或复发

13.6　入路选择

该病例的肿瘤主要位于脑室内，无明显鞍内生长。肿瘤无钙化，增加了"乳头状"颅咽管瘤的可能性。此外，视神经和垂体漏斗部向下移位，在垂体和视交叉之间形成狭窄通道，使得经脑内 / 经灰结节 EEA 的方法都不太理想，尤其是对于需要保留大部分垂体功能的患者。虽然将 EEA 与前外侧入路进行"上下"联合可以有效治疗多个脑室内扩展的颅咽管瘤，但这种特征的肿瘤可以通过有角度的内镜辅助下一期经眶上入路完成。使用内镜可以很好地观察整个第三脑室底部，包括大脑脚和 Willis 环的后部。值得注意的是，视交叉后的肿瘤很难通过显微手术经终板入路切除，为了暴露该区域的肿瘤，可能需要适当地对视交叉进行牵拉，而这种操作可能会损害原本视力完好患者的视觉功能。因此，我们决定进行一期 ESOTLA 手术，主要目标是最大限度地安全切除肿瘤，同时保留视觉和下丘脑功能，然后在确诊为乳头状颅咽管瘤后使用 BRAF 抑制剂靶向治疗肿瘤。

13.7　手术技术

在全身麻醉条件下，患者仰卧，取三钉头架妥善固定患者头部。监测体感诱发电位。躯干略微抬高，头部后仰 15°，使同侧额叶自然下垂离开颅底，术中无需使用脑压板牵拉额叶。头部向对侧转动 30°，以便于观察到终板中央和其他中线结构。使用 Tegaderm 敷料保护眼睛。消毒铺巾完成后，在眉毛上三分之一处以与额纹平行的角度切开皮肤，从眶上切迹外侧几毫米处开始，延伸到眉毛外侧末端。在保护眼轮匝肌纤维的同时，进行帽状腱膜下解剖，暴露骨膜和颞肌筋膜。然后以眶上缘为基准，将骨膜以倒 U 形方式提起，并向下牵拉。钝性分离颞肌并向后外侧牵拉，无需电灼。在额颞缝后方、颞上线正下方钻孔，并剥离额部硬膜。使用神经导航确定额窦的位置，在眶上缘上方、眶上切迹外侧完成约 2cm × 2cm 的眶上开颅术，注意避免侵犯额窦。这种开颅尺寸为内镜解剖视交叉池和切除第三脑室内的肿瘤提供了足够的空间（图 13.2）。如果无意中进入额窦，则用骨膜瓣进行填塞，并用明胶海绵填充，以确保额窦密闭。最好保留额窦黏膜以保持生理引流。

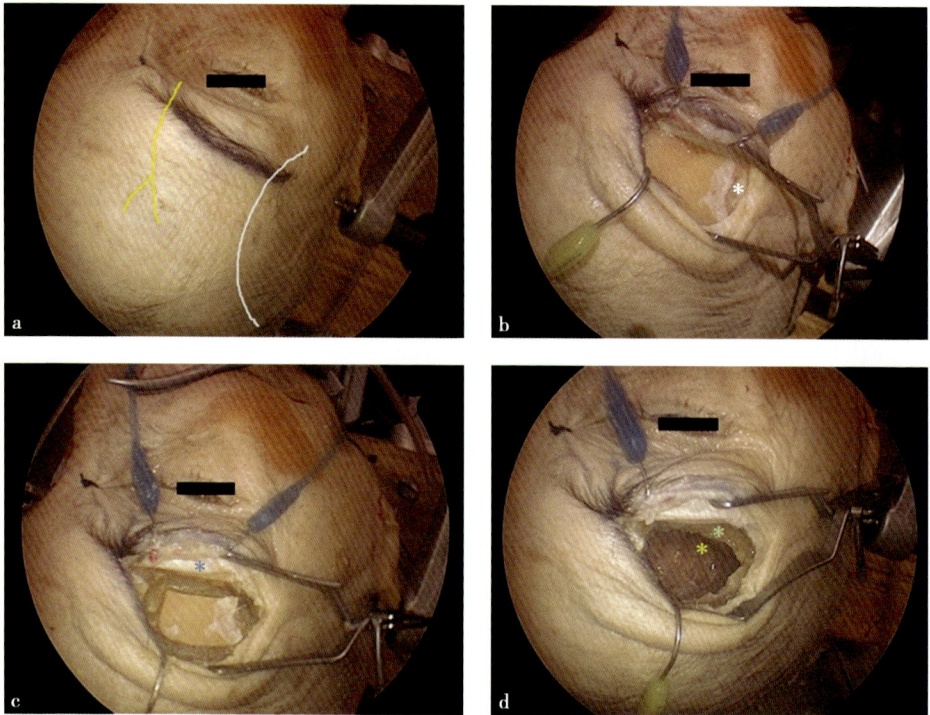

图 13.2 尸体解剖展示眶上锁孔开颅术的手术步骤。(a)在眶上神经血管复合体(黄线)和颞上线(白线)之间设计一个眉毛内的手术切口。(b)向下牵开骨膜并分离颞肌(白色星号)。(c)在眶上缘上方进行开颅术(蓝色星号)。(d)磨平眶顶(绿色星号),切开硬脑膜以暴露下外侧额叶(黄色星号)

从眶顶钝性分离硬脑膜,然后使用金刚钻磨平前颅底。这种方法可以方便通过内镜直达术野,而无需牵拉额叶。然后将配有 0° 和 45°(长 18cm,直径 4mm)的内镜(KARL STORZ Endoscopy)放入手术视野,并在整个手术过程中将其靠在骨窗下缘作为支点。倒 C 形剪开硬脑膜,并用缝线牵拉固定。采用双人四手技术,在同侧额下区域,从外向内仔细解剖蛛网膜,以便额叶在重力作用下自然下垂。当看到同侧侧裂池后,内镜便沿蝶骨小翼从外侧向内侧移动,以避免损伤同侧嗅觉神经。打开视神经 - 颈动脉池和视交叉池释放脑脊液后可进一步松弛额叶,更好地识别视交叉、同侧视神经和颈内动脉(ICA)。通过更偏内侧的视野,暴露对侧视神经 - 颈动脉池,从而识别对侧颈内动脉和视神经。沿着同侧颈内动脉向其分叉处和更远端移动,可在视交叉上方识别出前交通动脉(AcomA)复合体,通常在视交叉前缘 3mm 以内(图 13.3)。小心保留视交叉的穿支动脉对于保留患者视力至关重要。

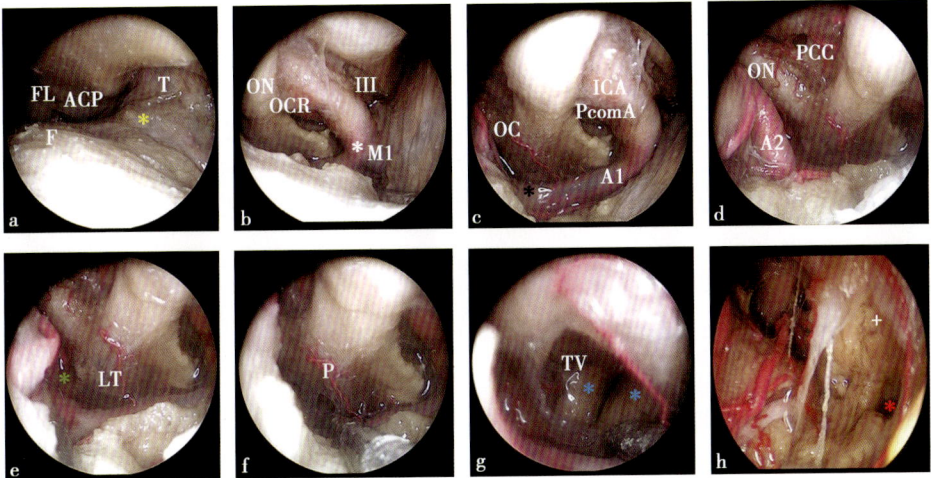

图 13.3　在标本上进行右侧 ESOTLA 硬膜下操作。(a) 从外侧至内侧解剖游离额下蛛网膜间隙，并暴露侧裂池（黄色星号）。(b) 打开视神经 - 颈动脉池并显露颈内动脉分叉（白色星号）。(c) 沿着右侧 A1 越过视交叉显露 AcomA（黑色星号）。(d) 打开视交叉上池和左侧视神经颈动脉池。(e) 显露左侧 A1（绿色星号）和终板。(f) 锐性分离打开终板。(g) 显露第三脑室内的双侧丘脑（蓝色星号）。(h) 使用 45° 内镜观察视交叉后间隙（白色加号）和第三脑室底部（红色星号）。A1、A2，大脑前动脉的第一段和第二段；ACP，前床突；F，额叶；FL，镰状韧带；ICA，颈内动脉；LT，终板；M1，大脑中动脉的第一段；OC，视交叉；OCR，视神经颈动脉池；ON，视神经；P，穿支动脉；PCC，视交叉前池；PcomA，后交通动脉；T，颞叶；TV，第三脑室；III，动眼神经

　　终板池开放后，可以发现终板位于视交叉后上方的一层薄膜结构，并因肿瘤推挤而明显凸出。在终板的中央无血管区锐性解剖，打开终板。必要时可以轻轻向上移动 ACA-AcomA 复合体，进一步确定无血管的造瘘区。进入第三脑室后，剪开肿瘤包膜，抽空肿瘤的囊性部分。然后使用超声吸引器（Sonopet，Stryker）和碎切抽吸装置（NICO Myriad）对肿瘤的实性部分进行瘤内减容。充分减瘤后，在进行包膜外解剖，将肿瘤囊壁与下丘脑、视交叉和双侧大脑后动脉（PCA）分离。然后将肿瘤囊壁向中心牵拉，分块切除，对于附着在第三脑室底部的少许肿瘤皮，可以酌情残留（图 13.4）。

　　试图全切除三脑室肿瘤，可能需要对下丘脑进行大量骚扰，并可能导致严重的神经功能缺损。因此需制订合理的手术计划和目标，避免损伤下丘脑。在颅咽管瘤手术时，必须锐性分离瘤脑界面，以尽量减少下丘脑损伤的风险。使用 45° 内镜并调整各个方向角度，可以从前到后观察第三脑室底部，并评估盲区是否有肿瘤残留。

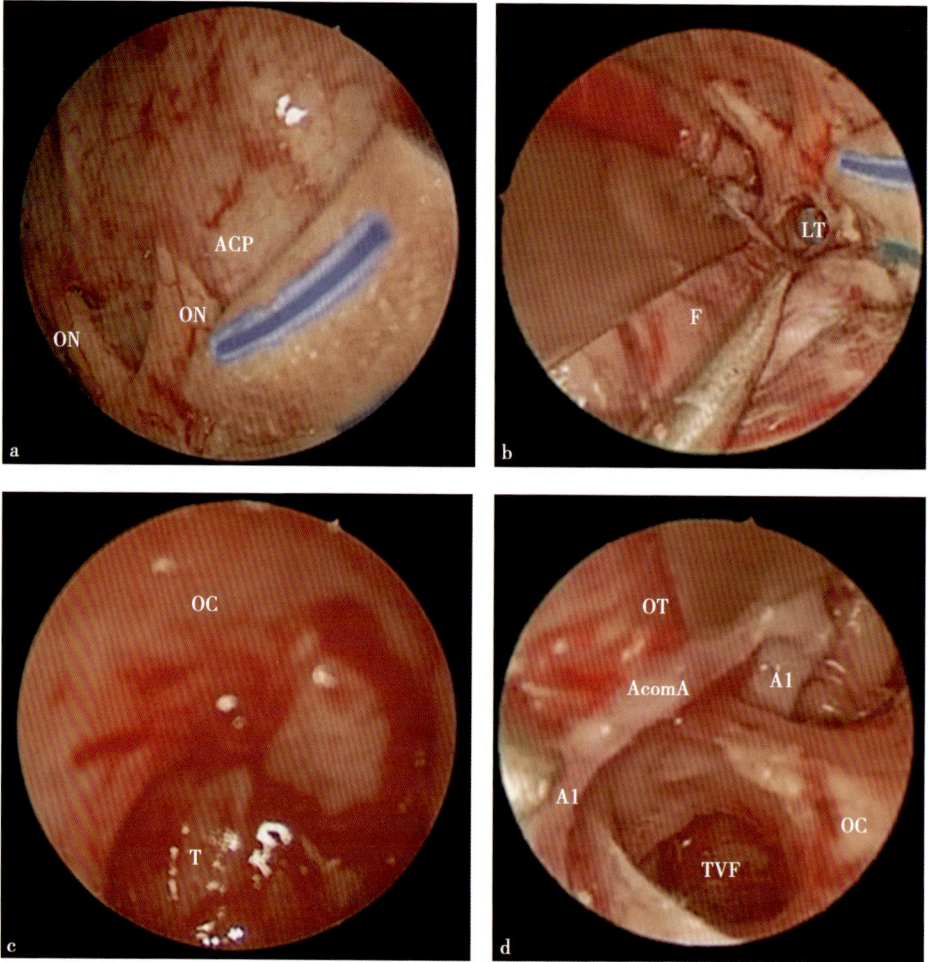

图 13.4 患者术中视图。通过内镜眶上经终板入路（ESOTLA）切除第三脑室颅咽管瘤。（a）自外向内侧的顺序游离额下间隙。（b）打开终板。（c）肿瘤内部减容。（d）使用45°内镜探查第三脑室底部和视交叉后间隙。A1，大脑前动脉第一段；AcomA，前交通动脉；ACP，前床突；F，右额叶；LT，终板；OC，视交叉；ON，视神经；OT，视束；T，肿瘤；TVF，第三脑室底部

13.8　关颅过程

止血完成后，水密缝合硬脑膜，以最大程度地降低术后假性脑膜膨出形成的风险，确保最佳伤口愈合并减少住院时间。为了消除任何潜在的硬膜外无效腔，将硬膜悬吊在周边骨缘。然后重新还纳骨瓣并使用钛板和钛钉固定，调整骨瓣位置，确保骨瓣稳定同时兼顾前额部美观。然后将颞肌筋膜固定到骨瓣上以防止肌肉萎缩并保持咀嚼功能。最后，使用 4-0 Vicryl 缝线间断缝合帽状腱膜，然后用 6-0 皮下连续缝合皮肤。第二天使用敷料和绷带局部加压包扎，以防止软组织水肿。

13.9　术后管理

患者对手术耐受良好，麻醉清醒后对其进行神经系统检查和视觉测试，未发现异常。术后恢复正常饮食，早期即可下床活动。患者术后 2 天出院。随后的组织学检查证实为乳头状颅咽管瘤，*BRAF* V600E 突变阳性。手术 1 周后，切口愈合良好，无红肿渗出，遂予以拆线。术后 MRI 显示漏斗部有少许肿瘤残留，因此开始辅助 BRAF 抑制剂治疗。术后 1 年随访 MRI 未发现残留肿瘤进展或复发。手术的美容效果极佳，手术部位无明显瘢痕或脱发迹象。患者随访 4年，神经系统完好，部分垂体功能减退。

13.10　并发症

ESOTLA 是治疗第三脑室病变的有效微创方法，但并非没有风险。不过，在高年资外科医生（D.P.）的经验中，没有观察到任何并发症。在眶上切迹外侧进行皮肤切口时，眶上神经损伤导致额叶感觉异常的情况很少见。通过限制切口向横向过度延长，并避免在解剖颞肌时使用电刀，可以降低面神经额支受损的风险，从而避免由此导致的眉毛不对称。这种方法还有另一种上睑切口，将切口隐藏在睑板上皱褶中，可以避免眉毛脱发的风险。然而，它仍然存在侵犯眶隔的风险。

ESOTLA 可以最大限度地减少额叶的牵拉，从而降低记忆、执行计划和人格改变的风险，这与显微技术相比具有潜在的优势。小心地自外向内进行额下蛛网膜解剖，可以避免嗅神经损伤。值得注意的是，过度牵拉或者损伤穿支血管可能会造成下丘脑和视力损伤。这些潜在的风险可以通过使用有角度的内镜和包膜外锐性解剖来降低。然而，在遇到与第三脑室侧壁或底部严重粘连的情况下，残留少许肿瘤并进行术后辅助治疗可能更合理。

13.11　评论

　　资深外科医生（D.P.）在处理第三脑室内病变方面的经验表明，在熟练的内镜神经外科医生手中，使用双人四手技术，ESOTLA 可以轻松打开终板和整个第三脑室。无论是在视交叉后方还是在第三脑室底部，工作自由度都没有限制。虽然与前外侧入路相比，眶上开颅手术的骨窗较小，可能会影响显微镜手术的视角，但在术区使用有角度的内镜并适当旋转，可以有效地克服这一障碍。

13.12　结论

　　ESOTLA 是治疗第三脑室内病变的一种有前途且有效的替代方法，既能实现良好的神经功能保留又可带来满意的美容效果。本章介绍了这种手术技术，并深入了解了其应用、优势和潜在局限性。当我们探索这项新技术时，希望我们的经验能够为神经外科技术的发展做出贡献，并进一步完善这种安全有效处理第三脑室病变的方法。

（何洁 译，王嘉炜 校）

参考文献

1. Krishna V, Blaker B, Kosnik L, Patel S, Vandergrift W. Trans-lamina terminalis approach to third ventricle using supraorbital craniotomy: technique description and literature review for outcome comparison with anterior, lateral and trans-sphenoidal corridors. Minim Invasive Neurosurg. 2011;54(5–6):236–42.
2. Shi XE, Wu B, Fan T, Zhou ZQ, Zhang YL. Craniopharyngioma: surgical experience of 309 cases in China. Clin Neurol Neurosurg. 2008;110(2):151–9.
3. Charalampaki P, Filippi R, Welschehold S, Conrad J, Perneczky A. Tumors of the lateral and third ventricle: removal under endoscope-assisted keyhole conditions. Neurosurgery. 2008;62(6 Suppl 3):1049–58.
4. Fahlbusch R, Honegger J, Paulus W, Huk W, Buchfelder M. Surgical treatment of craniopharyngiomas: experience with 168 patients. J Neurosurg. 1999;90(2):237–50.
5. Cavallo LM, Prevedello DM, Solari D, Gardner PA, Esposito F, Snyderman CH, et al. Extended endoscopic endonasal transsphenoidal approach for residual or recurrent craniopharyngiomas. J Neurosurg. 2009;111(3):578–89.
6. Kassam AB, Gardner PA, Snyderman CH, Carrau RL, Mintz AH, Prevedello DM. Expanded endonasal approach, a fully endoscopic transnasal approach for the resection of midline suprasellar craniopharyngiomas: a new classification based on the infundibulum. J Neurosurg. 2008;108(4):715–28.
7. King TT. Removal of intraventricular craniopharyngiomas through the lamina terminalis. Acta Neurochir. 1979;45(3–4):277–86.
8. Shucart WA, Stein BM. Transcallosal approach to the anterior ventricular system. Neurosurgery. 1978;3(3):339–43.
9. Beaumont TL, Limbrick DD, Patel B, Chicoine MR, Rich KM, Dacey RG. Surgical management of colloid cysts of the third ventricle: a single-institution comparison of endoscopic and

microsurgical resection. J Neurosurg. 2022:1–9.

10. Ormond DR, Hadjipanayis CG. The supraorbital keyhole craniotomy through an eyebrow incision: its origins and evolution. Minim Invasive Surg. 2013;2013:296469.

11. Abdou MS, Cohen AR. Endoscopic surgery of the third ventricle: the subfrontal trans-lamina terminalis approach. Minim Invasive Neuros. 2000;43(4):208–11.

12. Cai M, Ye Z, Ling C, Zhang B, Hou B. Trans-eyebrow supraorbital keyhole approach in suprasellar and third ventricular craniopharyngioma surgery: the experience of 27 cases and a literature review. J Neuro-Oncol. 2019;141(2):363–71.

13. Gazzeri R, Nishiyama Y, Teo C. Endoscopic supraorbital eyebrow approach for the surgical treatment of extraaxialand intraaxial tumors. Neurosurg Focus. 2014;37(4):E20.

14. de Divitiis E, Cavallo LM, Cappabianca P, Esposito F. Extended endoscopic endonasal transsphenoidal approach for the removal of suprasellar tumors: part 2. Neurosurgery. 2007;60(1):46–58; discussion −9.

15. Cavallo LM, de Divitiis O, Aydin S, Messina A, Esposito F, Iaconetta G, et al. Extended endoscopic endonasal transsphenoidal approach to the suprasellar area: anatomic considerations—part 1. Neurosurgery. 2008;62(6 Suppl 3):1202–12.

16. Iacoangeli M, Colasanti R, Esposito D, Di Rienzo A, di Somma L, Dobran M, et al. Supraorbital subfrontal trans-laminar endoscope-assisted approach for tumors of the posterior third ventricle. Acta Neurochir. 2017;159(4):645–54.

17. Martinez-Perez R, Albonette-Felicio T, Hardesty DA, Shahein M, Carrau RL, Prevedello DM. The endoscopic supraorbital translaminar approach: a technical note. Acta Neurochir. 2021;163(3):635–41.

18. Spena G, Fasel J, Tribolet N, Radovanovic I. Subfrontal endoscopic fenestration of lamina terminalis: an anatomical study. Minim Invasive Neurosurg. 2008;51(6).319–23.

19. Ahmed SI, Javed G, Laghari AA, Bareeqa SB, Aziz K, Khan M, et al. Third ventricular tumors: a comprehensive literature review. Cureus. 2018;10(10):e3417.

20. Arnaout MM, Luzzi S, Galzio R, Aziz K. Supraorbital keyhole approach: pure endoscopic and endoscope-assisted perspective. Clin Neurol Neurosurg. 2020;189:105623.

第十四章
经眶入颅手术

Alberto Di Somma, Marta Codes, Giulia Guizzardi, Alejandra Mosteiro, Roberto Tafuto, Abel Ferres, Jessica Matas, Alberto Prats-Galino, Joaquim Enseñat, and Luigi Maria Cavallo

14.1 简介和历史

尽管经眶手术近些年才开始声名鹊起，但这种入路早在 20 世纪就已经被多个学科广泛用于临床和科研 [1-4]。

该技术的演变历史非常有趣，从一开始在医学和伦理上备受争议的外科手术，逐步演变成治疗特殊颅底病变的一种有效入路。这一巨大进步反映了显微外科手术的影响、技术的进步（尤其是在可视化方面）以及多学科协作的重要性。

在阐述经眶入路手术治疗脑内病变之前，我们先简要回顾一下历史。

14.1.1 经眶入路至颅内空间的历史

眼科手术入路的拓展始于 19 世纪后期经眶入路的开创 [5]。事实上，眼科医生 Hermann Knapp 于 1874 年首次介绍了前眶切开术，通过上眼睑 / 眉毛或经结膜 / 下眼睑切口切除视神经鞘瘤 [5]。70 多年后，William Benedict 使用这项技术成功完成了眶前三分之二病变的手术切除 [6]，从此这项技术开始逐渐流行起来。

与此同时，神经外科领域正在试图突破颅骨和眼眶之间的解剖界限，寻找更好的入路，以便更好地暴露眶后结构。1886 年，Rudolf Krönlein 描述了侧方眶骨切开术，用于切除眼眶内皮样囊肿或治疗眼球后肿瘤，但没有证据表明该技术用于治疗涉及颅内结构的病变 [7]。

1922 年，Walter Dandy 提出，经颅入路是治疗眼眶肿瘤的最佳方法，并宣传其在定位、手术暴露和手术操作方面优于经眶手术 [8,9]。相反，Raynold Berke 继续倡导眼科的经眶入路 [10]。

鉴于 Berke 和 Dandy 之间的矛盾观点，经眶入路在随后的几年里仅限于治疗与眼睛相关的疾病，直到新的手术技术出现，才再次使其成为人们关注的焦点。

1937 年，Amarro Fiamberti 首次介绍了经眶前额叶切断术，该技术最初作为一种治疗精神分裂症和精神病的微创手术，被用来替代电休克疗法[11]。Walter Freeman 和 James Watts 对经眶入路脑白质切断术进行了持续深入的研究并坚持不懈推广，该技术开始逐渐被精神病学界广泛接受[12,13]。然而，几年后，由于缺少手术有效的直接证据，且暴露出越来越多地与该手术相关的社会和伦理问题，导致 Freeman 的经眶入路被逐步淘汰。所有这些都给经眶入路的发展带来了巨大的挫折。

1951 年，Toyoji Wada 和 Masateru Toyota 介绍了经眶入路进入脑室，并顺利完成了气脑造影[14]。但由于气脑造影的影响力有限，该技术从未获得学界的认可。

显微镜和显微手术器械的发展使得微创技术能够更好地显露颅内空间，最大限度地减少了脑组织牵拉损伤、切口部位、美容缺陷和手术恢复时间等问题。

随着显微技术的发展，神经外科颅底入路也得到了迅速的发展。对眼眶这一结构的充分利用可以更好地显露颅前窝和颅中窝结构，这对于扩大传统颅底入路的显露范围至关重要。

1982 年，Jane 和同事描述了眶上入路[15]。几年后的 1986 年，Akira Hakuba 报道了眶颧颞下入路，将 Krönlein 的眶外侧截骨术与经典的额颞开颅术结合起来[16]。这种扩大的开颅术可以治疗鞍旁区域和脚间窝的颅内病变，包括内侧 1/3 的蝶骨嵴脑膜瘤、岩斜脑膜瘤、三叉神经鞘瘤和基底动脉尖端动脉瘤。从那时起，眶骨切开术和传统开颅术联合就逐步成为颅底手术中一种常规的做法。

14.1.2　经眶内镜手术

内镜辅助的理念彻底改变了颅内手术的方式。它的兴起源于在一个狭小的手术通道中，可以同时获得理想的照明、放大后的清晰视野，适合某些特殊部位病变的手术。

Gerard Guiot 于 1963 年首次报道了神经内镜在颅底外科中的试验研究[17]。目前世界上第一例内镜辅助的眼眶手术，是由 John Norris 和 Gilbert Cleasby 于 1981 年实施的，他们通过该方法进行眶内异物取出和眼眶肿瘤活检[18]。这些研究证实了眼球移位是有可能的，并允许我们通过眶内直接进入颅前窝和颅中窝。

很早以前，耳鼻喉科医师和神经外科医生即开始合作，尝试使用神经内镜来处理以前需要通过开颅才能完成的手术，这种合作极大的促成了经鼻入路神经内镜手术的发展。

由此，内镜颅底外科应运而生，逐渐开始发展成为一个新的亚专科，并在 21 世纪初期催生了多个全新的经鼻入路。经鼻入路手术的流行，使颅底手术取得了巨大进步[19-22]。

在这种日新月异的形势下，经眶内镜手术开始以经鼻入路的补充方式而被用于临床，用以克服其在向外侧扩展或广泛颅底病变的解剖学限制。

2007 年，Kris Moe 在第 91 届太平洋沿岸耳眼科学会年会上首次提出了经眶神经内镜手术（transorbital neuroendoscopic surgery，TONES）的概念，该研究后来发表在 *Neurosurgery* 杂志上[23]。该技术首次被用于治疗颅前窝病变，如脑脊液漏修补、视神经减压、颅底骨折修复和颅底肿瘤切除。

从这个转折点开始，与经眶入路相关的出版物和引文数量一直在持续增加，从解剖学文章到不同病种的系列临床报道如雨后春笋般面世[24-36]。

TONES 的适应证也在不断扩大，手术技术也日臻完善。该技术允许使用这一狭小通道治疗位于颅前窝、颅中窝甚至颅后窝的更广泛的颅底病变[37-39]。

多视角显露颅内结构的重要性也催生了联合入路（经眶和经鼻联合入路）的出现，该入路最初由 Dallan 及其同事于 2015 年描述[40,41]。

因此，在简要回顾历史之后，下文将对经眶入路技术进行详细阐述，从其最初的皮肤切开到可通过该通道进入的不同颅内区域进行逐一描述。

14.2　经眶入路的皮肤切口设计

经眶内镜入路涉及各种手术类型。

了解眼睑的解剖结构对于避免相关结构的功能受损至关重要。

可以通过不同的皮肤切口来经眶内到达不同的颅底区域，特别是上睑皱褶（SLC）入路、前泪阜入路（PC）、外眦后（LRC）入路和下睑板前（PS）皮肤切口。SLC 入路是唯一通过上眼睑皮肤的手术方法，而其他方法则在眼睑结构（PC、PS 和 LRC）后方进行。由于 SLC 入路是最广泛使用的技术，也是我们团队使用的技术，我们将在下文中重点描述该技术[23,42,43]。

上睑皱褶

皮肤切口位于上睑皱褶或上睑褶处，就像上睑成形术一样。女性切口通常位于距水平睑裂 8～10mm 处，男性切口通常位于距水平睑裂 6～8mm 处。继续解剖眼轮匝肌，解剖位置位于睑板前平面和眶隔前平面的交界处，随后向上外侧方向掀起皮肌瓣，朝向眶外缘。可以使用缝线缝合以使皮肌瓣牵拉固定。识别眶隔非常重要，以免损伤到上睑提肌前脂肪垫，进而导致上睑提肌腱膜受损上睑下垂。识别眶缘后，在下缘切开骨膜，并在骨膜和眶骨膜之间的界面上进一步进行解剖。

此时，可以观察到眶下裂（IOF），这是获得进一步解剖的第一个也是最重要的解剖标志。

还可以在颧骨的眶面上识别进入颧眶孔的上颌神经颧面支和颧颞支，并可以保留相应的伴行动脉。这些都是有用的解剖标志，即使位置不是恒定的，但也都可以用于帮助识别 IOF[44]。

用脑压板将眶内容物稍微向内侧分离，获得足够的空间以置入内镜并提供足够的手术操作空间（图 14.1）。

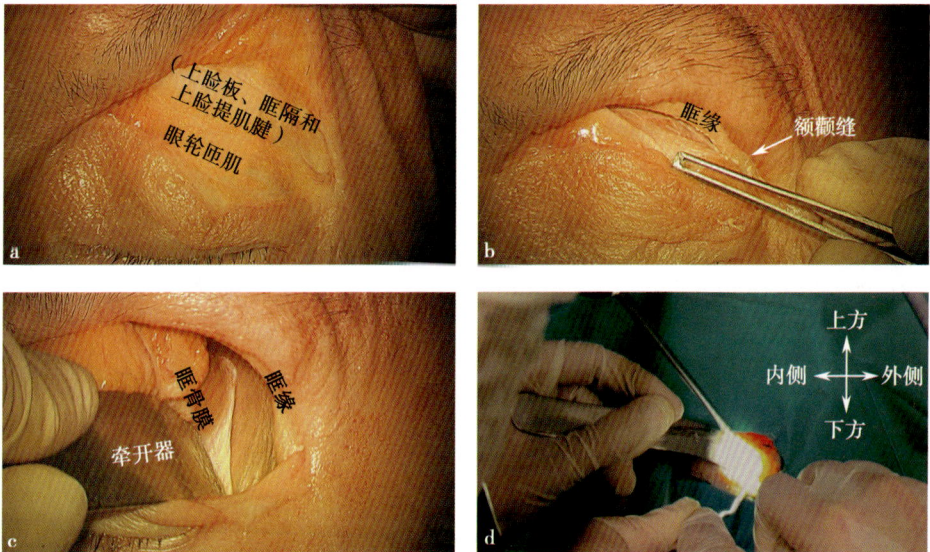

图 14.1　左侧经眶内入路解剖图示，显示皮肤及皮下解剖过程。在距睑裂 8mm 处切开上眼睑皮肤。（a，b）然后切开眼轮匝肌的睑部，并保留纤维的外侧，直到可以看到上外侧眶缘。（c）切开骨膜，以便在内侧眶骨膜和外侧眶缘之间形成手术操作空间。（d）手持神经内镜置入经眶通道中

14.3　工作空间：创造手术空间

皮肤及皮下通道准备好后，需要在眶内创造足够的空间，以便使用内镜进行操作，从而能够到达目标区域治疗相应的病症[42]。

在眶内置入可塑性脑牵开器，将眶内容物从眶后外侧壁向内侧分离，从而为进一步解剖创造空间并保护眶内结构。眶上裂和眶下裂是眶内容物向内侧移位的极限[45]。

此时，必须置入内镜以更好地观察前面提到的结构，尤其是眶裂，这对于术

中准确的解剖定位至关重要。

　　为了获得充分的暴露和适当的操作空间,首先要在颧骨上钻孔。在眶外侧壁的颧骨眶面钻孔,暴露颞深筋膜。随后,继续在蝶骨大翼的腹侧和垂直部钻孔,直到显露颞部硬脑膜。

　　随着横向空间的扩大,牵开器应沿着 IOF 的长轴移动,以便轻柔地向内移动并保护眶内容物。磨除蝶骨大翼,直到形成 V 形。这个 V 形的顶点指向 IOF,底部由蝶骨小翼形成,内侧到 SOF 和眶内容物,外侧到颞肌 / 筋膜。V 形的中央部分对应于颞部硬膜,进一步扩大磨除上方骨质可以向上显示额部硬膜(图 14.2)。

　　切除眶缘可以进一步扩大手术空间[46]。

　　从这一点开始,具体手术方法应该根据病变位置和性质来综合评估。

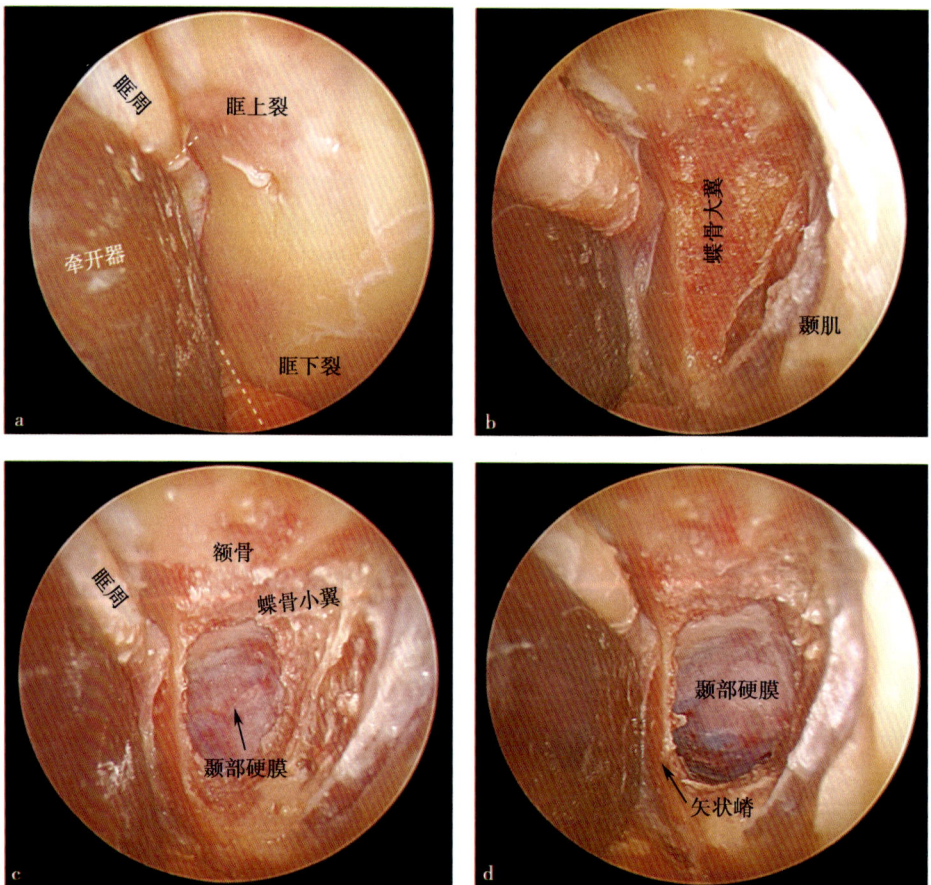

图 14.2　左侧经眶入路解剖图示,显示骨质磨除范围。(a)使用可塑形脑牵开器将眶内容物从眶后外侧壁向内侧分离,直到可以看到眶上裂和眶下裂。(b)磨除颧骨眶面,直到暴露颞深筋膜。(c)磨除蝶骨大翼,直到暴露颞部硬膜。(d)暴露矢状嵴

14.4 经眶骨支柱和颅内目标

从教学角度来看,侧颅底有 4 个主要骨性结构值得描述,这些骨性结构与经眶入路通向不同的颅内区域有关。他们分别是前床突和蝶骨小翼、矢状嵴、颅中窝底和岩尖(图 14.3)。以下各节将对它们进行详细阐述。

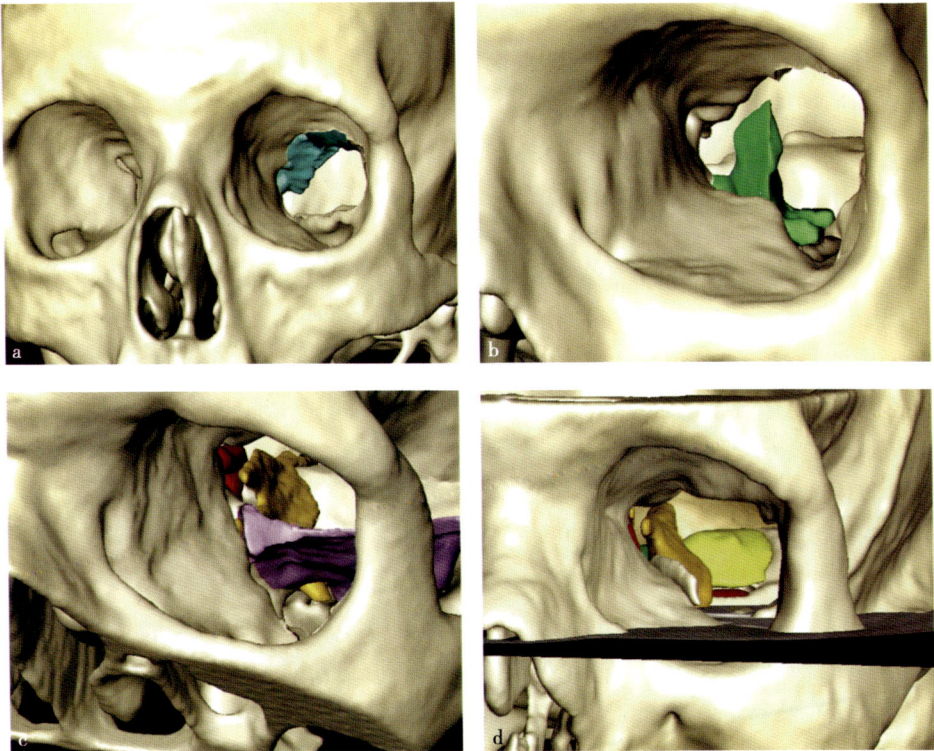

图 14.3 Amira 软件对经眶入路中 4 个骨性结构进行了三维重建从教学角度对本章中描述的经眶内镜入路中的 4 个骨性结构进行重建。(a)蝶骨小翼;(b)矢状嵴;(c)颅中窝底(紫色)与半月神经节(黄色)和颈内动脉(红色);(d)岩尖(黄色)

14.4.1 前床突和蝶骨小翼:视神经-颈内动脉区、额叶、侧裂池和大脑中动脉

蝶骨小翼(LSW)和前床突(AC)将放在一起进行讨论,因为前床突代表了蝶骨小翼的内界。在获得足够的眶内操作空间后,必须充分暴露颞极和额叶的硬脑膜。

一旦暴露完毕,必须从外侧向内侧磨除蝶骨小翼;之后,可分别从上方和下方使用剥离子将硬脑膜从蝶骨小翼上分离。可以使用 Kerrison 咬骨钳咬除蝶骨小翼。当解剖更向内侧进行时，必须在 SOF 的上外侧缘识别眶脑膜韧带（MOB）。该硬膜带将额颞基底硬膜的骨膜层与眶骨连接起来，使眶内容物难以向下内侧移位，因此必须将其游离松解以扩大操作视野，尤其是在暴露视神经 - 颈内动脉区域时。从 SOF 的上缘和外缘可以剥离 MOB，从而获得所需的工作空间。然而，为了充分暴露 MOB，应切除矢状崎的最上部（见下一段）。然后可在水平面上通过 SOF 顶部继续向内侧进行钝性解剖，以使眶内容物向下移位。一旦到达解剖标志点，就可以在 LSW 内侧向后突出的后壁上识别出前床突（ACP）基底的三角形区域。

切除 ACP 是进入和处理涉及颅底中央的神经血管和肿瘤病变的相关外科手术。由于神经血管结构的接近性和周围区域解剖特征的可变性，这仍然是一项重大挑战[47]。

ACP 基底由三个解剖附着点界定，如下所示：外侧为眶上裂上缘上方的骨质，内侧为现有的两个根部：前根从视神经管上壁延伸至蝶骨小翼，形成视神经管的顶部，后根由视神经管底部向眶上裂内侧延伸形成视柱[31]。视柱是一个骨质支柱，从前床突下表面向外侧内侧延伸至蝶骨体侧壁，形成视神经管底部，将其与眶上裂分开。

将每个解剖标志点连接起来即形成了前床突三角的几条边，外侧由 SOF 界定，内侧由视神经管顶部界定。

在 MOB 解剖并保护眶内容物将其向下移位后，可以进行骨质磨除和解剖以暴露前床突和视神经管。继续在水平面上通过 SOF 顶部向内侧磨除，可以打开视神经管的顶壁，然后向后向 ACP 基底部中心进行骨质磨除，直到小心地从周围的硬脑膜上分离并完全去除。视神经（位于 ACP 的上内侧）和动眼神经（位于 ACP 的下外侧）可以在直视下从 ACP 分离[47]。然而，由于颈内动脉被 ACP和视柱遮挡，因此从 ACP 后表面分离硬脑膜时必须非常小心[31]。

最终通过轻轻扭断后根或视柱或逐步磨除的方法彻底将 ACP 从硬膜外切除。所获得的锥形硬膜外空间界限如下：外侧，覆盖在 LSW 上表面的硬膜；上方，覆盖在 LSW 上表面和蝶骨平台外侧缘的硬膜；内侧，镰状韧带覆盖其近端部分的视神经；下方，视神经管底部的硬膜边界，即颈内动脉远端硬膜环的前部[47]。

剪开硬脑膜并随后对该区域进行硬膜下探查，可以看到视神经颈动脉区以及视神经的颅内部分，这些视神经向后方和内侧延伸，形成视交叉。还可以看到颈内动脉的床突段，被 OS 后表面的硬膜层覆盖。颈内动脉的床突段被从前床突的下表面和上表面（近端和远端硬膜环）延伸出的两层硬脑膜所固定。另一方面，打开视神经颈动脉区上方的硬脑膜，可以发现额叶底部以及嗅束。

切除 LSW（和 ACP，如果需要暴露大部分内侧血管）还可以暴露外侧裂。可在此位置切开硬脑膜并打开侧裂池，直到显浅部的大脑中动脉分支，例如走行至大脑中动脉蝶骨段（M1）主干的前颞动脉。可向内侧向颈动脉池进行解剖，暴露颈动脉分叉以及大脑中动脉和大脑前动脉的起始位置。内侧豆纹动脉分支起源于 M1 的上下壁，在其朝前穿质延伸的过程中也清晰可见。另一方面，侧向解剖可暴露大脑中动脉分叉、岛叶（M2）及其上下主干和外侧豆纹动脉[48]（图 14.4）。

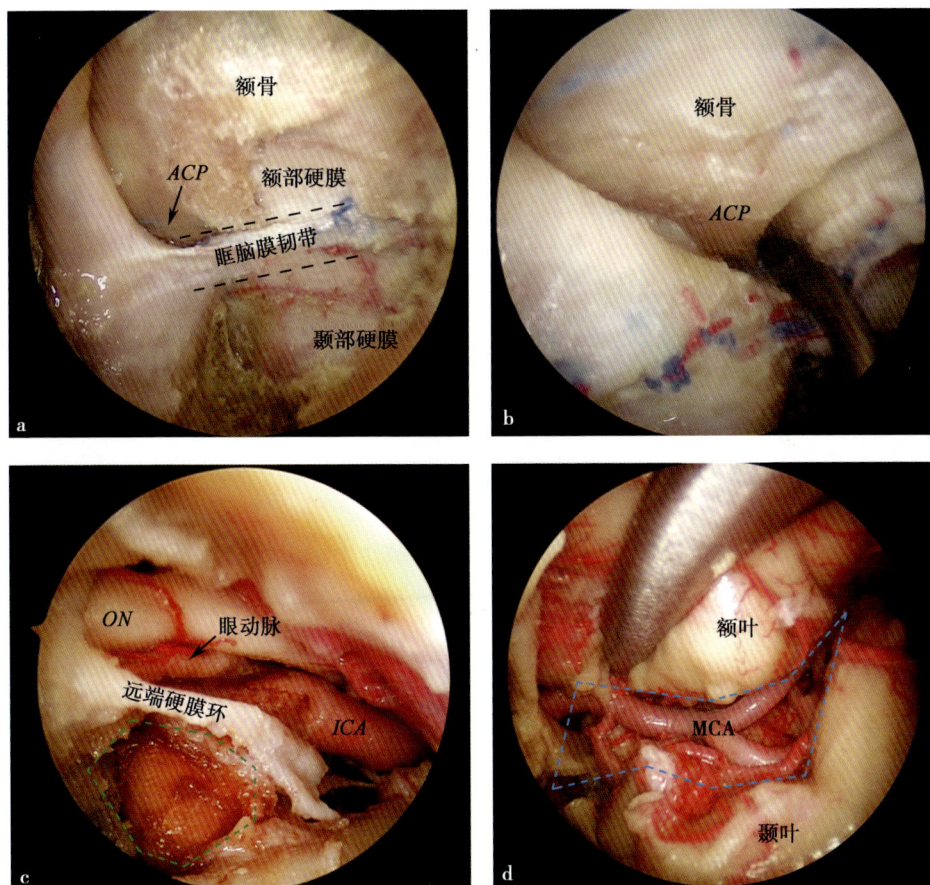

图 14.4　左侧经眶入路解剖显示前床突和蝶骨小翼靶区以及相关颅内区域（视神经颈动脉区、额叶、侧裂池和大脑中动脉）。(a) 磨除蝶骨小翼的上部和外侧部分以暴露前床突底部。(b) 暴露前床突。(c) 从眼眶角度观察到的视神经颈动脉区域。(d) 内含大脑中动脉的侧裂池。ACP，前床突；ON，神经；ICA，颈内动脉；MCA，大脑中动脉；绿色虚线，切除前床突露出颈内动脉；蓝色虚线，外侧裂池

14.4.2　矢状嵴：海绵窦和颞叶

矢状嵴是一个新命名的骨性结构，它可以在经眶内入路时用来引导至海绵窦区域和颞叶。如前所述，一旦到达眶上裂和眶下裂，蝶骨大翼的前部就会显露出来。

然后必须从上外侧到下内侧方向将蝶骨大翼（GSW）的内侧缘朝向眶上裂的外侧缘切除。在初步磨除相应骨质后，可以识别出矢状嵴，这是一个重要的标志，由 GSW 残留的内侧部分组成的三角形骨脊表示，该骨脊始终位于颞骨硬脑膜内侧、眶骨外侧和圆孔头侧之间 [49]。该手术标志是在逐步磨除 GSW 的过程中形成的。

必须完全切除这一关键标志，以便指导下一步，通常通过磨除顶盖的顶端部分，然后磨除底部直到圆孔的前部来完成。切除该结构可以观察和识别覆盖颞极和眶脑膜韧带（MOB）[49]。

切除矢状嵴（SC）后，即可通过硬膜间分离来解剖海绵窦外侧壁。海绵窦外侧壁的硬膜由两层硬膜组成：外层（硬脑膜或脑膜硬膜）和内层（真海绵膜）。内层由脑神经外膜和周围结缔组织组成 [50]。矢状嵴的识别是分离两层并找到清晰的硬膜间界面的关键解剖标志 [49]。该硬膜间操作界面已通过额颞开颅术进行了描述 [51]。

解剖后可以观察到以下关键结构：动眼神经、滑车神经、三叉神经 V1、V2 支和半月神经节、后方的三叉神经根远端 / 丛状部分以及侧面的三叉神经下颌支和脑膜中动脉。

此外，MOB 释放允许颞叶内侧部分在硬膜外平面上轻柔且部分地移位 [50]。

切除矢状嵴还可以改善覆盖颞极的硬脑膜的暴露，可以打开硬脑膜以探查颞叶并到达颞叶内侧区域直至侧脑室颞角。在颞叶硬膜下暴露过程中，侧裂静脉代表颞叶暴露的最高程度（图 14.5）。

14.4.3　颅中窝底：颞下窝

颅中窝底是可以第三个值得讨论的眶骨支撑。在进入颅中窝底之前，应进行充分暴露以获得较大的操作空间，方法是逐步磨除蝶骨大翼直到显露颞部硬膜。

然后可以使用牵开器将颞叶从硬膜外抬起，直到暴露从棘孔出来的脑膜中动脉，只有打开棘孔才能充分暴露整个颅中窝底。

颅中窝底由蝶骨大翼的水平部分、颞骨鳞部和颞骨岩部组成。其方向从后向前略有倾斜。一旦暴露了整个颅中窝底，就可以观察到颞下中脊，这是一个

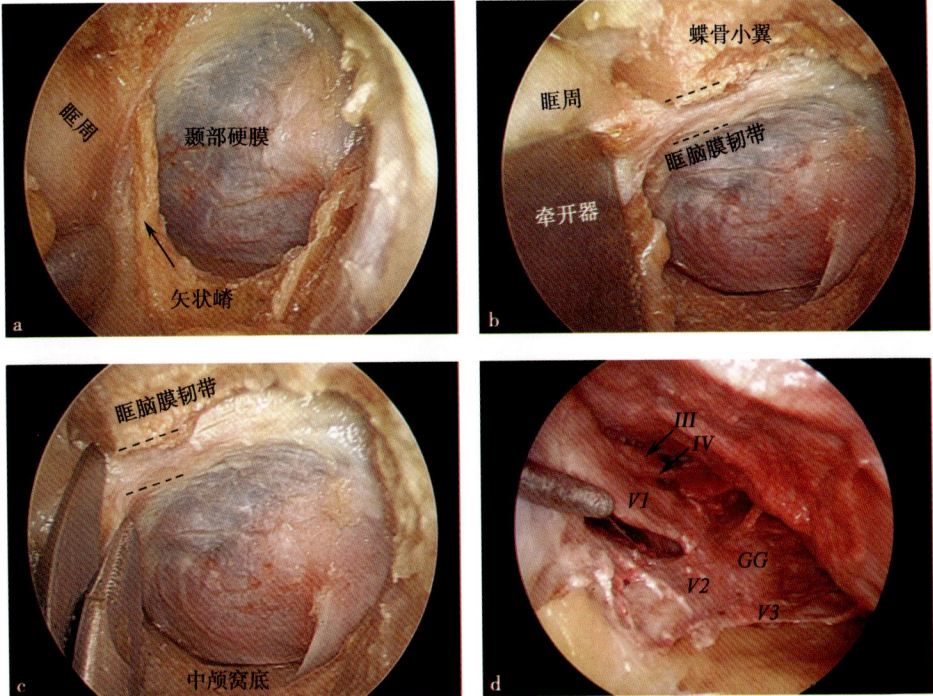

图 14.5　左侧经眶入路解剖显示骨性标志矢状嵴以及海绵窦硬膜间分离。(a)矢状嵴的识别和磨除。(b,c)眶脑膜韧带的暴露和切除。(d)通过硬膜间分离暴露海绵窦外侧壁。GG,半月神经节；III,动眼神经；IV,滑车神经；V1,三叉神经眼支；V2,三叉神经上颌支；V3,三叉神经下颌支

骨性突起，必须磨除才能获得平坦的颅中窝底，然后进一步进行解剖。该结构最近被重新命名为"卵圆嵴"[52]。

内侧部分对应鞍旁区域，其中安全骨切除的极限是海绵窦的侧壁。三叉神经的所有三个分支以及半月神经节都应该可见。

外侧部分由蝶骨大翼外侧和颞骨鳞部组成，其中安全磨除的边界是颞骨鳞部的边缘。

其他骨质切除的安全边界如下：下方为覆盖颞下窝的翼外肌；上方为蝶骨小翼；后方为岩浅大神经、颈动脉岩部和颞骨岩部前表面；前方为蝶骨大翼腹侧和垂直部分之间的分界。

按照上述解剖边界切除颅中窝底，使颅中窝与颞下窝相通，从而可以与其他内镜入路（如鼻内和上颌窦入路）联合[37]。它还允许通过经眶内入路抵达斜坡和颅后窝等更深的区域[53]（图 14.6）。

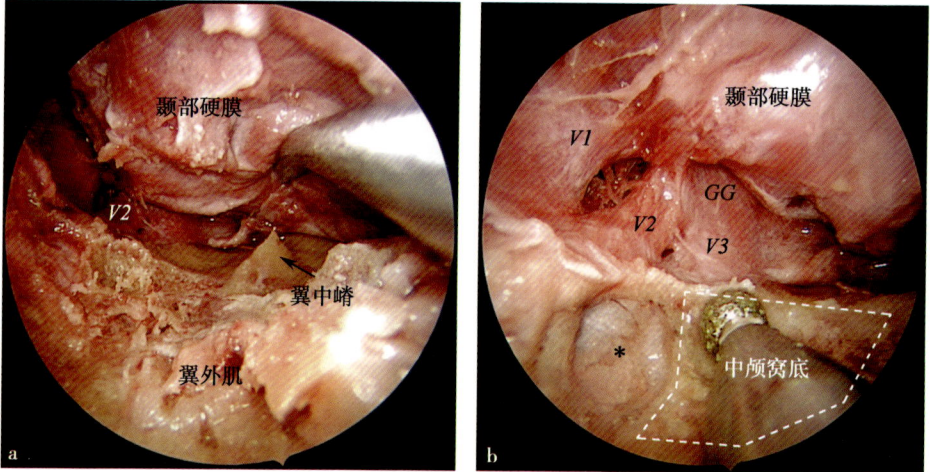

图 14.6　左侧经眶入路解剖，显示颅中窝底骨性区域。（a）从硬膜外抬起颞叶，可见颅中窝底。（b）磨除颅中窝底，以便进入颞下窝。GG，半月神经节；V1，三叉神经眼支；V2，三叉神经上颌支；V3，三叉神经下颌支；*，蝶窦黏膜

14.4.4　岩尖：颈内动脉和颅后窝

岩尖（PA）是颞骨岩部金字塔形的前内侧部分，在颅底呈斜向走向。它与颞骨大翼后壁和枕骨相连。岩尖仍然是颅底手术中最具挑战性的区域之一，因为它与关键的神经血管结构密切相关。岩尖是可通过经眶内入路到达的颅底最深的骨性结构，也是此入路的第四个关键性骨性结构。切除岩尖可暴露颅后窝的主要神经血管结构，并可以完整显露颈内动脉。因此，在本段中，将阐述岩尖磨除、走行在岩骨内的颈内动脉，以及颅后窝的神经血管结构。

一旦从硬膜外抬起颞叶，并如前所述磨平颅中窝底，就可以观察到以下结构：麦克尔腔和进入卵圆孔的三叉神经第三支以及离开棘孔的脑膜中动脉。在进入卵圆孔的三叉神经下颌支的外侧切断脑膜中动脉，露出岩浅大神经（GSPN）。该神经的定位是确定颈内动脉岩部（pICA）的有用标志[54]。

然后打开麦柯氏囊以显露半月神经节，并将 V3 分支向内侧移位，这可以帮助显示岩尖并提供足够的骨质磨除空间[55]。

骨质安全切除的边界定义如下[54]：下方为岩浅大神经和颈内动脉岩骨段；内侧为三叉神经下颌支和外侧半规管；外侧为内耳的起始处、耳蜗底部和前骨半规管；上方为小脑幕、岩骨嵴和岩上窦。

在识别关键标志后，从内侧向外侧磨除岩尖，注意识别内耳道并避免损伤耳蜗和半规管[56]。

　　磨除岩尖后使我们能够显露颈内动脉（ICA）的走行和颅后窝解剖结构，这将在下文中进一步阐释[57]。

　　为了避免潜在的损伤，必须从经眶入路的角度详细了解颈内动脉（ICA）的走向及其与主要神经血管结构的关系。

　　如本章前面所述，经眶入路可以从多个角度进入颈内动脉，以暴露其不同节段。

　　一旦磨除到前述所有骨性边界，即可观察到先前命名的所有解剖结构，并可通过 4 个不同的角度暴露 ICA，这些解剖窗口根据相应的海绵窦三角命名。前床突切除后暴露床突窗或 Dolenc 三角，并允许显露 ICA 的床突段，该节段走行在远端和近端硬膜环之间，根据 Bouthillier[58] 提出的 ICA 分类对应于 C5 节段。

　　一旦海绵窦的侧壁被打开，即可暴露滑车神经下窗口或帕金森三角，在帕金森三角中可以看到 ICA 的海绵窦段。该三角的头端由滑车神经的下缘界定，尾部由三叉神经眼支的上缘界定。此 ICA 节段对应于 Bouthillier 分类中的 ICA 海绵窦段的后弯[58]。对帕金森三角的进一步解剖可以进入海绵窦的后下区域，在此可以观察到 ICA 水平、后弯和后垂直部分的内侧面。脑膜 - 垂体干的起源也可以在其动脉分支（天幕动脉、脑膜后动脉和垂体下动脉）中识别出来。

　　在暴露海绵窦外侧壁后，进一步在眼神经（Ⅴ1）和上颌神经（Ⅴ2）之间进行解剖，从而暴露 Mullan 三角。该区域可以显露 ICA 海绵窦段的远端部分，对应于 Bouthillier 分类描述的 C4 或海绵窦段，该部分被颈动脉丛的交感神经纤维束包围[58]。在穿过 Dorello 管后，在岩蝶韧带（Gruber 韧带）下方进入海绵窦，还可以识别出沿前后方向走行的第六对脑神经。

　　在磨除岩尖后，暴露 Kawase 三角。颈内动脉岩部走行在岩骨外侧面的颈动脉孔中，在颈动脉管内通过破裂孔，最终进入海绵窦。该节段对应于 Bouthillier[58] 描述的 C2（岩部）和 C3（破裂孔）节段。从经眶视角看，它可以显示在 Kawase 三角内，由岩大神经、下颌神经侧缘和弓状隆起界定。

　　硬膜外岩前部分切除还使我们能够抵达颅后窝。在此位置打开硬脑膜可以探索以下硬膜下结构[57]。

　　通过这种方式可以暴露小脑脑桥角结构。在术野中央可以识别出脑桥的前外侧部分，小脑岩面则位于更靠后的位置。

　　通过这种方式暴露的神经结构包括位于内侧的三叉神经起点以及位于外侧的面神经和前庭蜗神经。关于这一区域的重要血管结构，还可以识别出引流岩上窦的岩上静脉以及 AICA 和迷路动脉。

　　还可以暴露位于中脑和小脑幕缘之间的中间切迹间隙。该切迹间隙向上开口进入环池,向下延伸进入小脑 - 中脑裂的前部。

如果结扎岩上窦并抬高和切开小脑幕,则可沿上方解剖进而到达以下区域。中脑的前外侧部分位于术野中心,周围有小脑上动脉(SCA)。如果解剖继续向内侧进行,可以识别出动眼神经脑池段,它从脑桥中脑沟发出。更外侧方向,可以识别出滑车神经脑池段,它从脑干背部发出并围绕中脑向前方走行,与小脑上动脉和小脑幕游离缘密切相邻。

继续解剖后,很难进入脑干腹侧空间,只能通过有角度的镜头才能观察到。可以看到展神经从 Dorello 管进入海绵窦。还可以观察到中线处的基底动脉主干,这是小脑前下动脉的起始位置(图 14.7)。

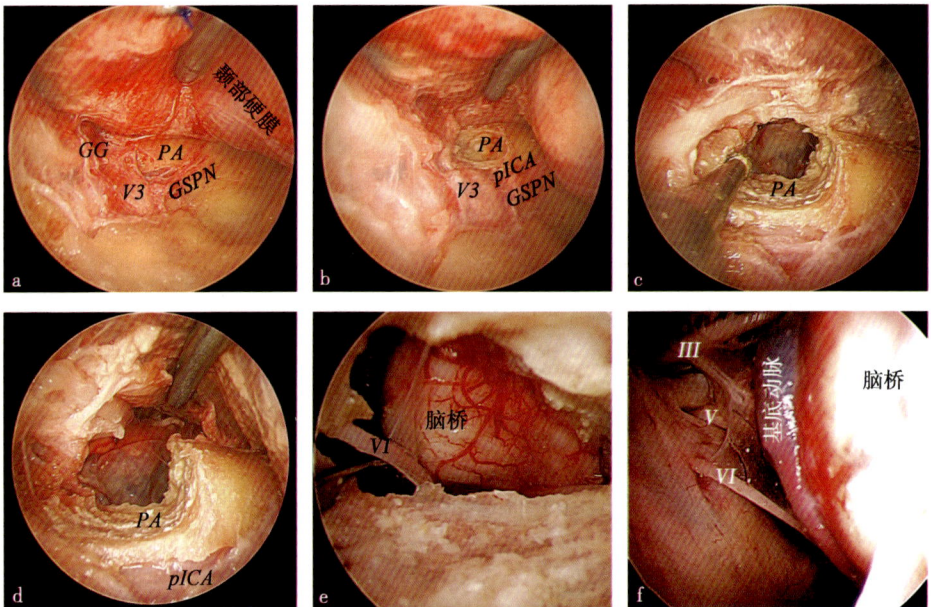

图 14.7 左侧经眶入路解剖显示岩尖骨性区域以及颅后窝。(a)经眶内入路暴露岩尖并确定主要解剖边界。(b~d)磨除岩尖可看到颅后窝。(e,f)颅后窝。GG,半月神经节;PA,岩尖;GSPN,岩浅大神经;V3,下颌神经;pICA,颈内动脉岩骨段;III,动眼神经;V,三叉神经

14.5 典型病例

患者 69 岁男性，因记忆力减退和认知障碍被诊断为左颅中窝 / 蝶骨嵴脑膜瘤（图 14.8）。

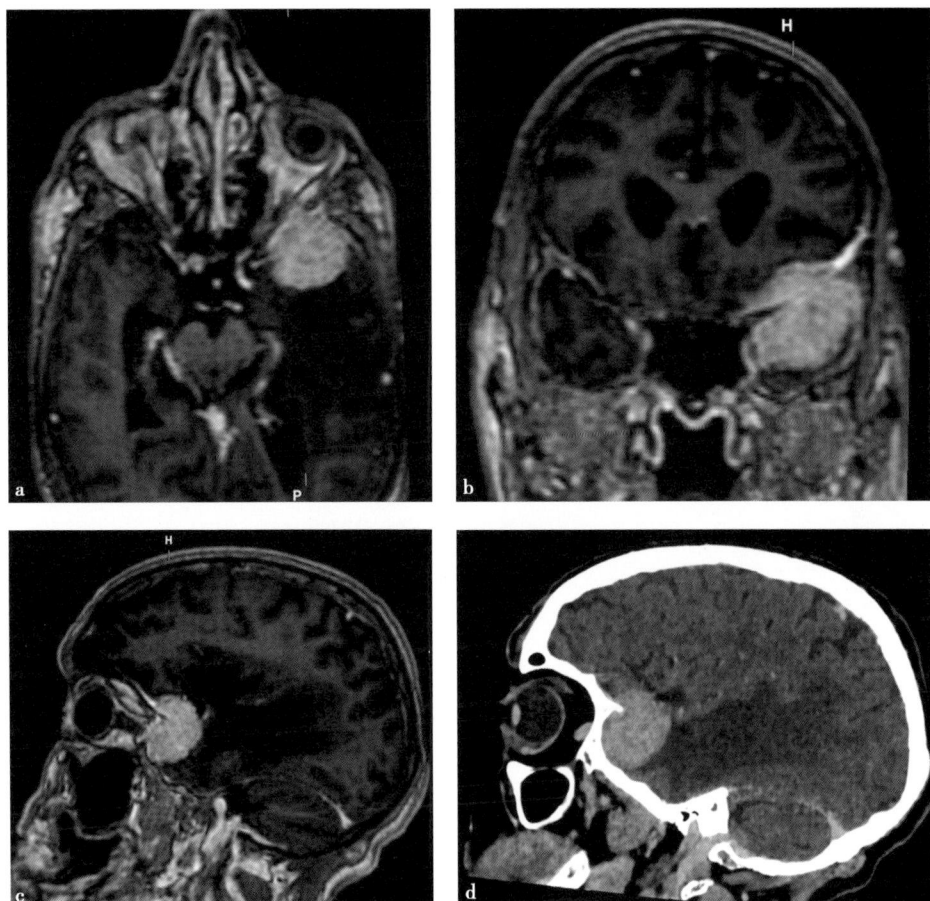

图 14.8 经眶入路切除颅中窝 / 蝶骨嵴脑膜瘤的术前图像。（a～c）轴位、冠状位和矢状位 MRI 术前扫描。（d）矢状位 CT 扫描

我们建议通过内镜上眼睑经眶入路对病变进行手术治疗。入院时，神经系统检查未发现其他障碍。按常规进行详细的术前三维分析（图 14.9）。

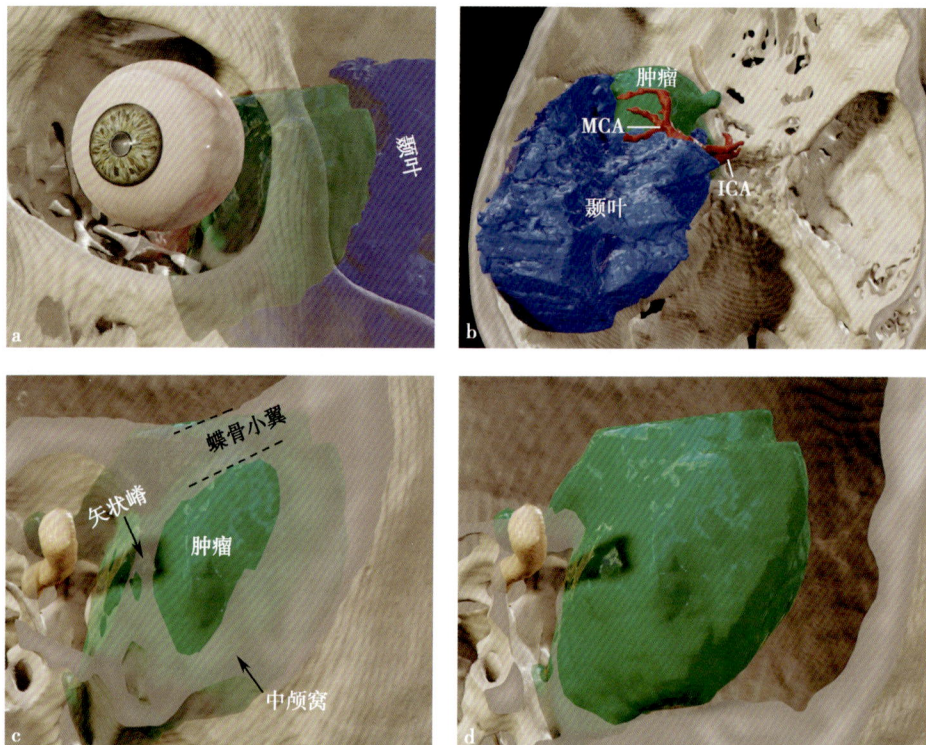

图 14.9　针对该手术病例设计的术前规划（a～d）。MCA，大脑中动脉，ICA，颈内动脉

患者在全身麻醉下仰卧，头部略微抬高并用 Mayfield 头架固定。双眼涂抹了保护性抗生素软膏。使用内镜上眼睑经眶入路完成手术，在本例中切除了眶外缘。肿瘤得到了充分的暴露，减瘤、解剖和手术切除均得到了满意的完成（图 14.10）。

手术的最后一步是重建颅底骨质缺损。我们颅底外科首选的技术是使用自体材料进行多层重建。使用自体脂肪填充术区，并用纤维蛋白胶固定。重建眶外侧缘。最后，分层缝合上眼睑皮肤和皮下结构。

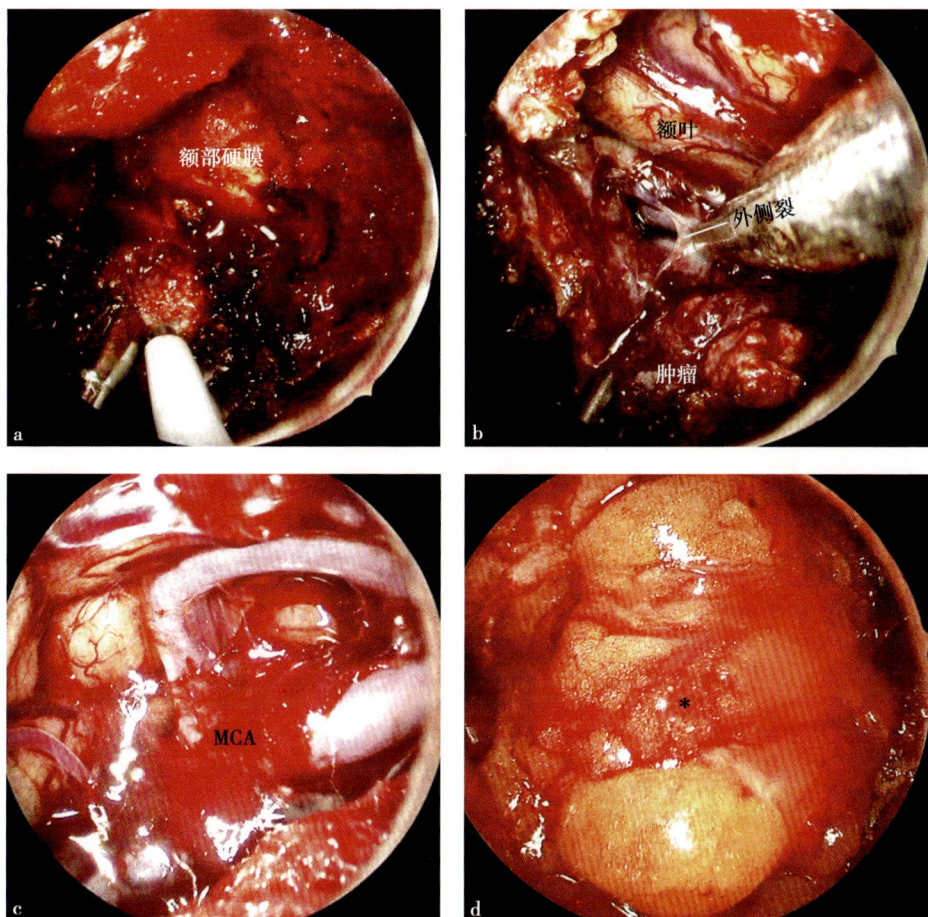

图 14.10 经上眼睑内镜手术治疗颅中窝 / 蝶骨嵴脑膜瘤。(a～d)分步切除脑膜瘤。MCA，大脑中动脉；*，用于重建的脂肪

　　患者术后情况良好。临床上，没有出现新的神经功能缺损，左眼的眼球运动和视力均得以保留。由于患者存在肾功能不全，所以术后未进行 MRI 检查；但术后 CT 显示没有并发症，且完全切除了肿瘤组织（图 14.11）。

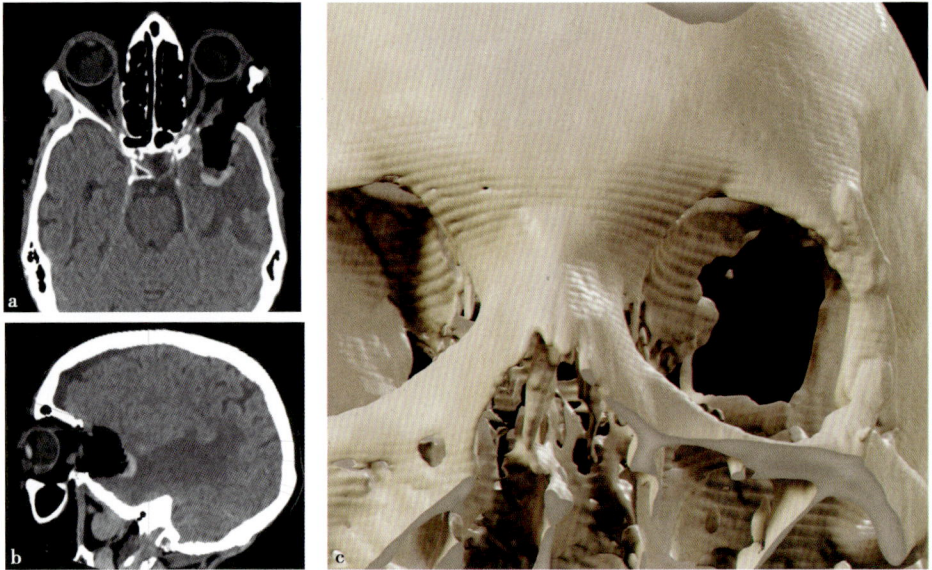

图 14.11 该患者的术后图像。(a, b) 手术病例的轴位和矢状位 CT 扫描显示无并发症且肿瘤切除充分。(c) 三维重建显示经眶入路进行的骨切除范围

14.6　结论和未来前景

内镜经眶入路技术经历了一个漫长的发展过程，近年来已获得认可和普及，被证明是进入颅底关键区域的绝佳途径。大量解剖学研究证明了其安全性和可行性，内镜辅助技术的引入使其不断发展，导致其适应证越来越广泛。

本章介绍了经眶入路的解剖结构，以便到达 4 个骨性结构和多个硬膜下空间，并附有一个典型案例。我们认为，这种方法是一种有效且可实现的微创治疗选择，无论是单独使用还是与其他手术方法联合使用，都可以触及整个颅底范围内的病变。

内镜经眶入路需要特定的学习曲线以及对神经解剖学的全面了解。和其他专家（耳鼻喉外科医生、眼科医生和麻醉师）之间的跨学科合作也是获得满意结果的必要条件。

（何洁　译，王嘉炜　校）

参考文献

1. Schwartz TH, et al. Endoscopic transorbital surgery: another leap of faith? World Neurosurg. 2022;159:54–5.
2. Kong DS, Moe KS. Editorial: endoscopic transorbital surgery for skull base tumors. Front Oncol. 2022;12:1042655.
3. Di Somma A, et al. Endoscopic transorbital surgery levels of difficulty. J Neurosurg. 2022:1–4.
4. Locatelli D, et al. Transorbital endoscopic approaches to the skull base: current concepts and future perspectives. J Neurosurg Sci. 2016;60(4):514–25.
5. Knapp H. A case of carcinoma of the outer sheath of the optic nerve, removed with preservation of the eyeball. Arch Ophthalmol Otol. 1874;4:323–54.
6. Benedict WL. Surgical treatment of tumors and cysts of the orbit. Am J Ophthalmol. 1949;Pt.1 32(6):763–73.
7. Krönlein RU. Zur Pathologie und operativen Behandlung der Dermoidcysten der Orbita. Beitr z Klin Chir Tubing. 1889;4:149–63.
8. Dandy WE. Prechiasmal intracranial tumors of the optic nerves. Am J Ophthalmol. 1922;5(3):169–88.
9. Dandy WE. Results following the transcranial operátive attack on orbital tumors. Arch Ophthalmol. 1941;25(3):191–216.
10. Berke RN. A modified Kronlein operation. AMA Arch Ophthalmol. 1954;51(5):609–32.
11. Fiamberti AM. Proposta di una tecnica operatoria modificata e semplificata per gli interventi alla Moniz sui lobi frontali in malati di mente. Raas Studi Psichiat. 1937;26:797.
12. Freeman W. Transorbital leucotomy. Lancet. 1948;2(6523):371–3.
13. Freeman W. Transorbital lobotomy in state mental hospitals. J Med Soc N J. 1954;51(4):148–50.
14 Wada T, Toyota M. Transorbital brain-ventricle puncture or a new method for pneumoventriculography. Tohoku J Exp Med. 1951;54(3):223–6.
15. Jane JA, et al. The supraorbital approach: technical note. Neurosurgery. 1982;11(4):537–42.
16. Hakuba A, Liu S, Nishimura S. The orbitozygomatic infratemporal approach: a new surgical technique. Surg Neurol. 1986;26(3):271–6.
17. Guiot J, et al. Intracranial endoscopic explorations. Presse Med. 1893;1963(71):1225–8.
18. Norris JL, Cleasby GW. Endoscopic orbital surgery. Am J Ophthalmol. 1981;91(2):249–52.
19. Kassam AB, et al. Endoscopic endonasal skull base surgery: analysis of complications in the authors' initial 800 patients. J Neurosurg. 2011;114(6):1544–68.
20. Cavallo LM, et al. The endoscopic endonasal approach for the management of craniopharyngiomas: a series of 103 patients. J Neurosurg. 2014;121(1):100–13.
21. Fraser JF, et al. Endoscopic endonasal transclival resection of chordomas: operative technique, clinical outcome, and review of the literature. J Neurosurg. 2010;112(5):1061–9.
22. Cavallo LM, et al. Endoscopic endonasal transsphenoidal surgery: history and evolution. World Neurosurg. 2019;127:686–94.
23. Moe KS, Bergeron CM, Ellenbogen RG. Transorbital neuroendoscopic surgery. Neurosurgery. 2010;67(3 Suppl Operative):ons16–28.
24. Ben Cnaan R, et al. Transorbital endoscopic-assisted management of intraorbital lesions: experience of 11 cases. Eur J Ophthalmol. 2023;33(3):1340–6.
25. Chibbaro S, et al. Endoscopic transorbital approaches to anterior and middle cranial fossa: exploring the potentialities of a modified lateral retrocanthal approach. World Neurosurg. 2021;150:e74–80.
26. Corvino S, et al. The feasibility of three port endonasal, transorbital, and sublabial approach to the petroclival region: neurosurgical audit and multiportal anatomic quantitative investigation. Acta Neurochir (Wien). 2023;
27. Dallan I, et al. Endoscopic-assisted transorbital surgery: Where do we stand on the scott's parabola? Personal considerations after a 10-year experience. Front Oncol. 2022;12:937818.
28. Di Somma A, et al. Endoscopic transorbital approach for the management of spheno-orbital meningiomas: literature review and preliminary experience. World Neurosurg. 2023;176:43–59.

29. Jung IH, et al. Endoscopic transorbital approach to the cavernous sinus: cadaveric anatomy study and clinical application ((double dagger)SevEN-009). Front Oncol. 2022;12:962598.

30. Kim EH, et al. Endoscopic transorbital approach to the insular region: cadaveric feasibility study and clinical application (SevEN-005). J Neurosurg. 2021;135(4):1164–72.

31. Lim J, et al. Endoscopic transorbital extradural anterior clinoidectomy: a stepwise surgical technique and case series study [SevEN-013]. Front Oncol. 2022;12:991065.

32. Noiphithak R, Yanez-Siller JC, Nimmannitya P. Transorbital approach for olfactory groove meningioma. World Neurosurg. 2022;162:66.

33. Polster SP, et al. The transcaruncular corridor of the medial transorbital approach to the frontal lobe: technical nuances and applications. Oper Neurosurg (Hagerstown). 2023;24(6):e458–62.

34. Radabaugh JP, et al. Transorbital-transsinus resection of sinonasal malignancy with extraconal orbital extension. Int Forum Allergy Rhinol. 2022;12(1):128–31.

35. Smith CS, et al. Transorbital debulking of sphenoid wing meningioma. J Craniofac Surg. 2022;33(3):859–62.

36. Yoo J, et al. Clinical applications of the endoscopic transorbital approach for various lesions. Acta Neurochir (Wien). 2021;163(8):2269–77.

37. Gerges MM, et al. Endoscopic transorbital approach to the infratemporal fossa and parapharyngeal space: a cadaveric study. J Neurosurg. 2019:1–12.

38. Almeida JP, et al. Transorbital endoscopic eyelid approach for resection of sphenoorbital meningiomas with predominant hyperostosis: report of 2 cases. J Neurosurg. 2018;128(6):1885–95.

39. Corvino S, et al. Functional and clinical outcomes after superior eyelid transorbital endoscopic approach for spheno-orbital meningiomas: illustrative case and literature review. Neurosurg Rev. 2022;46(1):17.

40. Dallan I, et al. Multiportal combined transorbital transnasal endoscopic approach for the management of selected skull base lesions: preliminary experience. World Neurosurg. 2015;84(1):97–107.

41. Di Somma A, et al. Combined and simultaneous endoscopic endonasal and transorbital surgery for a Meckel's cave schwannoma: technical nuances of a mini-invasive, multiportal approach. J Neurosurg. 2020;134(6):1836–45.

42. Di Somma A, et al. Endoscopic superior eyelid transorbital approach: how I do it. Acta Neurochir (Wien). 2022;164(7):1953–9.

43. Vural A, et al. Transorbital endoscopic approaches to the skull base: a systematic literature review and anatomical description. Neurosurg Rev. 2021;44(5):2857–78.

44. Martins C, Li X, Rhoton AL Jr. Role of the zygomaticofacial foramen in the orbitozygomatic craniotomy: anatomic report. Neurosurgery. 2003;53(1):168–72; discussion 172–3.

45. Di Somma A, et al. Endoscopic transorbital superior eyelid approach: anatomical study from a neurosurgical perspective. J Neurosurg. 2018;129(5):1203–16.

46. Lim J, et al. Extended endoscopic transorbital approach with superior-lateral orbital rim osteotomy: cadaveric feasibility study and clinical implications (SevEN-007). J Neurosurg. 2021:1–14.

47. Lopez CB, et al. Extradural anterior clinoidectomy through endoscopic transorbital approach: laboratory investigation for surgical perspective. Acta Neurochir (Wien). 2021;163(8):2177–88.

48. Almeida JP, et al. Transorbital endoscopic approach for exposure of the sylvian fissure, middle cerebral artery and crural cistern: an anatomical study. Acta Neurochir (Wien). 2017;159(10):1893–907.

49. Corrivetti F, et al. "Sagittal crest": definition, stepwise dissection, and clinical implications from a transorbital perspective. Oper Neurosurg (Hagerstown). 2022;22(5):e206–12.

50. Dallan I, et al. Endoscopic transorbital route to the cavernous sinus through the meningo-orbital band: a descriptive anatomical study. J Neurosurg. 2017;127(3):622–9.

51. Fukuda H, et al. The meningo-orbital band: microsurgical anatomy and surgical detachment of the membranous structures through a frontotemporal craniotomy with removal of the anterior clinoid process. J Neurol Surg B Skull Base. 2014;75(2):125–32.

52. Yanez-Siller JC, et al. The "crista ovale": a reliable anatomical landmark in transorbital endoscopic approaches to the middle cranial fossa. Oper Neurosurg (Hagerstown). 2023;24(3):e172–7.

53. Guizzardi G, et al. Endoscopic transorbital approach to the middle fossa: qualitative and quantitative anatomic study. Oper Neurosurg (Hagerstown). 2022;23(4):e267–75.

54. Di Somma A, et al. Endoscopic transorbital route to the petrous apex: a feasibility anatomic study. Acta Neurochir (Wien). 2018;160(4):707–20.

55. Lee WJ, et al. Endoscopic endonasal and transorbital approaches to petrous apex lesions. J Neurosurg. 2021:1–10.

56. Topczewski TE, et al. Endoscopic endonasal and transorbital routes to the petrous apex: anatomic comparative study of two pathways. Acta Neurochirurgica. 2020;162(9):2097–109.

57. De Rosa A, et al. Superior eyelid endoscopic transorbital approach to the tentorial area: a qualitative and quantitative anatomic study. Front Surg. 2022;9:1007447.

58. Bouthillier A, van Loveren HR, Keller JT. Segments of the internal carotid artery: a new classification. Neurosurgery. 1996;38(3):425–32; discussion 432–3.

第十五章
幕下小脑上入路全内镜手术治疗儿童松果体区病变

Sheena Ali and Samer K. Elbabaa

15.1 简介

松果体区病变不仅是外科手术的挑战，其后续结果包括并发症和死亡率也总是不尽如人意 [1]。虽然近几个世纪以来人们从科学、解剖和哲学的角度对松果体结构进行了研究，但对于处理松果体区域病变的治疗仍普遍存在担忧，原因主要包括其罕见的病理类型，手术区域深在，以及周围的重要神经血管结构。松果体肿瘤只占所有颅内肿瘤的 0.4%～1%[2-5]。它们在儿童中比在成人中更常见，占所有儿童脑肿瘤的 3%～11%[6]。在所有松果体区域肿瘤的病理类型中，松果体细胞瘤（pineocytomas）、松果体母细胞瘤（pineoblastomas）和原始神经外胚层肿瘤（primitive neuroectodermal tumors，PNETs）最为常见 [7-12]，其他肿瘤类型包括神经细胞瘤 [13,14]、胶质母细胞瘤 [15,16]、脑膜瘤 [9,17]、乳头状瘤 [18]、转移性肿瘤 [19,20] 和血管畸形 [21]。除纯生殖细胞瘤和对放化疗敏感的原发性淋巴瘤外，根治性手术切除是大多数病变的主要治疗方法 [12,22,23]。事实上，文献已经反复证明，对于良性和恶性肿瘤，根治性切除都会有更好的疗效 [24-26]（表 15.1）。

表 15.1　文献回顾

序号	题目	作者	结果
1	Endoscopic Supracerebellar Infratentorial Retropineal Approach for Tumor Resection	Tseng, Kuan-yin, ma, Hsin-I, Liu, Wei-Hsiu, and tang, chi-Tun （2012）	－ 借助内镜可在不牺牲枕窦的情况下实现良好照明和放大，从而完整切除肿瘤 － 术后患者复视完全消失，住院过程顺利 － 该方法不受脑室大小影响
2	Endoscopic surgery for tumors of the pineal region via a paramedian infratentorial supracerebellar keyhole approach（PISKA）	Firas Thaher, Peter Kurucz, Lars Fuellbier, Markus Bittl, Nikolai J Hopf（2014）	－ 首次使用内镜辅助和内镜控制技术在俯卧位对松果体区病变进行内镜手术系列 － 单中心连续 11 例患者 － 10 例实现全切除，1 例次全切除，无死亡病例

续表

序号	题目	作者	结果
3	Pure Endoscopic Supracerebellar Infratentorial Approach to the Pineal Region: A Case Series	Shane Shahrestani, Vignesh Ravi, Benjamin Strickland, Martin Rutkowski, Gabriel Zada（2020）	− 6 例患者在俯卧位使用 0°和 30°内镜进行纯内镜下幕下小脑上入路手术 − 5/6 患者实现全切除,1/6 患者实现近全切除
4	Endoscopic supracerebellar infratentorial approach for pineal cyst resection: technical case report	Pankaj A Gore, L Fernando Gonzalez, Harold L Rekate, Peter Nakaji（2008）	− 对小脑的牵拉极小,对穹窿无损伤 − 无论脑室大小,都可实现对大脑大静脉的可视化和避免损伤
5	Extended endoscopic supracerebellar infratentorial（EESI）approach for a complex pineal region tumour—a technical note	Saurabh Sinha, Elizabeth Culpin, and John McMullan（2018）	− 扩大内镜下幕下小脑上入路结合角度镜的额外优势在于,可看到并处理跨越中线的松果体区病变,降低了需要其他入路再次手术的可能
6	Supracerebellar Infratentorial Endoscopic and Endoscopic-Assisted Approaches to Pineal Lesions: Technical Report and Review of the Literature	Rita Snyder, Daniel R Felbaum, Walter C Jean, and Amjad Anaizi（2017）	− 单纯内镜和内镜辅助下旁正中幕下小脑上入路成功地在狭窄解剖通道内提供了广泛的手术可操作性
7	Fully Endoscopic Resection of Pineal Region Tumors	Hrayr Shahinian, Yoon Ra（2013）	− 1 例成年患者通过该入路切除松果体母细胞瘤 − 实现肿瘤全切除且无并发症 − 该技术结合了开放显微手术切除和微创内镜手术的优势和益处
8	Endoscopic supracerebellar infratentorial approach to pineal and posterior third ventricle lesions in prone position with head extension: a technical note	Spazzapan, P, Velnar, T, Bosnjak R. Neurol Res. 2020Dec; 42（12）: 1070–10	− 所有患者在俯卧位,头伸位并旋转,行旁正中枕下开颅手术,均实现肿瘤完全切除且无并发症

续表

序号	题目	作者	结果
9	Supracerebellar infratentorial endoscopically controlled resection of pineal lesions: case series and operative technique	Uschold，T，Abla，AA，Fusco，D，Bristol，R & Nakaji，P（2011）	– 单中心连续 9 例患者 – 8 例囊肿实现全切除和 / 或充分造瘘并进行活检和姑息性减压手术 – 所有患者改良 Rankin 量表评分稳定或改善
10	Pure endoscopic removal of pineal region tumors	Sood，S，Hoeprich，M，Ham SD（2011）	– 2 例患者（1 例囊性，1 例实性肿瘤）在坐位通过幕下小脑上入路手术 – 内镜握在左手，吸引头通过器械通道伸出内镜尖端 – 手术舒适度高 – 所有病例均实现全切除
11	Paramedian supracerebellar approach in semi-sitting position for endoscopic resection of pineal cyst: 2-dimensional operative video	Fernandez-Miranda JC（2019）	– 半坐位时，当头部抬高降低到 30° 且下肢抬高，由于小脑基于重力的牵拉，可提供松果体区的良好暴露 – 旁正中小脑上入路比中线小脑上入路创伤更小且速度更快 – 仅需暴露 1 侧横窦（对于位于中心的病变为非优势侧横窦），且避免暴露窦汇 – 与基于显微镜的技术相比，内镜技术改善了该入路的人体工程学，并可清晰显示松果体区的所有神经血管结构 – 手术成功，无并发症，囊肿完全切除
12	Keyhole Surgery of Pineal Area Tumors—Personal Experience in 22 Patients	Zbigniew Kotwica，Agnieszka Saracen，Piotr Kasprzak（2017）	– 所有 22 例患者无手术并发症 – 无坐位所导致的全身并发症
13	Pure endoscopic resection of pineal region tumors through supracerebellar infratentorial approach with 'head-up' park-bench position	Wei Hua，Hao Xu，Xin Zhang，Guo Yu，Xiaowen Wang，Jinsen Zhang，Zhiguang Pan & Wei Zhu（2022）	– 该队列包括 4 例患者，所有患者均实现近全切除（GTR），无并发症 – 所有患者脑积水得到缓解

续表

序号	题目	作者	结果
14	Pure endoscopic resection of pineal region tumors through supracerebellar infratentorial approach with 'head-up' park-bench position	Ye Gu, Fan Hu & Xiaobiao Zhang（2016）	– 单纯内镜下幕下小脑上松果体区肿瘤切除术是一种可行且安全的替代方法

　　Walter E. Dandy 曾经说："松果体肿瘤手术很可能是所有颅内肿瘤手术中最危险的。"[27] 虽然此言非虚，但后来的发展却有所不同。已知的第一例松果体肿瘤切除手术是由神经外科医生 Victor Horsley 在 1910 年进行的，他在文献中描述了幕下小脑上入路 [28,29]。由于该患者死于手术并发症，因此他推断他的下一个病例应该采用幕上入路。

　　1913 年，德国外科医生 Fedor Krause 通过幕下小脑上入路为一名患有松果体肿瘤的 10 岁男孩进行手术，实现了肿瘤的完全切除，取得了成功。

　　随后其他入路也获得了成功，如 Dandy 的顶枕叶经胼胝体入路（1921 年），Van Wagenen 的经皮质经脑室入路（1931 年）和 Poppen 的枕叶经天幕入路。因此，20 世纪 60 年代采用了幕下小脑上入路和枕部经天幕入路或经胼胝体入路，这些入路需要进行广泛的手术显露以获得更好的视觉通道和定位[30-33]（图 15.1）。

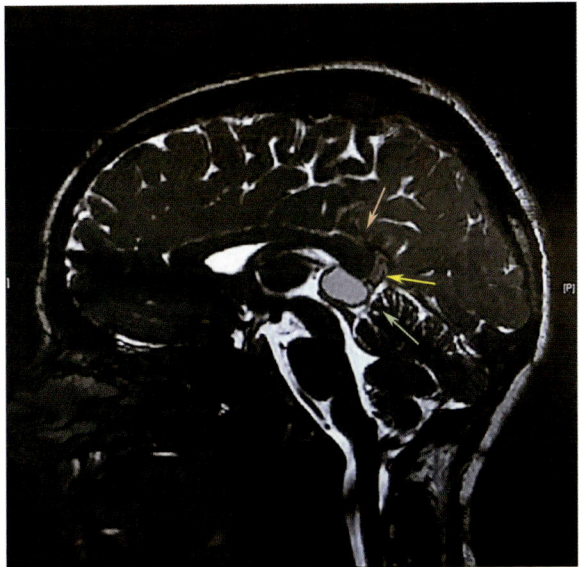

图 15.1　幕上后部经胼胝体入路（Dandy）（橙色箭头）、枕部经天幕入路（Poppen）（黄色箭头）和幕下小脑上入路（Krause and Stein）（绿色箭头）的轨迹

随着显微镜的出现以及立体定向技术和神经影像技术的进步，20世纪70年代出现了更安全、更易接近病灶的方法。到1971年，Bennett M. Stein 重新推广了 Krause 的幕下小脑上入路，并报道没有围手术期死亡或并发症[34]。尽管显微神经外科技术取得了进步，但幕下小脑上入路仍然被认为是这一区域的标准入路，虽然它可能需要更大的切口和颅骨骨窗。

近年来出现了全新的微创手术技术，其中内镜的使用提供了很好的术区视野和照明效果，以及在狭窄手术路径下近距离观察术区的情况，这些优点已得到广泛认可并被验证为是可靠的。Ruge 等首次描述了单纯内镜下幕下小脑上入路治疗四脑室蛛网膜囊肿的造瘘手术[35]。Cardia 等甚至在尸体研究中证明，内镜不仅可以进入松果体区域，还可以通过松果体旁区进入第三脑室后部[36]。在此之前，内镜通常只是用于辅助经脑室或颅外途径手术方式，切除松果体区肿瘤[37,38]。

15.2 问题与挑战

松果体-顶盖区在解剖和手术上具有挑战性，因为它位于大脑深部，被几条重要的神经血管结构所包围。其深度在所有手术入路中几乎相同。由于松果体肿瘤位于第三脑室中段，并向后压迫小脑，因此通常起源于中间帆的下表面，很少向上延伸，但可能延伸至 Monro 孔。它与小脑上动脉、Galenic 静脉系统、滑车神经、丘脑和中脑相连。天幕随着小脑幕面向上的坡度极度向上倾斜，小脑蚓的顶端紧贴在顶端幕裂中，阻断了直接进入松果体区的通道[39]。

松果体区为脑深部静脉引流系统的交汇点，即大脑内静脉、Rosenthal 基底静脉和 Galenic 复合体的支流的交汇。起源于大脑后脑动脉近端的脉络膜后内侧动脉在四叠体池向前延伸，与松果体平行。

幕下小脑上入路是最常用的手术入路，其操作灵活、易于进入；然而，较长的手术通道限制了手术器械的可操作性；尽管内镜有助于提供全景视野和清晰的细节，但它存在二维图像以及镜体附近存在盲区的缺点，因为任何出血或视野不清都可能导致这种情况出现。因此，学习曲线至关重要[40]。文献表明，为避免损伤周围的静脉，分块切除是必要的。

15.3 内镜手术的操作自由度

内镜手术入路是进入小脑幕切迹后间隙的一种相对较新的入路。内镜在不影响可视化的情况下，可减少与入路相关的组织破坏和脑牵拉。"手术的操作自由度"是指器械远端在手术区域边界内移动时，外科医生握持解剖器的手所能移动的最大范围[41]。广视野全景内镜在深部脑病变中能增加手术视野的可视性和照明度。内镜小巧的特点使其可用于微创和锁孔开颅手术。此外,内镜设备比手术显微镜价格更低[42-44]。幕下小脑上入路是处理松果体区病变最常用的入路,这得益于小脑幕和小脑之间存在的自然通道。事实上,幕下小脑上入路已经发展出中线、旁中线、极外侧和对侧幕下小脑上入路等多种入路变化,内镜有助于达到那些难以看到的角落。

幕下小脑上入路利用天幕下自然腔隙对松果体肿瘤进行全内镜下切除[45,46],在此过程中,它可减少对桥静脉、小脑中脑静脉(cerebellomesencephalic vein,CMV)以及 Galenic 静脉系等静脉的损伤[47,48]。由于解剖上该路径较为狭窄,器械的操作角度和暴露深度都会受到限制,可通过采用坐位、屈颈位、四分之三俯卧位或协和式飞机体位来克服这些问题。此外,在松果体区的内镜手术中,肿瘤全切除(gross total resection,GTR)率明显更高,而且这有助于降低术后并发症的发生率[49]。

Hasan 等对内镜下和显微镜下的经幕下小脑上入路的手术自由度进行了测量,报道称在内镜下,极外侧入路以最垂直的切入角度提供了最大的手术自由度,而中线入路提供了最大的水平角度。他们还重申了内镜入路如何在不需要牺牲桥静脉的情况下减少对小脑的牵拉[42]。其他研究进一步证实了这一点,其中观察到同侧旁正中幕下小脑上入路的通道距离更短,而对侧旁正中幕下小脑上入路提供了更好的手术视野[50]。30° 和 70° 内镜有助于观察隐藏在关键和精细的神经血管结构后面的肿瘤/病变[51]。使用 0° 和 45° 内镜可以更好地观察松果体、大脑内静脉和脉络膜后内侧动脉[52]。

15.4 患者选择和适应证

松果体区存在多种良性和肿瘤性病变,其中一半以上对放疗敏感[53]。随着影像基因组学的进步,对病理类型的预判能够帮助确定手术方案。但可能无法准确地区分病理上的不同亚型。脑部的增强磁共振成像(magnetic resonance imaging,MRI)或计算机断层扫描(computed tomography,CT)等影像学检查对于研究病变附近的解剖结构和相关神经血管结构以及规划安全的手术入路至关重要。因此,处理这些病变的方法还将取决于临床表现症状、肿瘤标志物以及脑积水的病程。

临床上首先应该尽可能采用非侵入性的方式,帮助获得正确诊断,特别是对于放疗敏感肿瘤的诊断。血清或脑脊液(cerebrospinal fuid,CSF)研究中提示β- 人绒毛膜促性腺激素(beta-human chorionic gonadotropin,β-HCG)或甲胎蛋白（alpha fetoprotein，AFP）升高，可能提示为恶性生殖细胞肿瘤。患者可能无须切除或活检就适合进行放疗和化疗，且仅有 15% 的抽样误差 [13,54]。

这些病变会导致梗阻性脑积水，必须注意其病程。在紧急情况下，可在床边放置脑室外引流管（external ventricular drain，EVD），直至制定出明确的治疗方案。通常，理想的手术方案是进行内镜下第三脑室造瘘术（endoscopic third ventriculostomy，ETV），如果可能，通过第三脑室后部对松果体病变进行活检 [55,56]。

患者术前必须进行心脏功能评估，以排除任何心脏问题和卵圆孔未闭（patent foramen ovale，PFO）的情况。手术成功的另一个重要辅助手段是使用经食管超声心动图（transesophageal echocardiogram，TEE），这是一种专门的心脏超声检查的方法，将超声探头插入患者食管获取心脏的实时功能和下腔静脉的状态，检查心脏栓塞等各种不可预测的事件。

松果体区肿瘤的治疗方法有点棘手。文献指出，理想的手术首要目标必须是建立准确的诊断，这有助于确定理想的手术策略、辅助治疗、转移情况、预后以及后续随访 [23,34,55-57]。次要目标应该是切除，无论切除是部分的还是完全切除 [23,58-62]。

这种入路需要充分的规划，因为内镜最大的危险之一是其盲区可能会损伤关键结构，尽管经幕下小脑上入路的路径基本没有关键结构。术前必须仔细分析可能的病理诊断，因为它有助于确定切除范围以及设计理想的入路和手术策略。脑实质内肿瘤应该尽可能进行全切除。而生殖细胞肿瘤和位置表浅的低级别胶质瘤，是理想的微创手术病例。

15.5　仪器设备

神经导航，KARL STORZ 神经内镜（可弯曲和刚性；0° 和 30°），Mayfield 或三钉头架固定装置，运动和感觉诱发电位，经食管超声心动图（transesophageal echo-cardiogram，TEE）。

15.6　体位

已经有多种体位被描述和应用，最常见的是俯卧位、协和式飞机体位（Concorde）和半坐位，它们各有优缺点（表 15.2，图 15.2）。

根据外科医生的选择确定体位后，颈部弯曲取"收下颌"姿势贴近胸骨。头部用三钉头架或 Mayfield 头架固定，确保身体处于头高脚低位。头部应置于中线正中位，如果肿瘤在天幕下有侧方延伸，头部应向特定方向轻微旋转。

表 15.2　体位

序列	体位	优势	缺点
1	俯卧位	- 良好的手术暴露 - 减少牵拉需求 - 静脉空气栓塞发生率较低 - 头部抬高时，静脉出血减少	暴露可能不如半坐位和公园长椅位清晰
2	半坐位	- 在怀疑栓塞的情况下可轻松调整为头高脚低位 - 改善静脉和脑脊液引流，使术野更干燥、出血更少 - 可视化效果好 - 无面部肿胀 - 面部暴露，便于监测脑神经诱发电位 - 心脏多普勒/经食管超声心动图（TEE）有助于检测静脉系统内的少量空气	- 空气栓塞风险 - 禁用于心脏情况不稳定和卵圆孔未闭患者 - 前负荷降低和低血压发生概率增加
3	公园长椅位	- 头屈曲，颈部旋转看向地面 - 比俯卧位有更好的手术入路和暴露	- 需要颈部旋转，可能导致静脉淤血
4	协和飞机位或四分之三俯卧位	- 结合了俯卧位和半坐位 - 改良俯卧位，头部稍屈曲，手臂和腿部蜷缩，膝盖屈曲 - 胸部不受压 - 几乎不需要牵拉 - 良好的天幕表面入路	- 轨迹和暴露需要良好的手术判断和专业知识

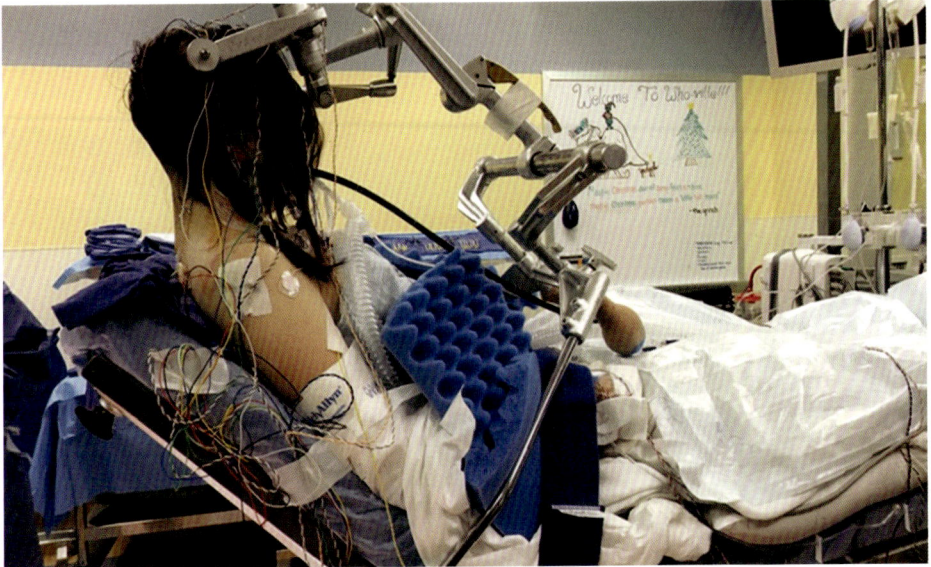

图 15.2　坐位，头部稍屈曲，固定在三钉头架或 Mayfield 头架上。头部成角屈曲以使天幕处于水平位

　　患者也可采用侧斜位，上身抬高 15°，以利于静脉回流，颈部向地面弯曲可提高外科医生的操作舒适度。运动和感觉诱发电位监测（motor and sensory evoked potentials，MEP 和 SSEP）可帮助确认是否过度弯曲[46]。患者麻醉诱导后，麻醉师着手固定经食管超声心动图（transesophageal echocardiography，TEE）探头。

15.7　手术技术

　　注册神经导航，并确定理想的"头高"角度。对手术区域进行常规消毒准备后，在枕骨中线垂直方向做一个小切口（横窦水平以下），然后行小骨瓣颅骨切开术（3cm×3cm）。做 U 形硬脑膜切口，通过释放小脑延髓池的脑脊液，形成手术操作空间。依赖重力作用和释放脑脊液形成的空间，形成的双重效果，可以轻松打开小脑和天幕之间的通道（图 15.3）。然后用 0° 内镜检查手术路径，使用单轴微创双极电凝和显微剪对蚓部上方可见的浅表和深部引流静脉进行电凝和切断，以松解小脑（图 15.4）。

　　内镜可由手术助手握持或固定在设备上，显示器位于手术医生前方；然后对蛛网膜和深部静脉结构进行进一步解剖分离，以暴露松果体区、第三脑室后部和四叠体（图 15.5）；逐步离断四叠体池以及小脑上表面和天幕之间的一些桥静脉；通过锐性解剖打开四叠体池上方增厚且不透明的蛛网膜后，显微解剖并暴露小脑前中央静脉，该静脉可被安全地离断以进一步暴露肿瘤，从而在肿瘤和健康脑

图 15.3　内镜显示下方小脑半球顶部，上方有前置小脑中央静脉（绿星）以及小脑上蚓部的小搭桥静脉（蓝箭头）

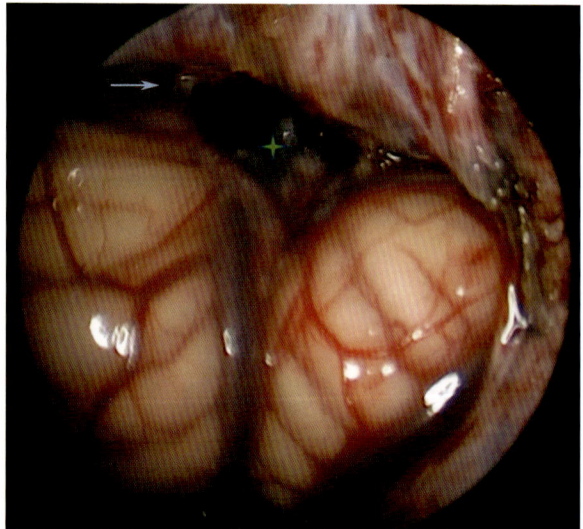

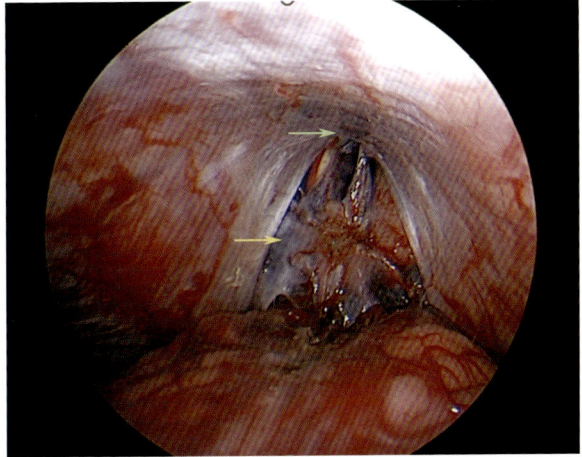

图 15.4　随着内镜推进，可见大脑大静脉（绿箭头）在上方搏动，紧邻下方的囊性松果体肿瘤（黄箭头）被致密粘连组织所包围

组织之间形成一个清晰的界面，在大多数情况下这是清晰可见的（图 15.6）。此时，可以采集样本进行快速冷冻病理检查。蚓部静脉不得切断或电凝。进一步离断血管有助于清晰地观察肿瘤；一旦明确肿瘤位置，肿瘤切除应采用瘤内分块减压方式，然后将其从周围的神经血管结构中解剖出来（图 15.7）。

　　双侧去血管化和离断至关重要，因为松果体由双侧脉络膜后内侧动脉供血，其头端茎部与双侧缰核相连。此外，如果肿瘤是血管性的，必须尽可能尝试对肿瘤去血管化，而不是单纯减压。如有必要，也可使用超声刀。

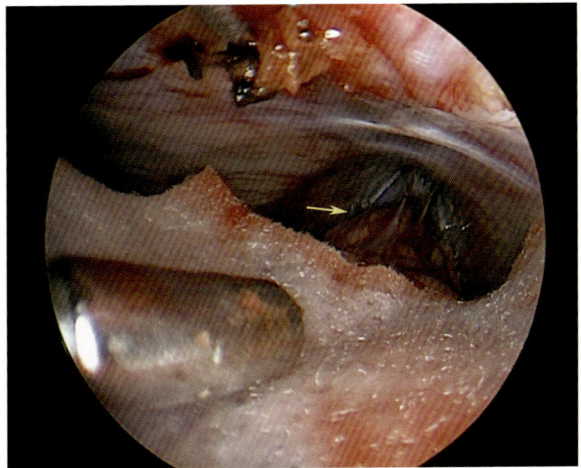

图 15.5　锐性分离中线牵拉粘连以移动小脑，这样可在其表面放置棉片，以便在重力辅助下最大程度地将小脑从天幕表面牵开，从而观察肿瘤（黄箭头）

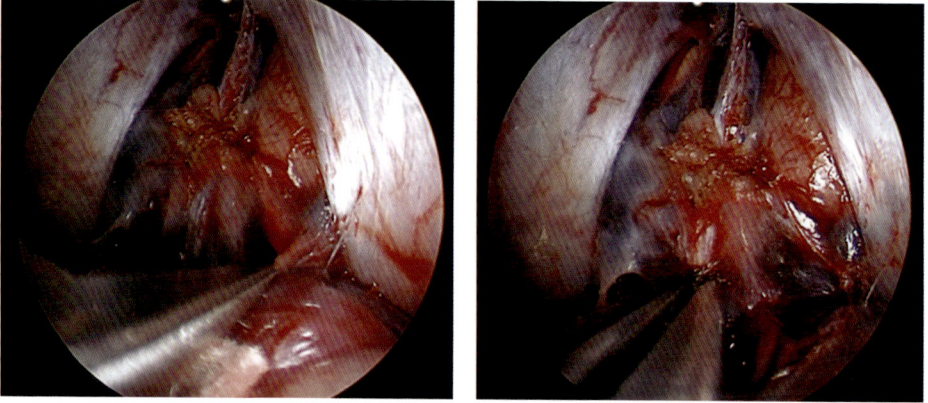

图 15.6 在单通道内镜下，使用锋利的显微剪和微创双极电凝，对蛛网膜、肿瘤边缘血管和深部静脉结构进行解剖，暴露松果体肿瘤、第三脑室后部和四叠体。可能需要从下方对四叠体板进行锐性解剖，并跟随肿瘤进入第三脑室

如果发现肿瘤侵犯第三脑室，必须完全切除肿瘤并打开第三脑室；可以使用 30°内镜观察被小脑蚓部阻挡的丘脑外侧或四叠体池等角落；最后用 0°或 30°内镜进行全面检查，以检查是否有残留，并对肿瘤完全切除进行最终验证（图 15.8 和图 15.9）；必须对术区进行彻底冲洗，并清除导水管附近的任何血凝块，以减少术后脑积水；然后进行硬脑膜的水密缝合、骨瓣固定和伤口闭合。在急性脑积水的情况下，在确定性手术方式之前，可以紧急放置脑室外引流管（EVD）或进行内镜下第三脑室造瘘术（ETV）。

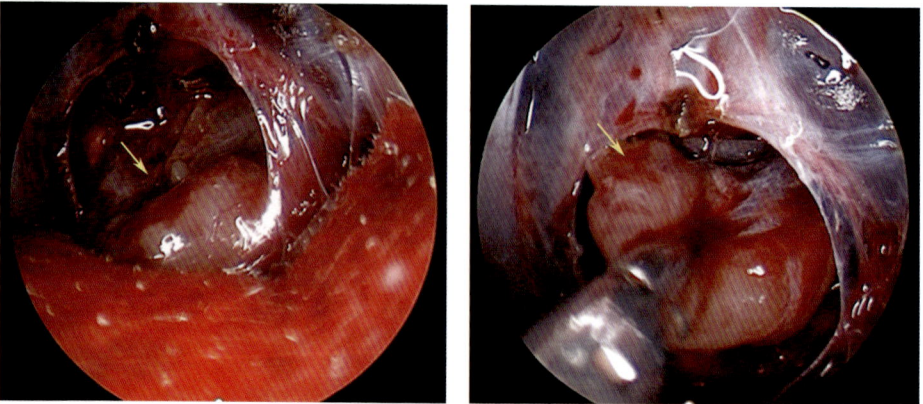

图 15.7 内镜在上方抵靠天幕，同时淡黄色的肿瘤以"分块"的方式被切除

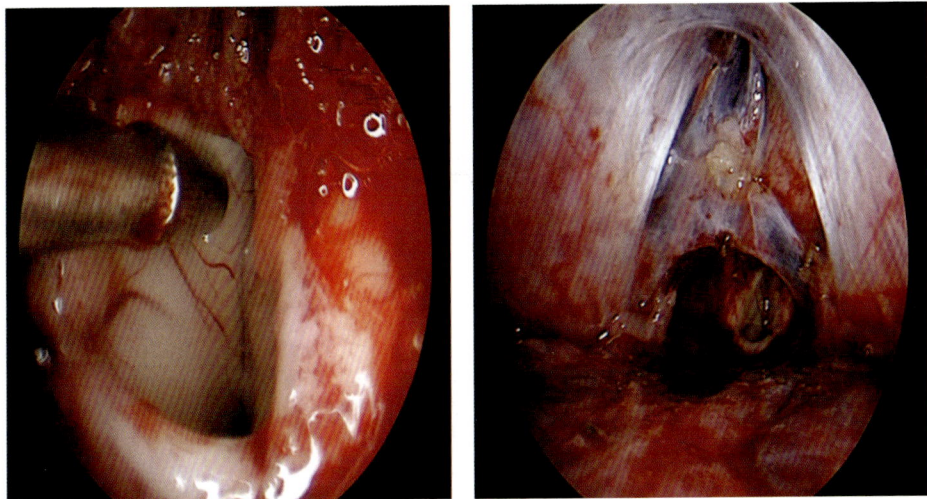

图 15.8　进行最后检查以观察角落，暴露第三脑室后三分之一，检查是否有残留肿瘤和血液产物（左，放大；右，缩小）

在发生大量出血的情况下，必须部分撤回内镜，通过逐渐增加吸力防止镜头被污染；持续用温盐水冲洗，并使用吸收性明胶海绵和棉片帮助止血；使用尖端带角度的枪状双极电凝有针对性地电凝；这些步骤可以重复多次，直到视野清晰。

术后影像学检查（图 15.10）显示肿瘤大体完全切除，没有任何出血、梗死或脑积水的迹象。

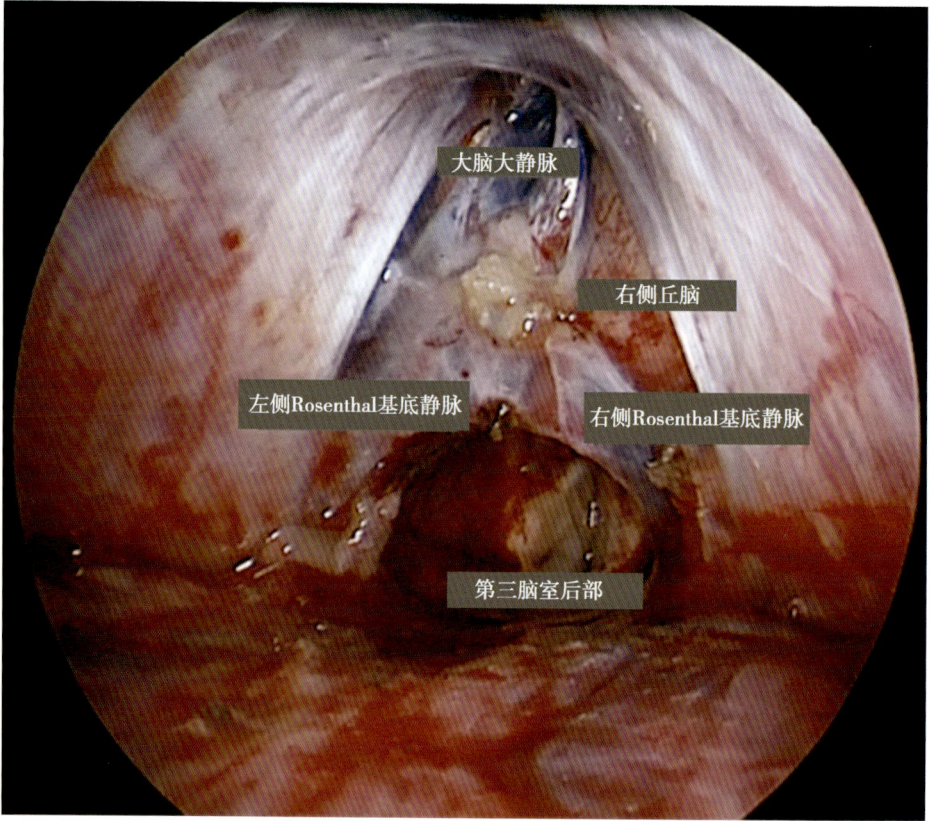

图 15.9　手术结束时切除肿瘤床的最终视图，显示周围标记的解剖标志提供了背景信息，表明肿瘤大体全切除

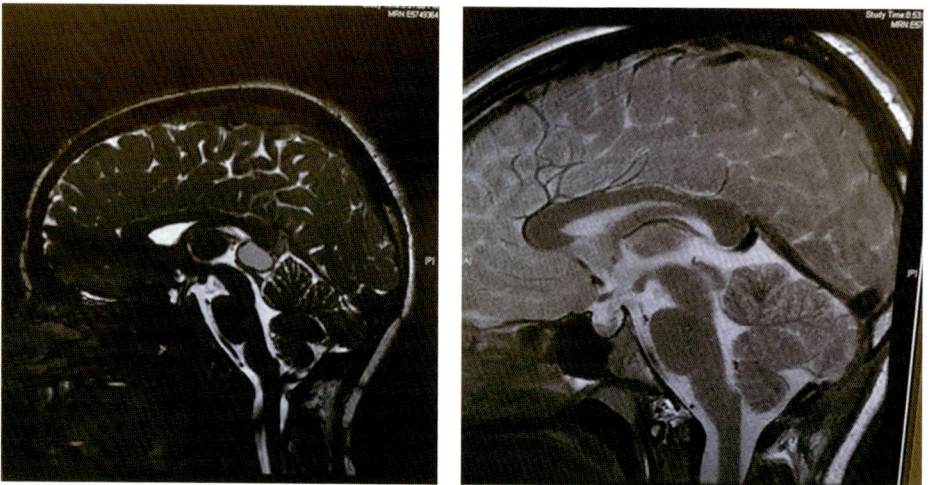

图 15.10　术前（左）和术后（右）脑部 MRI 对比显示松果体肿瘤近全切除

15.8　手术要点

1. 根据术前最可能的病理判断，选择最佳入路以避开盲区。

2. 确保足够大的颅窗，以防止横窦损伤。

3. 识别与肿瘤相关的重要神经血管解剖结构，通过对血管（静脉）及其分支进行充分解剖和分离来避免损伤深部静脉，这可以防止静脉性脑水肿。

4. 避免牺牲小脑蚓上静脉。

5. 在对肿瘤包膜进行切除时，在脑池区域内尽量保持清晰的解剖边界。

6. 如果肿瘤具有侵袭性，浸润周围顶盖或深部脑结构等重要结构，必须做好准备容许部分肿瘤残留。

7. 使用不同体位时，要注意不同的手术入路。

8. 通过充分释放脑脊液、良好的麻醉监测（轻度过度通气）以及利用重力效应，使大脑和小脑充分松弛，并尽可能避免牺牲静脉。

9. 使用正确的显微外科器械，合适的器械臂长度，辅助解剖并防止不必要的创伤。

15.9　手术技术及变化

根据以下原因，可采用几种不同的手术方式调整：

1. 松果体是一个位于中线的深部结构；常常被小脑蚓部遮挡，旁正中入路有助于解决这个问题，并且对于延伸到胼胝体压部的病变是理想的入路方式。

2. 位于外侧的桥静脉可以保留，因为它们逐渐变得不那么影响手术入路。

3. 入路远离中线时可以到达小脑幕后切迹的距离更短且更直接，因此它为上丘以及小脑幕切迹后任何位于下方或侧面的病变提供了更直接的入路。

可以使用无框架导航系统进行影像引导，以规划骨窗和到达手术病灶，并识别重要的神经血管结构。

15.10　材料与方法

使用 PubMed 搜索引擎，结合医学主题词（MeSH）和文本词进行文献检索。检索了"pineal region"（MeSH）、"pineal region"（文本词）、"purely endoscopic approach"（文本词）、"purely endoscopic approach"（文本词）以及"supracerebellar infratentorial"（文本词）等术语的组合。相关文章中引用的参考文献也作为额外的文章来源进行了检索。然后在相关文章中搜索关键词"purely endoscopic"或

"supracerebellar infratentorial"。如果文章文本中未提及关键词，则排除该文章。使用了描述单纯内镜或内镜控制的幕下小脑上入路的文章，排除了描述其他内镜入路（如"transventricular"和"transnasal"）的文章。也排除了"transnasal"的文章。还排除了描述其他通道（如"Poppen's"或"occipital transnasal"）的文章。相关文章不限于特定年份，因为这是一种较新的手术入路。然而，与本综述相关的所有文章均发表于 2008 年至 2020 年之间。仅使用英文文章。共分析了 14 篇病例报告和文章。

15.11　结果

关于松果体区纯内镜手术大约有 14 项研究（表 15.1）。共包括 46 例病例。11 项研究包含 38 例病例采用单纯内镜下经幕下小脑上（supracerebellar infratentorial，SCIT）入路切除松果体区病变。其他入路在轨迹上有少许改变。33 例病例实现了全切除（GTR），该组人群并发症发生率极低，仅有 7 例患者出现并发症。所有病例均未报告有永久性并发症或死亡情况。最常见的体位是俯卧位，其中 60.9% 的病例采用俯卧位手术，30.4% 采用坐位，8.7% 采用半坐位。最常见的组织病理学诊断是松果体囊肿（13 例）。其他病理类型包括生殖细胞瘤（10.9%）、5 例畸胎瘤、3 例卵黄囊瘤、3 例松果体细胞瘤和 3 例胶质瘤。

外科医生在内镜手术中面临的主要挑战之一是术中出血以及由此导致的方向迷失。在处理体积较大且血管丰富的病灶时，找到主要供血动脉至关重要。通过这种方式，内镜可提供良好的照明，有助于降低出血风险。在此必须重申体位的重要性，因为重力有助于减少手术区域内的血液积聚。

如果可以使用神经导航，必须充分利用它来识别重要的且与手术相关的解剖标志，以帮助指导切除手术。利用小脑松弛和重力，无论采用何种入路，都有助于提供理想的手术通道。

15.12　讨论

Tseng，Kuan-Yin 等在一名患者身上通过两个旁正中钻孔采用这种入路，观察到无论脑室大小如何，都可以在不牺牲枕窦的情况下实现良好的病灶切除效果。临床上，患者术前的复视症状在术后立即得到改善。Zbigniew 等在 2017 年对 22 名患者进行的病例系列研究显示了良好疗效，他们的患者采用坐位下关键孔经幕下小脑上入路手术时，无一例出现死亡或并发症情况。Firas Thaher 等在其 11 名患者的病例系列研究中，采用俯卧位"内镜辅助"和"内镜下"入路。

虽然他们在 11 例中有 10 例实现了全切除（GTR），但在其中仅 1 例中是单纯内镜入路实现了全切除。他们指出没有出现重大的并发症或死亡情况。

Kandregula 等描述了各种入路以及通过内镜最容易进入松果体区域的入路。Shane 等也在俯卧位使用 0° 和 30° 内镜采用这种入路，能够在 6 名患者中的 5 名实现 GTR，仅 1 名实现次全切除（subtotal resection，STR），且手术安全。Wei Hua 等的另一组 4 名患者的研究中，描述所有患者都实现了 GTR，并且脑积水也得到缓解。Ali Ayyad 等在 8 年的长期研究中也得到了类似的结果，他们注意到 21 名患者中有 19 名实现了 GTR，只有 1 名患者术后需要脑室 - 腹腔分流（ventriculo-peritoneal shunt，VP shunt）。Timothy Uschold 的研究注意到他的 9 名患者的长期改良 Rankin 量表评分都有所提高，他的 7 名患者同时进行了第三脑室造瘘术进入四叠体池。

其他研究证实，这种入路通过狭窄的解剖通道提供了广泛的手术可操作性，对脑组织的牵拉极小。无论脑室是否扩张，它都不会干扰深部静脉系统，并且还声称通过切开天幕可以轻松进入幕上和幕下环境，在需要时也可以轻松进入第三脑室。其他文章详细解释了根据肿瘤形态和位置使用内镜实现完全切除的最理想的路径和轨迹，以及哪种内镜是理想的。Joham Choque-Velasquez 等解释了一种改良的内镜下幕下小脑上入路，使用实验室构建的"管道镜"，它提供了出色的术中观察效果，认为是一种低成本的辅助工具，同时也是初学者理想的手术培训方式，特别是在经济落后的国家 [44]。一些改进措施，如使用 VITOM（一种高清望远镜改良设备），是这种技术的一些升级改进，有助于最大程度地切除松果体肿瘤。尸体解剖研究进一步强调了颅骨切开术的轨迹和方向对手术成功的重要性 [42,44]（见表 15.1）。

大多数研究还明确指出，内镜切除对于中等大小（< 3cm）的肿瘤是理想的 [46,63,64]，尽管对于高度血管化的肿瘤或质地坚硬的肿瘤可能存在例外情况。然而，有一些病例报告描述了对 >3cm 的肿瘤实现了 GTR。魏华等描述了其队列中 50% 的两个 >3cm 的肿瘤实现了 GTR，并且手术后所有患者的症状都得到缓解 [65]。

15.13　结论

在合适的患者中，内镜手术是对大骨窗开放手术的一种升级。充分利用狭窄的手术入路，我们能够以一种创伤更小的手术方式，成功完成手术，甚至切除复杂的深部病灶，也能减少肿瘤在脑室残留的机会。这就是为什么文献中也指出内镜组的全切除（GTR）率明显高于显微神经外科组 [49]。令人担忧的空气栓塞并发症可以通过小钻孔大量冲洗这一简单方法来应对。较小的颅骨骨窗、更快的伤口愈合以及更短的住院时间是额外优势[66]。

如果操作正确，这种方法不需要再次手术，并且无论脑室大小都可使用。选择正确的入路和手术路径是关键的讨论点，在遇到考虑疑似肿瘤病例时，必须极其谨慎地进行选择。

仍然需要后续研究，进一步阐述此术式的优势和理想的方法，并研究其长期结果。另外，我们可以借助尸体解剖研究，进一步证明这种方法的重要性。

（夏亮 译，杨明 校）

参考文献

1. Ventureyra EC. Pineal region: surgical management of tumors and vascular malformations. Surg Neurol. 1981;16:77–84.

2. Villani V, Tomei G, Salvati M, et al. Pineal region tumors: surgical management, role of RT and review of literature. Clin Neurol Neurosurg. 2007;109(1):1–6. https://doi.org/10.1016/j.clinneuro.2006.08.015.

3. Motiei-Langroudi R, Sadeghian H, Soleimani MM, Seddighi AS, Shahzadi S. Treatment results for pineal region tumors: role of stereotactic biopsy plus adjuvant therapy vs. Open Resection Turk Neurosurg. 2016;26:336–40.

4. Sajko T, Kudelic N, Lupret V, Lupret V Jr, Nola IA. Treatment of pineal region lesions: our experience in 39 patients. Coll Antropol. 2009;33:1259–63.

5. Pettorini BL, Al-Mahfoud R, Jenkinson MD, Avula S, Pizer B, Mallucci C. Surgical pathway and management of pineal region tumors in children. Childs Nerv Syst. 2013;29:433–9.

6. Al-Hussaini M, Sultan I, Gajjar AJ, Abuirmileh N, Qaddoumi I. Pineal gland tumors: experience from the SEER database. J Neuro-Oncol. 2009;94:351–8.

7. Aboul-Enein H, El-Aziz Sabry AA, Hafez FA. Supracerebellar infratentorial approach with paramedian expansion for posterior third ventricular and pineal region lesions. Clin Neurol Neurosurg. 2015;139:100–9.

8. Lee J, Wakabayashi T, Yoshida J. Management, and survival of pineoblastoma: an analysis of 34 adults from the brain tor registry of Japan. Neurol Med Chir (Tokyo). 2005;45:132–42.

9. Biswas A, Mallick S, Purkait S, Roy S, Sarkar C, Bakhshi S, et al. Treatment outcome and patterns of failure in patients of non-pineal supratentorial primitive neuroectodermal tumor: review of literature and clinical experience form a regional cancer center in North India. Acta Neurochir. 2015;157:1251–66.

10. Yamamoto I. Pineal region tumor: surgical anatomy and approach. J Neuro-Oncol. 2001;54:263–75.

11. Thaher F, Kurucz P, Fuellbier L, Bittl M, Hopf NJ. Endoscopic surgery for tumors of the pineal region via a paramedian infratentorial supracerebellar keyhole approach (PISKA) Neurosurg. Rev. 2014;37:677–84.

12. Bruce JN, Ogden AT. Surgical strategies for treating patients with pineal region tumors. J Neuro-Oncol. 2004;69:221–36.

13. Chen CL, Shen CC, Wang J, Lu CH, Lee HT. Central neurocytoma: a clinical, radiological, and pathological study of nine cases. Clin Neurol Neurosurg. 2008;110:129–36.

14. Messing-Junger AM, Riemenschneider MJ, Reifenberger G. A 21-year-old female with a third ventricle tumor. Brain Pathol. 2006;16:87–8.

15. Stowe HB, Miller CR, Wu J, Randazzo DM, Ju AW. Pineal region glioblastoma, a case report and literature review. Front Oncol. 2017;12:123.

16. Sugita Y, Terasaki M, Tanigawa K, Ohshima K, Morioka M, Higaki K, et al. Gliosarcomas arising from the pineal gland region: uncommon localization and rare tumors. Neuropathology. 2016;36:56–63.

17. Maiti TK, Nagarjun MN, Arimappamagan A, Mahadevan A, Pandey P. Hemangiopericytoma of pineal region: case report and review. Neurol India. 2014;62:460–2.

18. Edson MA, Fuller GN, Allen PK, Levine NB, Ghia AJ, Mahajan A, et al. Outcomes after surgery and radiotherapy for papillary tumor of the pineal region. World Neurosurg. 2015;84:76–81.

19. Lassman AB, Bruce JN, Fetell MR. Metastases to the pineal gland. Neurology. 2006;10:1303–4.

20. Park JH, Hong YK. Primary malignant melanoma in the pineal region. J Korean Neurosurg Soc. 2014;56:504–8.

21. Sinson G, Zager EL, Grossman RI, Gennarelli TA, Flamm ES. Cavernous malformations of the third ventricle. Neurosurgery. 1995;37:37–42.

22. Azab WA, Nasim K, Salaheddin W. An overview of the current surgical options for pineal region tumors. Surg Neurol Int. 2014;5(1):39.

23. Konovalov AN, Pitskhelauri DI. Principles of treatment of the pineal region tumors. Surg Neurol. 2003;59(4):250–68.

24. Hernesniemi J, Romani R, Albayrak BS, et al. Microsurgical management of pineal region lesions: personal experience with 119 patients. Surg Neurol. 2008;70(6):576–83.

25. Qi S, Fan J, Zhang XA, et al. Radical resection of nongerminomatous pineal region tumors via the occipital transtentorial approach based on arachnoidal consideration: experience on a series of 143 patients. Acta Neurochir. 2014;156(12):2253–62.

26. Tate M, Sughrue ME, Rutkowski MJ, et al. The long-term postsurgical prognosis of patients with pineoblastoma. Cancer. 2012;118(1):173–9.

27. Dandy WE. Surgery of the brain, a monograph from Vol. XII, Lewis' practice of surgery. Hagerstown, MD: W. F. Prior Co., Inc; 1945.

28. Victor H. Discussion of paper by CMH Howell on tumors of the pineal body. Proc R Soc Med. 1910;3:77–8.

29. Pendl G. The surgery of pineal lesions—historical perspective. AE N. Diagnosis and treatment of pineal region tumors. Baltimore, MD: Williams & Wilkins; 1984. p. 139–54.

30. Isamat F. Tumors of the posterior part of the third ventricle: neurosurgical criteria. New York: Springer-Verlag; 1979.

31. Lazar ML, Clark K. Direct surgical management of masses in the region of the vein of Galen. Surg Neurol. 1974;2:17–21.

32. Page LK. The infratentorial-supracerebellar exposure of tumors in the pineal area. Neurosurgery. 1977;1:36–40.

33. Reid WS, Clark WK. Comparison of the infratentorial and transtentorial approaches to the pineal region. Neurosurgery. 1978;3:1–8.

34. Stein BM. The infratentorial supracerebellar approach to pineal lesions. J Neurosurg. 1971;35(2):197–202.

35. Ruge JR, Johnson RF, Bauer J. Burr hole neuroendoscopic fenestration of quadrigeminal cistern arachnoid cyst: technical case report. Neurosurgery. 1996;38(4):830–7.

36. Cardia A, Caroli M, Pluderi M, Arienta C, Gaini SM, Lanzino G, et al. Endoscope-assisted infratentorial-supracerebellar approach to the third ventricle: an anatomical study. J Neurosurg. 2006;104(6 Suppl):409–14.

37. Turtz AR, Hughes WB, Goldman HW. Endoscopic treatment of symptomatic pineal cyst: technical case report. Neurosurgery. 1995;37:1013–5.

38. Tirakotai W, Schulte DM, Bauer BL, Bertalanffy H, Hellwig D. Neuroendoscopic surgery of intracranial cysts in adults. Childs Nerv Syst. 2004;20:842–51.

39. Portillo ML, de Gonzalez CM, Sangines JB, et al. Pineal region tumors. Int Surg. 1982;67:329–33.

40. Hart MG, Santarius T, Kirollos RW. How I do it—pineal surgery: supracerebellar infratentorial versus occipital transtentorial. Acta Neurochir. 2013;155:463–7.

41. Elhadi AM, Zaidi HA, Hardesty DA, Williamson R, Cavallo C, Preul MC, Nakaji P, Little AS. Malleable endoscope increases surgical freedom when compared to a rigid endoscope

in endoscopic endonasal approaches to the parasellar region. Neurosurgery. 2014;10:393–9.

42. Zaidi HA, Elhadi AM, Lei T, Preul MC, Little AS, Nakaji P. Minimally invasive endoscopic supracerebellar-Infratentorial surgery of the pineal region: anatomical comparison of four variant approaches. World Neurosurg. 2015. ISSN: 1878-8750.;84(2):257. https://doi.org/10.1016/j.wneu.2015.03.009.

43. Ferrer E, Santamarta D, Garcia-Fructuoso G, Caral L, Rumia J. Neuroendoscopic management of pineal region tumors. Acta Neurochir. 1997;139:12–20.

44. Choque-Velasquez J, Colasanti R, Collan J, Kinnunen R, Jahromi BR, Hernesniemi J. Virtual reality glasses and "eye-hands blind technique" for microsurgical training in neurosurgery. World Neurosurg. 2018;112:126–30.

45. Shahinian H, Ra Y. Fully endoscopic resection of pineal region tumors. J Neurol Surg B Skull Base. 2013;74(3):114–7.

46. Gu Y, Hu F, Zhang X. Purely endoscopic resection of pineal region tumors using infratentorial supracerebellar approach: how I do it. Acta Neurochir. 2016;158(11):2155–8.

47. Gu Y, Zhou Q, Zhu W, et al. The purely endoscopic supracerebellar infratentorial approach for resecting pineal region tumors with preservation of cerebellomesencephalic vein: technical note and preliminary clinical outcomes. World Neurosurg. 2019;128:e334–9.

48. Matsuo S, Baydin S, Gungor A, et al. Midline and off-midline infratentorial supracerebellar approaches to the pineal gland. J Neurosurg. 2016;126(6):1984–94.

49. Xin C, Xiong Z, Yan X, et al. Endoscopic-assisted surgery versus microsurgery for pineal region tumors: a single-center retrospective study. Neurosurg Rev. 2021;44(2):1017–22.

50. Cohen-Cohen S, Cohen-Gadol AA, Gomez-Amador JL, Alves-Belo JT, Shah KJ, Fernandez-Miranda JC. Supracerebellar infratentorial and occipital transtentorial approaches to the pulvinar: ipsilateral versus contralateral corridors. Oper Neurosurg (Hagerstown). 2019;16:351–9. https://doi.org/10.1093/ons/opy173.

51. Schroeder HW, Oertel J, Gaab MR. Endoscope-assisted microsurgical resection of epidermoid tumors of the cerebellopontine angle. J Neurosurg. 2004;101:227–32. https://doi.org/10.3171/jns.2004.101.2.0227.

52. Akiyama O, Matsushima K, Gungor A, Matsuo S, Goodrich DJ, Tubbs RS, et al. Microsurgical and endoscopic approaches to the pulvinar. J Neurosurg. 2017;127:630–45. https://doi.org/10.3171/2016.8.JNS16676.

53. Regis J, Bouillot P, Rouby-Volot F, et al. Pineal region tumors and the role of stereotactic biopsy: review of the mortality, morbidity, and diagnostic rates in 370 cases. Neurosurgery. 1996;39:907–12. [discussion: 912–4].

54. Choi JU, Kim DS, Chung SS, et al. Treatment of germ cell tumors in the pineal region. Childs Nerv Syst. 1998;14:41–8.

55. Bruce J. Pineal tumors. Winn H. Youman's neurological surgery. Philadelphia: WB Saunders Company; 2004. p. 1011–29.

56. Goodman RR. Magnetic resonance imaging-directed stereotactic endoscopic third ventriculostomy. Neurosurgery. 1993;32:1043–7.

57. Bruce JN, Stein BM. Surgical management of pineal region tumors. Acta Neurochir. 1995;134:130–5.

58. Dempsey PK, Kondziolka D, Lunsford LD. Stereotactic diagnosis and treatment of pineal region tumors and vascular malformations. Acta Neurochir. 1992;116:14–22.

59. Edwards MS, Hudgins RJ, Wilson CB, et al. Pineal region tumors in children. J Neurosurg. 1988;68:689–97.

60. Fauchon F, Jouvet A, Paquis P, et al. Parenchymal pineal tumors: a clinicopathological study of 76 cases. Int J Radiat Oncol Biol Phys. 2000;46:959–68.

61. Lapras C, Patet JD, Mottolese C, et al. Direct surgery for pineal tumors: occipital-transtentorial approach. Prog Exp Tumor Res. 1987;30:268–80.

62. Neuwelt EA. An update on the surgical treatment of malignant pineal region tumors. Clin Neurosurg. 1985;32:397–428.

63. Spazzapan P, Velnar T, Bosnjak R. Endoscopic supracerebellar infratentorial approach to pineal and posterior third ventricle lesions in prone position with head extension: a technical note. Neurol Res. 2020;42(12):1070–3.

64. Schonauer C, Jannelli G, Tessitore E, et al. Endoscopic resection of a low-grade ependymoma of the pineal region. Surg Neurol Int. 2021;12:279.
65. Hua W, Hao X, Zhang X, Guo Y, Wang X, Zhang J, Pan Z, Zhu W. Pure endoscopic resection of pineal region tumors through supracerebellar infratentorial approach with 'head-up' park-bench position. Neurol Res. 2023;45(4):354–62. https://doi.org/10.1080/01616412.2022.2146266.
66. Abecassis IJ, Hanak B, Barber J, et al. A single-institution experience with pineal region tumors: 50 tumors over 1 decade. Oper Neurosurg. 2017;13(5):566–75.

第十六章
乙状窦后入路全内镜手术切除桥小脑角肿瘤

Mohamed Saied, Mustafa Najibullah, Zafdam Shabbir, Athary Saleem, Amjad Ali, and Waleed Abdelfattah Azab

16.1 简介

内镜技术的进步对微创脑外科手术的发展和完善作出了重大贡献。事实上,与传统手术入路相比,微创入路具有并发症更少、效果相当甚至更好、外观效果更佳以及恢复时间更快的特点 [1-3]。全内镜或内镜主导的入路本质上是锁孔入路,在整个手术过程中,硬内镜是唯一的可视化工具。

"锁孔手术"这一术语是由 Donald Wilson 在 1971 年首次提出的,他在题为"脑部手术的有限暴露"(Limited Exposure in Cerebral Surgery)的技术报告中阐述了多种针对幕上病变的手术入路,该报告随后发表在 *Journal of Neurosurgery* 杂志上。他采用小的直线切口和一个 2mm 的 D'Errico 环钻来做有限的颅骨切开术。这些骨窗虽然有限,但足以进行手术操作。他指出,这种手术方法避免了不必要的脑组织暴露,从而避免了潜在的损伤 [4]。后来,Axel Perneczky 推广了锁孔手术的原则,特别是眶上锁孔入路,并通过发表多个大的血管和肿瘤病例系列,证明了内镜辅助在这些入路中的重要性 [1,3,5]。

脑外科手术中内镜辅助的出现是由于需要通过小切口进行手术,同时又能对手术区域内的结构进行适当的可视化和控制——换句话说,就是要进行一种微创但效果最佳的手术。在早期内镜辅助脑外科手术的尝试中,人们注意到当使用小的手术暴露区域时,刚性内镜能够克服可视化效果不佳的问题。

1974 年,Werner Prott 当时在维尔茨堡大学担任耳外科医生时候,他通过经锥体后迷路入路(通过 Trautmann 三角)使用刚性内镜对小脑脑桥角进行了探查和手术操作。在进行乳突切除术后,做了一个直径为 1cm 的骨瓣,能够将内镜通过乙状窦、岩上窦、后半规管和内淋巴囊之间的狭窄空间插入,并且没有损伤内耳或小脑的任何功能结构 [6]。1981 年,Falk Oppel 和他的同事使用类似的方法切断三叉神经的感觉根、舌咽神经和迷走神经的颅部,治疗了一名复发性上颌癌患者的顽固性面部疼痛 [7]。1977 年,Apuzzo 及其同事描述了在多种手术入路中使用霍普金斯 70° 和 120° 侧视内镜,包括通过经蝶窦或额下入路进行的鞍内手术,以辅助完全切除肿瘤的可视化操作。他们在 Willis 环附近进行动脉瘤手术时也采用了这种内镜辅助策略,特别强调了夹闭位置的充分性和准确性的评估,尤其是在基底动脉顶端的病变中 [8]。

　　目前,在经颅手术中内镜的使用大致可分为内镜通道、内镜辅助和内镜控制或完全内镜入路。在本章中,我们将对相关文献进行综述,并介绍乙状窦后入路全内镜手术切除小脑脑桥角肿瘤的手术技术和细节。

16.2　全内镜技术的基本原理

　　当前可用的硬质内镜的规格和设计具有一系列独特特性,这些特性界定了内镜视野,并为其在脑部手术优于显微镜视野奠定了基础(图 16.1)。

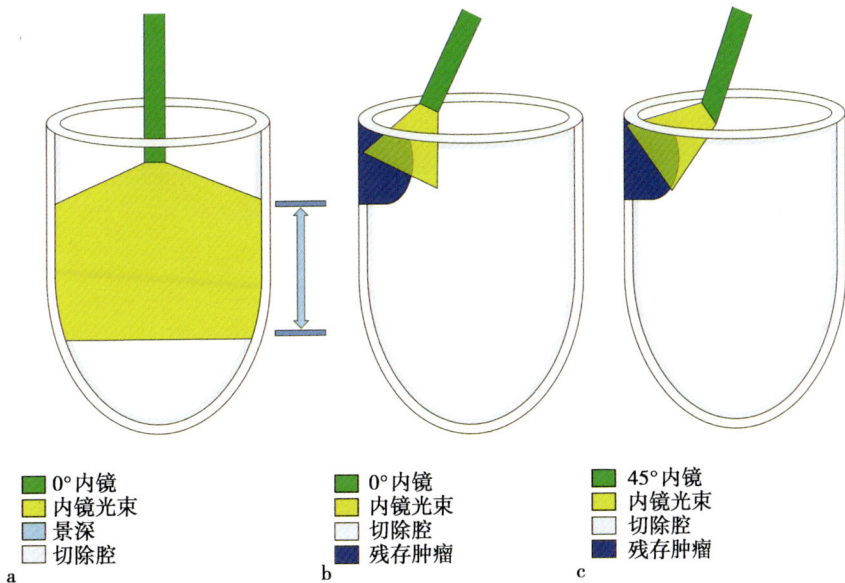

图 16.1　纯内镜入路的基本原理。(a)当硬性内镜插入手术区域时,可获得一个照明度非常高的术区区域,在骨窗边缘没有任何光能损失。光源与结构的接近以及更大的景深增加了内镜图像的极高清晰度。使 0° 内镜成角(b)以及使用有角度的内镜(c)可使隐藏的肿瘤残留进入视野,并避免了对神经血管结构的牵拉

当将硬质内镜插入手术区域时，可获得一个照明度非常高的手术区域，因为光束完全进入该区域，在骨窗边缘或皮质切口处没有任何光能损失。此外，光源与被观察结构距离很近，消除了视野内的阴影，进一步提高了内镜图像的清晰度。内镜视野的优势还源于当今先进的硬质内镜的广角视野以及高色彩保真度和图像清晰度能力。此外，硬质内镜具有更长的景深。因此，被观察物体在距离观察镜头更远的范围内都能保持清晰对焦。这意味着在手术过程中对内镜进行对焦调整的需求更少，从而实现流畅的手术操作。使用成角内镜还能够"绕角观察"，从而进一步提高手术的有效性和安全性，因为它能使隐藏的肿瘤残余部分显露出来，并且无须牵拉神经血管结构。相反，在锁孔手术中，显微镜需要频繁改变观察角度，以便对手术区域深处的感兴趣区域进行照明和可视化，这是由于光源和观察镜头位于骨窗外部所不可避免的结果。开颅术边缘的光能损失以及手术区域内结构上的阴影，进一步导致了锁孔脑部手术区所获得的显微镜视野质量欠佳[9]。

内镜可视化的不足之处包括缺乏立体感、需要熟悉内镜设备、需要培养眼手协调能力以及器械操作活动范围受限[10]。这些不足之处可通过外科医生的经验轻松克服，而且这种手术形式所提供的卓越图像质量、更高的根治性以及更低的并发症风险在很大程度上弥补了这些不足。在我们看来，硬质内镜是进行锁孔脑部手术所需的一系列手术工具中不可或缺的组成部分，并且我们坚信，对于这类手术而言，它们最终将完全取代手术显微镜。

16.3　内镜下手术与小脑脑桥角

已有数篇报道描述了与显微镜相比，内镜在小脑脑桥角（CPA）神经血管结构可视化方面具有优势[11-14]。通过将内镜小心地放置在 CPA 区域，肿瘤、血管和神经的解剖特征看得很清晰。通过使用不同的内镜观察角度、旋转内镜以及调整其深度，可以获得更广阔的手术视野，包括幕上脑池、脑神经、小脑幕与小脑之间的表面，以及通过桥前池观察到对侧区域[14,15]。大量关于内镜辅助 CPA 手术的报道证实了这种手术理念在微血管减压术[16-19]、前庭神经切断术[20,21]以及诸如表皮样囊肿[22]、前庭神经鞘瘤[23-25]等各类肿瘤切除术中的成功及优势。

然而，文献中关于单纯内镜下切除 CPA 病灶的系列报道较少[26-28]。以下段落将总结从这些系列报道中观察到的与内镜控制乙状窦后入路切除 CPA 肿瘤相关的术中优势。

首先，在肿瘤的囊外环形解剖过程中使用内镜的明显优势得到了证实。成角光学系统能够观察到"拐角处"情况，使得解剖过程无须像使用手术显微镜时那样进行分块切除。在从肿瘤上分离面神经时，这一优势更为重要，因为可以避免钝性和"盲目"的解剖操作[27,29]。其次，内镜能在最小程度牵拉甚至无须牵拉的情况下更好地暴露整个肿瘤，降低了脑干及周围脑神经损伤的风险，从而实现肿瘤的完全切除。更直接的"锁孔"入路显著缩短了肿瘤暴露所需时间以及整个手术时间[26,27]。再次，内镜的另一个优势是"动态放大"，即当助手根据主刀医生的需求手持并操控内镜的角度及其与手术目标的距离时，可以对手术视野进行动态调整。当使用内镜固定架固定内镜时，就没有这一优势了。利用动态放大的一个潜在风险是内镜反复进出 CPA 会增加神经血管损伤的风险[29-31]。最后，成角内镜能够更好地观察开放的乳突气房，从而降低了发生意外脑脊液漏的风险[32]。

值得注意的是，Setty 等指出，在进行前庭神经鞘瘤的听力保留手术时，单独使用内镜而无需手术显微镜是安全可行的。在他们的报告中，与其他手术入路相比，面神经和听力的保留情况即便没有改善也是相当的，同时还具有切口更小、颅骨开口更小、无须牵拉小脑以及对神经血管结构操作更少等优点[28]。Piloto 等证实，与传统手术入路相比，全内镜下乙状窦后锁孔入路在肿瘤切除程度以及术后面神经和听觉功能保留方面表现更佳。面瘫被确定为最常见的并发症[33]。在对 44 名患者的系列研究中，Parab 等证实，单纯内镜下锁孔乳突后入路在处理 CPA 及其周围的各种病变时是可行的。即使是大型肿瘤也可用这种方法切除。在 33 例肿瘤病例中，97% 的病例实现了肿瘤全切除（gross total resection，GTR）和近全切（near total resection，NTR），3% 的病例实现了次全切（subtotal resection，STR），面神经保留率为 90%。在所有微血管减压术（microvascular decompression，MVD）病例中，面神经功能均得以保留[34]。内镜控制乙状窦后入路的各种报道所取得的结果总结见表 16.1 和表 16.2。

我们赞同其他人的观点，即内镜可视化的改善非常适合在复杂的 CPA 通道内手术。然而，在尝试此类手术之前，外科医生必须适应内镜手术和熟悉 CPA 的解剖结构[28]。

表 16.1　内镜控制乙状窦后入路序列：主要结果参数

参考文献	病例数	病理	肿瘤最大直径/cm	切除程度	并发症	听力保存（Gardner-Robertson）	面神经保存（House-Brackmann）
Caballero-Garcia et al. (2020)	40	三叉神经鞘瘤 31 (77.5%)，脑膜瘤 5 (12.5%)，胆脂瘤 2 (5.0%)，转移 2 (5.0%)	3.4 (1.4～4.3)	GTR 28 (70.0%) NTR 9 (22.5%) STR 3 (7.5%)	- 脑脊液漏 1 例 (2.5%) - 手术伤口感染 1 例 (2.5%) - 肺炎 1 例 (2.5%) - 听力损失 3/8 例 (37.5%) - 面神经麻痹 8 例 (20%)	5/8 (62.5%)	House-Brackmann Ⅰ，Ⅱ 和 Ⅲ 级 (80.0%; 32/40)
Shahinian and Ra (2011)	527	三叉神经鞘瘤	2.8 (0.3～5.8)	GTR 496 STR 31	- 脑脊液漏 17 - 脑积水 / 临时脑室导管 1 - 暴露性角膜炎 9 - 复发 / 残留肿瘤 39 - 浅表伤口感染 13	213/374 (57%)	House-Brackmann Ⅰ 级 和 Ⅱ 级 (93%; 491/527) House-Brackmann Ⅲ 级 和 Ⅳ 级 (4%; 21/527) House-Brackmann Ⅴ 级 和 Ⅵ 级 (3%; 15/527)
Kabil and Shahinian (2006)	112	三叉神经鞘瘤	2.6 (0.6～5.7)	GTR 106 STR 6	- 脑脊液漏 3 - 脑积水 / 临时脑室导管 1 - 暴露性角膜炎 2 - 复发 1 - 浅表伤口感染 3	59/101 (58%)	House-Brackmann Ⅰ 级 (87%; 97/112) House-Brackmann Ⅱ 级 (8%; 9/112) House-Brackmann Ⅲ 级 (5%; 6/112)

续表

参考文献	病例数	病理	肿瘤最大直径/cm	切除程度	并发症	听力保存（Gardner-Robertson）	面神经保存（House-Brackmann）
Setty et al. (2015)	12	三叉神经鞘瘤	1.5 (1.0~2.0)	GTR 12 (100%)	- 复发 1 - 听力下降 4/12（33%）	8/12 (67%)	House-Brackmann Ⅰ级 (92%; 11/12) House-Brackmann Ⅲ级 (8%; 1/12)
Hu et al. (2016)	30	表皮样囊肿	NA	GTR (30) (100%)	- 交通性脑积水 1 - 面神经麻痹 1 - 外展神经麻痹 1	NA	NA
Parab et al. (2019)	44	肿瘤 33 前庭神经鞘瘤 14 后组脑神经鞘瘤 1 三叉神经鞘瘤 1 表皮样囊肿 14 脑膜瘤 1 小脑中脚海绵状血管瘤 1 髓母细胞瘤 1 血管祥 11	3.47 (2~5)	GTR 20 NTR 12 STR 1	- 脑脊液漏伴脑膜炎 1 - 新发面部轻瘫 12 - 一过性面部感觉减退 2 - 一过性外展肌轻瘫 4 - 一过性下脑神经轻瘫 3 - 假性脑膜膨出 1	30/33 11	NA

表 16.2　其他结果参数

参考文献	平均手术时间 /min	平均手术出血 /ml	住院时间 /d
Caballero-García et al.（2020）	286.5	286.5	7.5
Shahinian and Ra（2011）	193	NA	2.4
Kabil and Shahinian（2006）	132	NA	2.2
Setty et al.（2015）	261.6	56.3	3.6
Hu et al.（2016）	2.61h	96.8	7.5
Parab et al.（2019）	NA	NA	NA

16.4　手术技术

16.4.1　手术室布置

　　手术室布置如图 16.2 所示，其目的在于让手术团队能够无障碍地看到内镜显示器，并且在患者头部周围营造符合人体工程学的适宜工作空间。

16.4.2　内镜设备布置与人体工程学

　　将硬质内镜（0°、30° 或 45°）连接到一台 4K 内镜摄像机上，并插入吸引 - 冲洗鞘内。该组件被固定到一个机械支撑臂（KARL STORZ）或一个操作灵活的手动支撑臂（ENDOFIX exo）上。内镜支撑臂固定在手术台对面，与外科医生相对。内镜塔和显示器放置在手术台的一侧，以便主刀医生能获得直视视线（见图 16.2）。在手术初始阶段，内镜被固定在外视位置，之后随着肿瘤切除的推进，再通过开颅部位插入。在某些时候，内镜由助手医生徒手手持。

16.4.3　体位摆放

　　患者取侧卧位或四分之三俯卧位，头部高于心脏水平 30°，并用三钉头架固定（见图 16.2）。

16.4.4　头皮切口与开颅术

　　在耳后做一个 4～5cm 的切口直至颅骨。使用鱼钩状牵开器牵拉头皮。使用鱼钩状牵开器非常重要，因为其外形低矮，有助于营造不那么拥挤的手术视野，为内镜镜杆和器械操作留出更多空间。以星点作为骨性标志，按照标准方式在乙状窦和横窦交汇处制作一个开颅骨瓣，要注意充分利用头皮切口的范围。

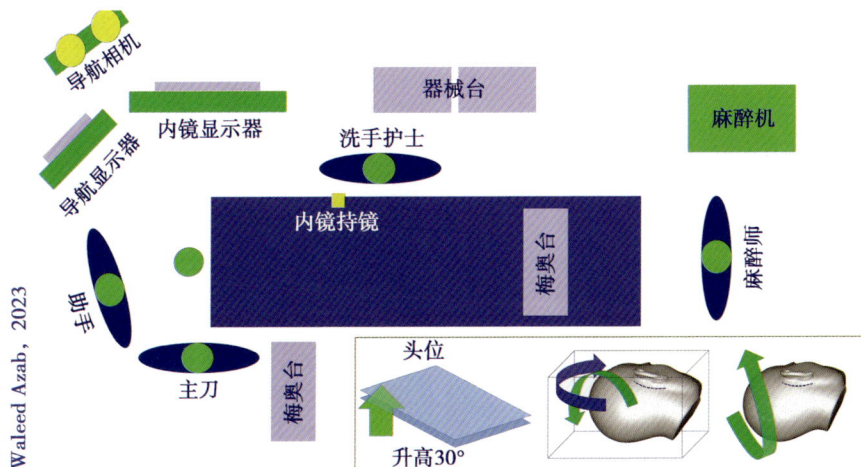

图 16.2 纯内镜乙状窦后入路的手术室设置

16.4.5 肿瘤切除

肿瘤切除、止血以及缝合均遵循标准的显微外科技术。以下的典型病例将展示其中许多技术要点。

16.5 典型病例

一名 45 岁女性患者，有 1 年逐渐加重的头痛、步态不稳、声音嘶哑和吞咽困难病史。她在 7 个月前曾在另一家医疗机构接受治疗，当时尝试切除占据右侧小脑脑桥角和小脑延髓角的病变但未成功，并且因相关脑积水插入了脑室 - 腹腔分流管。神经系统检查显示右侧脑神经Ⅸ～Ⅻ麻痹，双侧深腱反射亢进，左侧更为明显。还检测到右侧上肢意向性震颤和水平眼震。术前磁共振图像（见图 16.3）显示一个大型的部分囊性舌下神经鞘瘤，占据右侧小脑延髓池和小脑脑桥池，肿块穿过右侧舌下神经管，对脑干造成明显压迫。采用内镜控制的右侧乙状窦后入路切除了肿瘤的颅内部分。手术过程中的术中图像如图 16.4、图 16.5 和图 16.6 所示。我们团队此前已发表过关于该手术的病例报告 [35]。术后磁共振成像如图 16.7 所示。

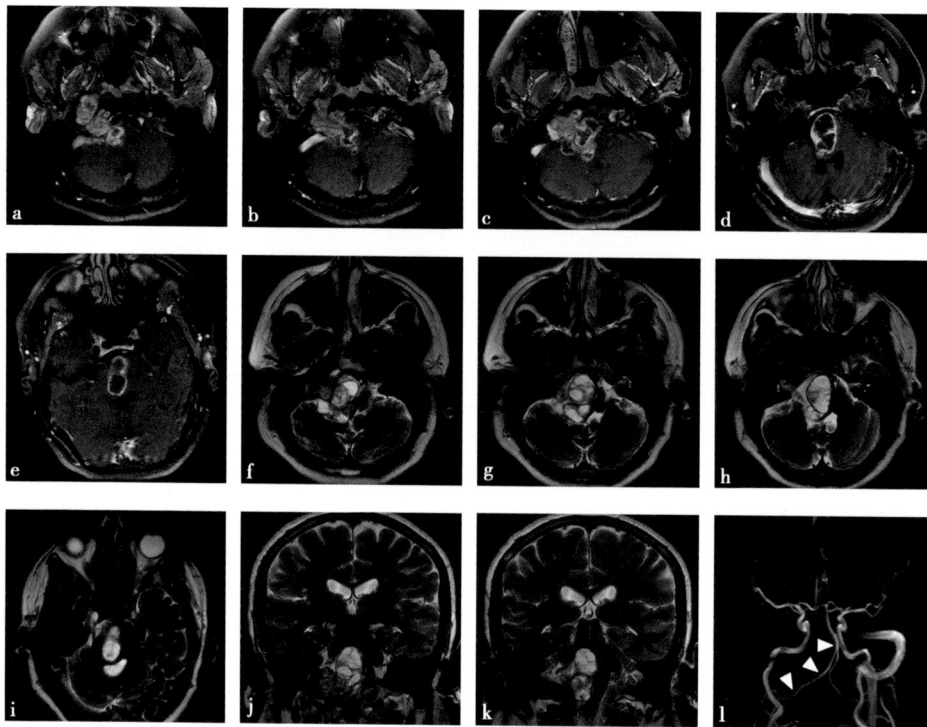

图 16.3　典型病例。右侧舌下神经鞘瘤术前 MRI。连续轴位 T1 加权快速扰相梯度回波增强后 MR 图像显示右侧小脑延髓池和小脑脑桥池中一个大的部分囊性肿块。（a～e）肿块穿过右侧舌下神经管，对脑干产生显著压迫。连续轴位（f～i）和冠状位（j，k）T2 加权 MR 图像显示类似结果，且囊性成分内有出血迹象。（l）磁共振血管造影显示右侧椎动脉、椎基底动脉连接处和基底动脉近端移位（箭头）。（经许可修改自 Azab W，2022[35]）

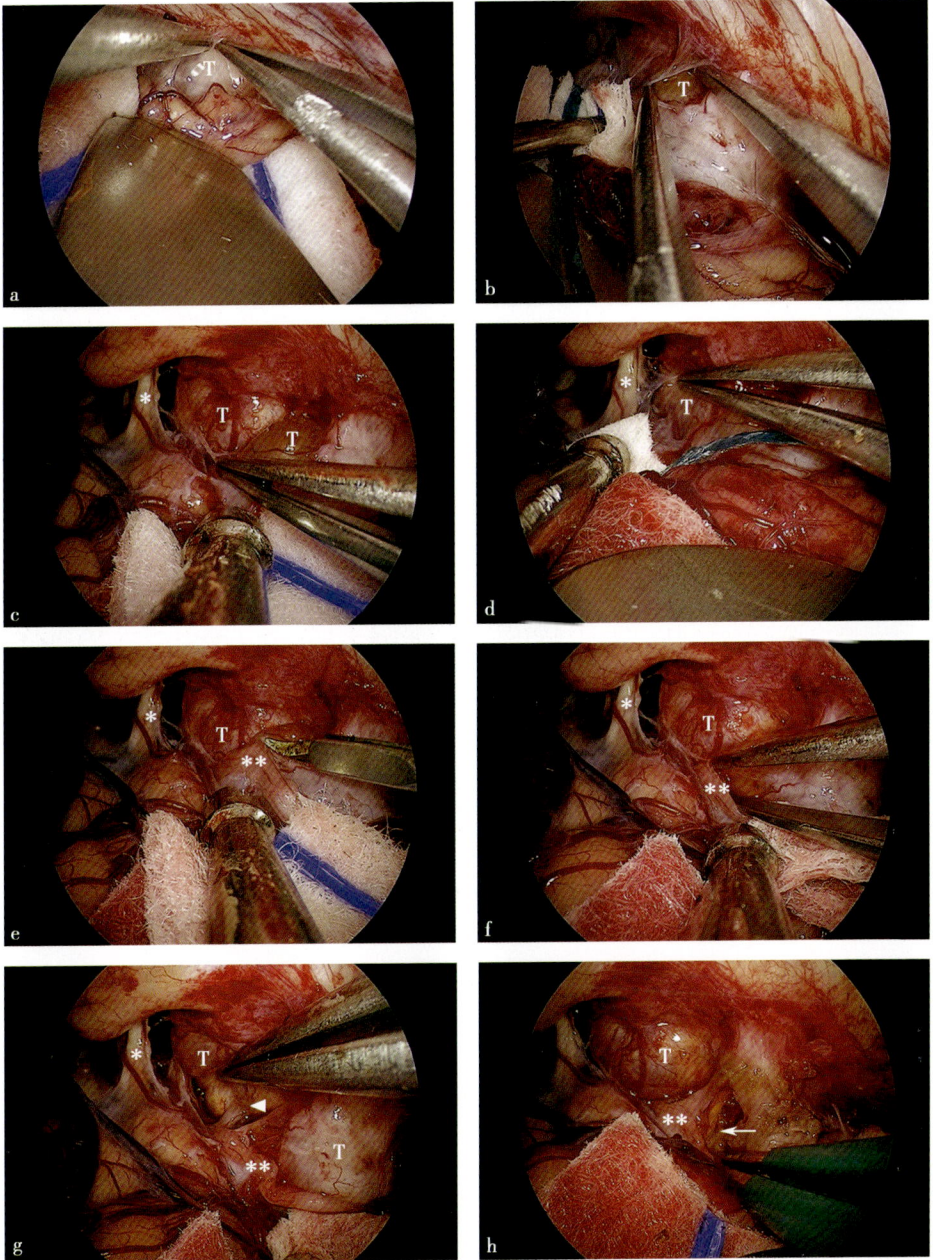

图 16.4 典型病例。右侧小脑脑桥角处肿瘤的初始显露情况。（a～c）肿瘤表面的蛛网膜被分离下来，（d）面神经和前庭蜗神经（CN Ⅶ～Ⅷ）表面的蛛网膜被分离下来。（e, f）副神经从肿瘤包膜上被锐性分离。可以看到副神经陷入肿瘤实质内（箭头所示，g）。肿瘤的一个囊性部分被切开，其内容物（箭头）被清除，并且对包膜进行双极电凝（h）。（T，肿瘤；星号，面神经和前庭蜗神经；双星号，副神经。（经许可改编自 Azab W, 2022 [35]）

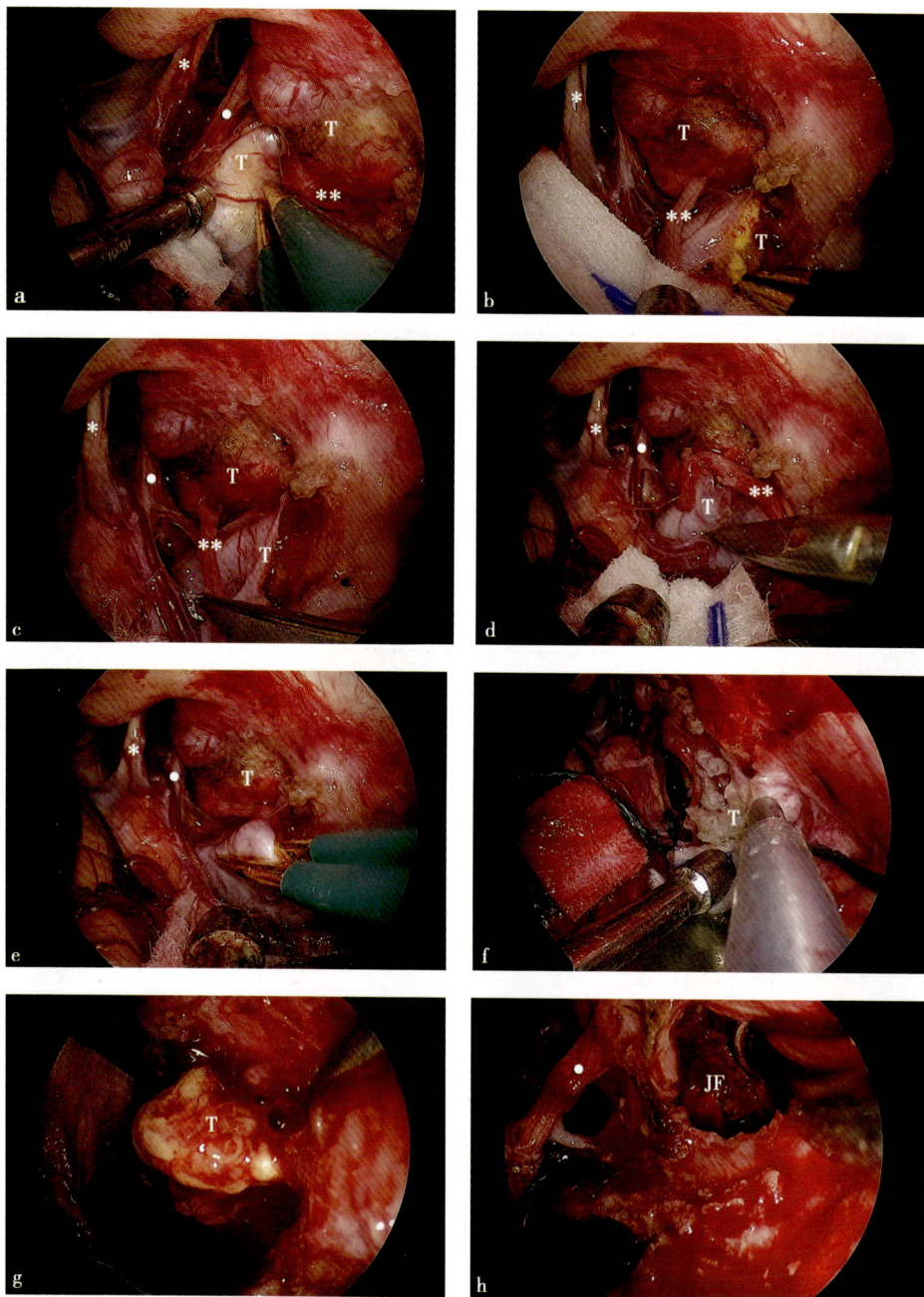

图 16.5　典型病例。（a～h）肿瘤的分离和减瘤操作进一步持续进行，同时进一步显露舌咽神经和迷走神经（CN Ⅸ～Ⅹ），并切除颈静脉孔内的肿瘤组织。T，肿瘤；星号，面神经和前庭蜗神经（CN Ⅶ～Ⅷ）；双星号，副神经；JF，颈静脉孔；白色圆点，舌咽神经和迷走神经。（经许可改编自 Azab W，2022[35]）

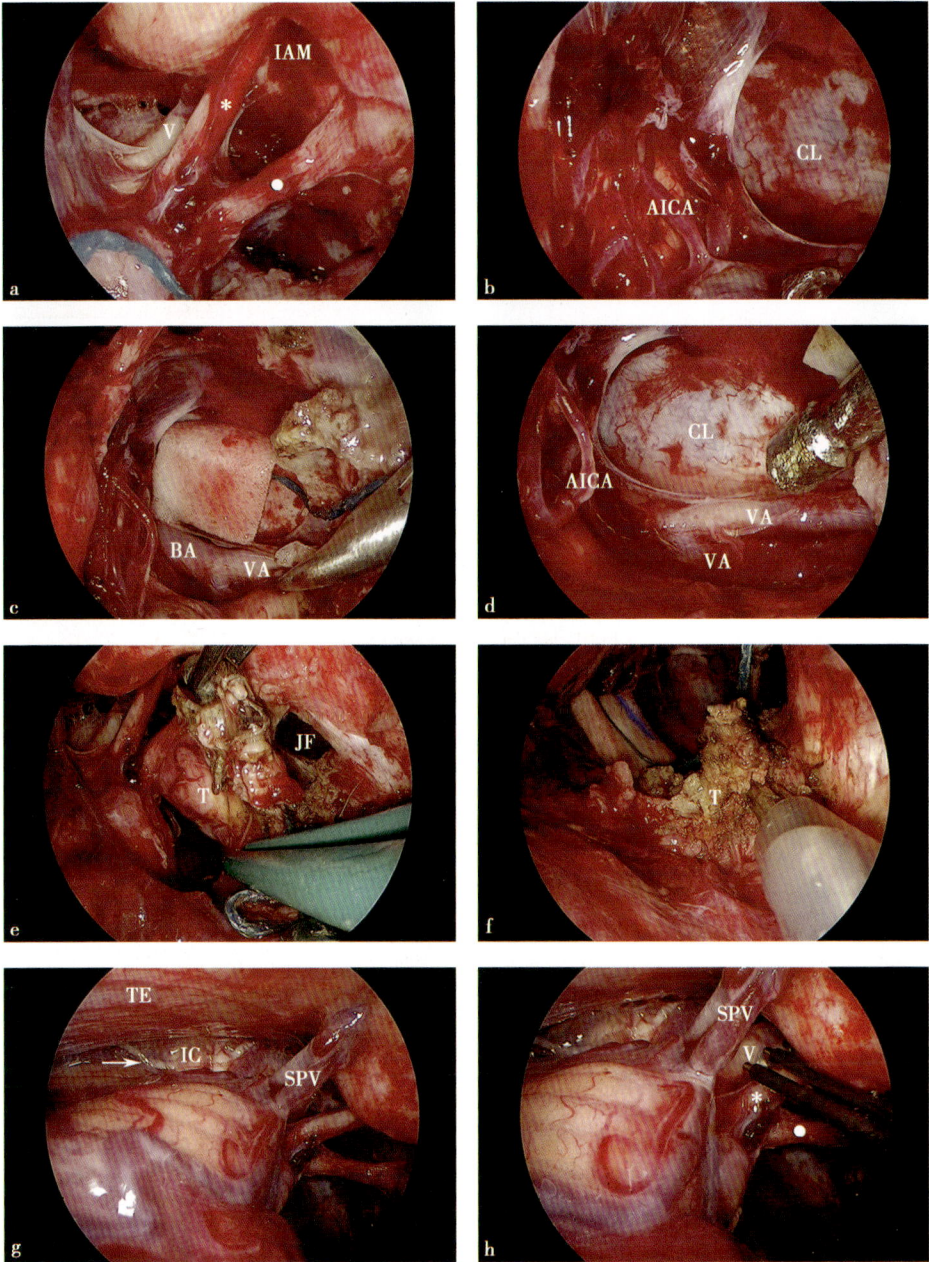

图 16.6　典型病例。（a～h）肿瘤切除的最后阶段。随着肿瘤切除完成，展示了脑神经 Ⅳ 至 Ⅸ～Ⅹ 以及椎基底动脉交界处的全景视图。AICA，小脑前下动脉；BA，基底动脉；CL，斜坡；IAM，内耳道；IC，下丘；TE，小脑幕；JF，颈静脉孔；V，三叉神经；VA，椎动脉；T，肿瘤；星号，面神经和前庭蜗神经（CN Ⅶ～Ⅷ）；白色圆圈，舌咽神经和迷走神经（CN Ⅸ～Ⅹ）。（经许可改编自 Azab W，2022[35]）

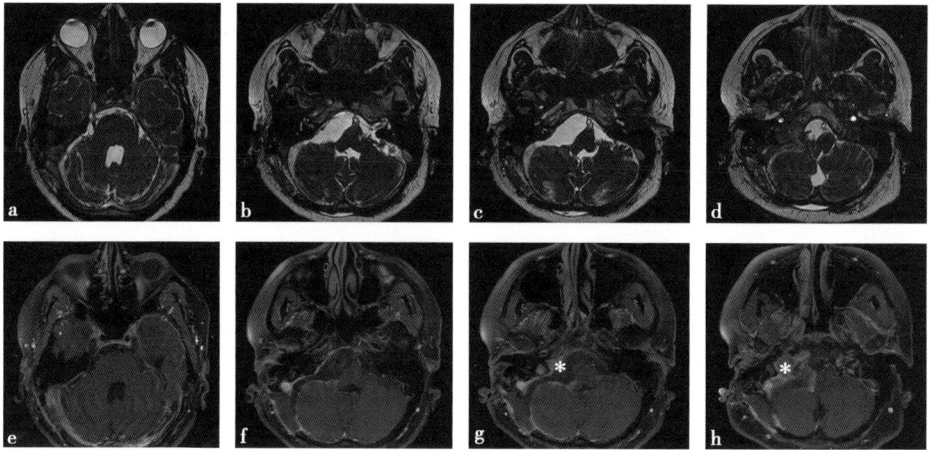

图 16.7　典型病例。术后轴位 T2 加权像（a～d）以及轴位扰相梯度回波（FSPGR）增强后图像（e～h），显示颅内肿瘤已被切除，但附着于横窦的肿瘤部分除外（星号）。（经许可改编自 Azab W，2022[35]）

（夏亮 译，杨明 校）

参考文献

1. van Lindert E, Perneczky A, Fries G, Pierangeli E. The supraorbital keyhole approach to supratentorial aneurysms: concept and technique. Surg Neurol. 1998;49:481–90.
2. Ottenhausen M, Rumalla K, Alalade AF, Nair P, La Corte E. Decision-making algorithm for minimally invasive approaches to anterior skull base meningiomas. Neurosurg Focus. 2018;44(4):E7. https://doi.org/10.3171/2018.1.FOCUS17734.
3. Perneczky A, Müller-Forell W, van Lindert E, Fries G. Keyhole concept in neurosurgery: with endoscope-assisted microsurgery and case studies. 1st ed. Stuttgart: Thieme Medical Publishers; 1999.
4. Wilson DH. Limited exposure in cerebral surgery: technical note. J Neurosurg. 1971;34:102–6. https://doi.org/10.3171/jns.1971.34.1.0102.
5. Fries G, Perneczky A. Endoscope-assisted brain surgery—part 2—analysis of 380 procedures. Neurosurgery. 1998;42(2):226–32.
6. Prott W. Cisternoscopy—endoscopy of the cerebellopontine angle. Acta Neurochir. 1974;31:105–13. https://doi.org/10.1007/BF01432786.
7. Oppel F, Mulch G, Brock M. Endoscopic section of the sensory trigeminal root, the glossopharyngeal nerve, and the cranial part of the vagus for intractable facial pain caused by upper jaw carcinoma. Surg Neurol. 1981;16(2):92–5. https://doi.org/10.1016/0090-3019(81)90102-6.
8. Apuzzo ML, Heifetz MD, Weiss MH, Kurze T. Neurosurgical endoscopy using the side-viewing telescope. J Neurosurg. 1977;46(3):398–400. https://doi.org/10.3171/jns.1977.46.3.0398.
9. Azab WA, Elmaghraby MA, Zaidan SN, Mostafa KH. Endoscope-assisted transcranial surgery for anterior skull base meningiomas. Mini-invasive. Surgery. 2020;4:88.
10. Linsler S, Fischer G, Skliarenko V, Stadie A, Oertel J. Endoscopic assisted supraorbital keyhole approach or endoscopic endonasal approach in cases of tuberculum sellae meningioma: which surgical route should be favored? World Neurosurg. 2017;104:601–11. https://doi.org/10.1016/j.wneu.2017.05.023.

11. Borucki L, Szyfter W, Leszczyńska M. Microscopy and endoscopy of the cerebellopontine angle in the retrosigmoid approach [in Polish]. Otolaryngol Pol. 2004;58(3):509–15.

12. Cappabianca P, Cavallo LM, Esposito F, de Divitiis E, Tschabitscher M. Endoscopic examination of the cerebellar pontine angle. Clin Neurol Neurosurg. 2002;104(4):387–91.

13. Takemura Y, Inoue T, Morishita T, Rhoton AL Jr. Comparison of microscopic and endoscopic approaches to the cerebellopontine angle. World Neurosurg. 2014;82(3–4):427–41.

14. Van Rompaey J, Bush C, McKinnon B, Solares AC. Minimally invasive access to the posterior cranial fossa: an anatomical study comparing a retrosigmoidal endoscopic approach to a microscopic approach. J Neurol Surg A Cent Eur Neurosurg. 2013;74(1):1–6.

15. Hu Z, Guan F, Kang T, et al. Whole course neuroendoscopic resection of cerebellopontine angle epidermoid cysts. J Neurol Surg A Cent Eur Neurosurg. 2016;77(5):381–8. https://doi.org/10.1055/s-0035-1558818.

16. Broggi M, Ferroli P, Acerbi F, Tringali G, Franzini A, Broggi G. The value of endoscopy in microvascular decompression procedures. Neurosurgery. 2012;71(2):E564.

17. Chen MJ, Zhang WJ, Yang C, Wu YQ, Zhang ZY, Wang Y. Endoscopic neurovascular perspective in microvascular decompression of trigeminal neuralgia. J Craniomaxillofac Surg. 2008;36(8):456–61.

18. Duntze J, Litré CF, Eap C, et al. Adjunctive use of endoscopy during microvascular decompression in the cerebellopontine angle: 27 case reports [in French]. Neurochirurgie. 2011;57(2):68–72.

19. El-Garem HF, Badr-El-Dine M, Talaat AM, Magnan J. Endoscopy as a tool in minimally invasive trigeminal neuralgia surgery. Otol Neurotol. 2002;23(2):132–5.

20. Miyazaki H, Deveze A, Magnan J. Neuro-otologic surgery through minimally invasive retrosigmoid approach: endoscope assisted microvascular decompression, vestibular neurotomy, and tumor removal. Laryngoscope. 2005;115(9):1612–7.

21. Cutler AR, Kaloostian SW, Ishiyama A, Frazee JG. Two-handed endoscopic-directed vestibular nerve sectioning: case series and review of the literature. J Neurosurg. 2012;117(3):507–13.

22. Schroeder HWS, Oertel J, Gaab MR. Endoscope-assisted microsurgical resection of epidermoid tumors of the cerebellopontine angle. J Neurosurg. 2004;101(2):227–32.

23. Goksu N, Bayazit Y, Kemaloglu Y. Endoscopy of the posterior fossa and endoscopic dissection of acoustic neuroma. Neurosurg Focus. 1999;6(4):e15.

24. Magnan J, Chays A, Cohen JM, Caces F, Locatelli P. Endoscopy of the cerebellopontine angle. Rev Laryngol Otol Rhinol (Bord). 1995;116(2):115–8.

25. Wackym PA, King WA, Poe DS, et al. Adjunctive use of endoscopy during acoustic neuroma surgery. Laryngoscope. 1999;109(8):1193–201.

26. Shahinian HK, Eby JB, Ocon M. Fully endoscopic excision of vestibular schwannomas. Minim Invas Neurosurg. 2004;47:329–32.

27. Kabil MS, Shahinian HK. A series of 112 fully endoscopic resections of vestibular schwannomas. Minim Invas Neurosurg. 2006;49:362–8.

28. Setty P, D'Andrea KP, Stucken EZ, Babu S, LaRouere MJ, Pieper DR. Endoscopic resection of vestibular schwannomas. J Neurol Surg B Skull Base. 2015;76(3):230–8. https://doi.org/10.1055/s-0034-1543974.

29. Caballero-García J, Morales-Pérez I, Michel-Giol-Álvarez A, Aparicio-García C, López-Sánchez M, Huanca-Amaru J. Endoscopic retrosigmoid keyhole approach in cerebellopontine angle tumors. A surgical cohort. Neurocirugia (Astur:Engl Ed). 2020:S1130-1473(20)30127-5. English, Spanish. https://doi.org/10.1016/j.neucir.2020.10.001.

30. de Divitiis O, Cavallo LM, Dal Fabbro M, Elefante A, Cappabianca P. Freehand dynamic endoscopic resection of an epidermoid tumor of the cerebellopontine angle: technical case report. Neurosurgery. 2007;61:E239–40.

31. Dubernard X, Kleiber J-C, Makeieff M, Bazin A, Chays A. Drilling and control of the internal auditory canal by fixed endoscope. Eur Ann Otorhinolaryngol Head Neck Dis. 2019;136:37–9. https://doi.org/10.1016/j.anorl.2018.09.005.

32. Cohen NL. Retrosigmoid approach for acoustic tumor removal. Otolaryngol Clin N Am. 1992;25:295–310.

33. Piloto OL, Hernández TM, Barreto GT, Flores CD, Ayala OL, Garcia ET. Endoscopic keyhole and microsurgery approach to cerebellopontine angle tumors: surgical outcomes. Mathews J Case Rep. 2020;5(2):65.

34. Parab A, Khatri D, Singh S, et al. Endoscopic keyhole retromastoid approach in neurosurgical practice: ant-man's view of the neurosurgical marvel. World Neurosurg. 2019;126:e982–8. https://doi.org/10.1016/j.wneu.2019.02.203.

35. Azab WA. Purely endoscopic retrosigmoid approach for excision of a large multicystic hypoglossal schwannoma. World Neurosurg. 2022;168:133. https://doi.org/10.1016/j.wneu.2022.09.108.

第十七章
内镜微血管减压术

Sonia Ajmera, Rachel Blue, and John Y. K. Lee

17.1 微血管减压术的历史

20 世纪 20 年代，Walter Dandy 首次提出利用微血管减压术治疗脑神经病变。三叉神经痛，这种面部剧烈疼痛的症状，在 1756 年被 Nicolas André 称为"痛性抽搐"。Dandy 提出，该病症是由于三叉神经根在入脑干区附近的近端受到压迫，因此在这一区域进行减压手术可以缓解疼痛。尽管他的理论在当时引起了不少争议和怀疑，但这项工作最终在 20 世纪 50 年代由丹麦的 Palle Taarnhøj 和宾夕法尼亚大学的 W. James Gardner 继续推进。Gardner 还首次为面肌痉挛患者实施了微血管减压手术。当时，显微镜还未在微血管减压手术中得到应用，直到 1957 年，Peter Jannetta 在 Harbor General Hospital 首次进行了显微镜下颅后窝开颅手术治疗三叉神经痛[1]。从那以后，微血管减压术（microvascular decompression，MVD）被公认为不仅对三叉神经痛，而且对面肌痉挛、前庭神经痛、舌咽神经痛以及其他相关的脑神经疼痛综合征都有效的治疗方法。三叉神经痛最常见的动脉压迫源是小脑上动脉，面肌痉挛和前庭神经痛最常见的动脉压迫源是小脑前下动脉，舌咽神经痛最常见的动脉压迫源是小脑后下动脉。

17.2 显微镜下微血管减压术

传统上，MVD 手术是在显微镜下进行的，显微镜是神经外科医生非常熟悉的辅助工具。显微镜提供了广阔的、三维的手术视野，但需要术者通过直接的视线来可视化手术目标区域。如果术中遇到了岩骨结节等颅内结构阻碍了对目标神经的观察，就需要在术中对这些结构进行操作以获得最佳视野。相比之下，内镜允许在不移除这些结构的情况下"绕过"阻碍结构进行可视化。此外，显微镜的缺点还包括随着放大倍数的增加，视野的景深（从近到远的焦点）会逐渐变短，这在可视化脑神经根入口处等深部结构时常常是一个限制因素。相比之下，内镜在整个手术过程中提供了更好的景深，能使更多关键结构保持清晰对焦。鉴于显微镜的这些局限性，内镜在微血管减压术中的应用也越来越广泛。

17.3　内镜的引入

作为一种微创的视觉增强工具，内镜已被广泛应用于前颅底、鞍区和脑室手术中。1994 年，Magnan 描述了内镜提供的远端光线和全景视图，能够在不需要过多组织操作的情况下扩展可视化视野，从而获得显微镜需要在直接视线下得到视野[2]。此外，使用角度内镜能够看到显微镜难以或无法看到的结构[3]。在 20 世纪 90 年代末和 21 世纪 00 年代初，多篇报告描述了在三叉神经痛和面肌痉挛 MVD 手术中联合使用内镜和显微镜（即内镜辅助）[4-7]。内镜不仅能够看清显微镜下所见，更重要的是还能看到显微镜下看不到的血管压迫部位。2008年，Chen 等发现，大约有 15% 的神经血管压迫部位在显微镜下遗漏，在内镜辅助下能看到[7]。此外，内镜下不仅更容易识别神经之间的分离平面，并且对小脑和脑干牵拉最小[8]。2001 年，Eby 和 Shahinian 首次描述了全内镜下微血管减压术（endoscopic microvascular decompression，E-MVD）。他们在面肌痉挛的MVD 手术中不使用显微镜仅使用了内镜[9]。随后洛杉矶的 Shahinian 博士继续发表了他的成果，包括全内镜减压术在三叉神经和舌咽神经治疗中的应用[10,11]。2005 年，Kabil 和 Shahinian 的比较性回顾分析发现，与显微镜下减压相比，内镜下减压因为可视化更好，神经痛缓解率更高，且并发症的发生率更低[12]。2008年，Pieper 和同事们报道了在密歇根耳科研究所耳鼻喉科医生协助下进行的大量全内镜下 MVD[13]。Hae-Dong Jho 博士与匹兹堡的 Peter Jannetta 博士合作进行了完全内镜下微血管减压术；然而，他的一系列研究没有发表。由神经外科医生在学术中心进行的首批完全内镜 MVD 是由宾夕法尼亚大学的 John Lee 博士进行的[3,14-16]。内镜提供的视图允许更小的切口和更少的颅骨切除，随着外科医生经验的增加，甚至可以进一步减少不必要的暴露[17,18]。在术后 1 个月统计，全内镜下微血管减压术患者住院时间缩短，术后头痛率降低[13,14]。

通过对个别中心个别外科医生的报道进行荟萃分析，确认了完全内镜 MVD 的益处。2008 年，Zagzoog 进行的荟萃分析强调 E-MVD 患者的手术时间更短，听力损失和面部瘫痪的比率更低，复发率更低，颅骨切除也更小[19]。在 2021 年Zhao 等的荟萃分析指出，E-MVD 在认定责任血管、减少听力损失和面部瘫痪等并发症率以及降低神经痛复发率方面有显著优势[20]。这些研究表明，当外科医生能熟练应用内镜时，与显微镜下 MVD 相比，E-MVD 在治疗近端脑神经血管压迫方面可以有更好的结果[21-25]。

尽管 E-MVD 有其优势，但局限性确实存在。与显微镜相比，内镜会带来三维深度感知的丧失，外科医生的经验将决定对内镜操作的舒适度。此外，内镜提供的视野限于镜尖端前的结构，这要求在内镜进入和退出术野时小心，以避免对视野外的组织造成伤害。在手术腔中，内镜镜头容易凝结水珠，这是显微镜没有遇到的问题。综上，使用内镜时的可操作性可能会受到手术技术的限制。

17.4　内镜下微血管减压：手术技术和术后护理

所提到的手术技术已在作者的机构中使用[15]，同时也提到了可替代技术。

17.4.1　体位

患者取侧卧位。尽管使用 Mayfeld 头架固定颅骨是 E-MVD 术的传统方法，但在我们的机构不使用 Mayfeld 头架进行刚性固定。取侧卧位后，头下放置圈枕，头顶伸展 10°。头部用丝带环绕固定。手术同侧肩膀向下拉离手术区域并固定[26]。在整个术中对脑神经进行神经监测[16,27]。将床转动 90°，内镜显示屏放置在外科医生对面，紧邻麻醉。术中用气动臂固定将内镜到床上（在床头板上方的臂板上），解放外科医生的双手进行显微外科解剖。

17.4.2　切口和骨窗

基于关键解剖标志：横窦和乙状窦、二腹肌沟的顶点和乳突尖端，在耳后取 4cm 的线性切口。剥离筋膜和肌肉直至颅骨。在横窦 - 乙状窦交界处下方和后方中心进行钻孔，并扩展至可识别下方横窦和后乙状窦边界。在暴露期间，用骨蜡封闭乳突气房以防止术后脑脊液漏。在硬膜开放之前充分止血。

17.4.3　剪开硬膜和内镜置入

取一 1cm 宽的 C 形硬膜开口，并向前翻至乙状窦。一些中心选择十字形硬膜开口[18]。用缝合线固定硬膜。将内镜连接到气动臂并置入术野。笔者更喜欢使用 2.7mm 的 0° 镜（KARL STORZ），因为它的直径较小。如果需要，可随时更换角度镜。内镜应始终保持在术者术野的上顶点，方便其他手术器械从两侧进入，这种三角形定位可以防止手术器械与内镜碰撞。必要时可将内镜从气动臂上取下单手握持，另一只手进行机械操作。

17.4.4　颅内暴露

用手套皮上放置一块棉片保护小脑。硬膜剪开后，轻柔牵拉小脑，铺上手套皮和棉片，缓慢置入内镜。非惯用手持吸引器，惯用手持显微手术器械。锐性解剖分离蛛网膜以暴露脑桥小脑池和脑桥延髓池，充分释放脑脊液让脑松弛，以实现最小化牵拉；应避免过快释放脑脊液，来减少脑下垂和神经、血管的拉伸。仔细解剖小血管，仅在必要时使用低频双极电凝，同时避免损伤周围神经。在充分暴露三叉神经时最常见的遮挡包括岩上结节和岩静脉，内镜抵镜观察或选择性磨除岩上结节，可以增强可视化[28]。尽管有报道指出牺牲岩静脉是安全的，但应尽可能保护岩静脉[18,29]。内镜镜头容易被手术碎片或凝结物遮挡，应及时清洁。

17.4.5　识别和解除血管压迫

随着蛛网膜解剖的进行，面听神经复合体通常是第一个被识别的结构，三叉神经位于这个复合体的内上方，更接近小脑幕。舌咽神经、迷走神经和副神经更靠后。一旦识别出目的脑神经，就可以使用显微解剖器械探查目的神经受血管压迫的部位。应将责任血管从目的神经上移开。在责任血管和神经之间放置一个特氟龙垫片。如果没有识别出压迫的责任血管，则充分全程松解目的神经周围蛛网膜行神经消融（neurolysis）。在关颅前确保充分止血。

17.4.6　关颅

考虑到有颅后窝脑脊液漏的风险，应通过原位修复、肌肉修补、硬膜移植如DuraGen（Integra）和硬膜密封剂如Adherus（Stryker）实现硬膜的紧密闭合。使用骨水泥如CRANIOS REINFORCED Fast Set Putty修复颅骨切除缺损。钛网是另一种选择[18]。充分冲洗术区。进行肌肉、皮下和皮肤多层缝合。

17.4.7　紧急情况

术者必须确保骨瓣的范围，从到横窦的下方到乙状窦的后侧。这样如果后续需要增加暴露，可进一步剪开硬膜。随后，充分释放脑脊液让小脑松弛以便进一步打开手术通道。如果使用0°镜的视野受限，可以使用角度镜[30]。如果使用内镜遇到技术困难，外科医生可以转换到显微镜。在整个手术中应仔细止血，并在需要时随时准备止血剂。

17.4.8　并发症

可能的术后并发症与使用显微镜时遇到的相似，包括出血、感染、脑脊液漏、假性脑膜膨出、伤口裂开、一过性或永久性脑神经病变、小脑损伤、卒中或死亡。

17.4.9　术后护理

根据科室人力资源,在无并发症的病例中,患者在神经外科楼层或重症监护室进行监测,并进行多次初步的神经功能检查。若没有值得关注的病情变化,则不需要进行常规的术后影像学检查。典型的术后症状包括头痛、切口疼痛、颈部僵硬、肌肉痉挛、恶心和呕吐,这些症状都能通过药物治疗得到缓解。术后第1天进行物理和职业治疗咨询,患者通常在术后第2或第3天出院。

17.5　结论

内镜是用于脑神经微血管减压术的安全有效工具。内镜提供的全景视图可以观察到显微镜无法看到的脑神经压迫源。如果能熟练使用内镜,外科医生可以实现更好的结果包括:更好地识别责任血管,最小化脑干和小脑牵拉,更小的切口和颅骨切除,以及最少的术后并发症。

（周青青　译，万经海　校）

参考文献

1. Patel SK, Markosian C, Choudhry OJ, Keller JT, Liu JK. The historical evolution of micro-vascular decompression for trigeminal neuralgia: from Dandy's discovery to Jannetta's legacy. Acta Neurochir. 2020;162(11):2773–82. https://doi.org/10.1007/s00701-020-04405-7. Epub 2020 Jun 9.
2. Magnan J, Chays A, Lepetre C, Pencroffi E, Locatelli P. Surgical perspectives of endoscopy of the cerebellopontine angle. Am J Otol. 1994;15(3):366–70.
3. Halpern CH, Lang S, Lee JYK. Fully endoscopic microvascular decompression: our early experience. Minim Invasive Surg. 2013;2013:739432.
4. Abdeen K, Kato Y, Kiya N, Yoshida K, Kanno T. Neuroendoscopy in microvascular decompression for trigeminal neuralgia and hemifacial spasm: technical note. Neurol Res. 2000;22(5):522–6. https://doi.org/10.1080/01616412.2000.11740712.
5. Caces F, Chays A, Locatelli P, Bruzzo M, Epron JP, Fiacre E, Magnan J. Décompression neuro-vasculaire dans le spasme de l'hémiface: résultats anatomiques, électrophysiologiques et thérapeutiques à propos de 100 cas [Neuro-vascular decompression in hemifacial spasm: anatomical, electrophysiological and therapeutic results apropos of 100 cases]. Rev Laryngol Otol Rhinol (Bord). 1996;117(5):347–51. French.
6. Jarrahy R, Berci G, Shahinian HK. Endoscope-assisted microvascular decompression of the trigeminal nerve. Otolaryngol Head Neck Surg. 2000;123(3):218–23. https://doi.org/10.1067/mhn.2000.107451.
7. Chen MJ, Zhang WJ, Yang C, Wu YQ, Zhang ZY, Wang Y. Endoscopic neurovascular perspective in microvascular decompression of trigeminal neuralgia. J Craniomaxillofac Surg. 2008;36(8):456–61. https://doi.org/10.1016/j.jcms.2008.05.002. Epub 2008 Jul 10.
8. King WA, Wackym PA, Sen C, Meyer GA, Shiau J, Deutsch H. Adjunctive use of endoscopy during posterior fossa surgery to treat cranial neuropathies. Neurosurgery. 2001;49(1):108–15; discussion 115–6. https://doi.org/10.1097/00006123-200107000-00017.

9. Eby JB, Cha ST, Shahinian HK. Fully endoscopic vascular decompression of the facial nerve for hemifacial spasm. Skull Base. 2001;11(3):189–97. https://doi.org/10.1055/s-2001-16607.

10. Jarrahy R, Cha ST, Eby JB, Berci G, Shahinian HK. Fully endoscopic vascular decompression of the glossopharyngeal nerve. J Craniofac Surg. 2002;13(1):90–5. https://doi.org/10.1097/00001665-200201000-00021.

11. Jarrahy R, Eby JB, Cha ST, Shahinian HK. Fully endoscopic vascular decompression of the trigeminal nerve. Minim Invasive Neurosurg. 2002;45(1):32–5. https://doi.org/10.1055/s-2002-23586.

12. Kabil MS, Eby JB, Shahinian HK. Endoscopic vascular decompression versus microvascular decompression of the trigeminal nerve. Minim Invasive Neurosurg. 2005;48(4):207–12. https://doi.org/10.1055/s-2005-870928.

13. Artz GJ, Hux FJ, Larouere MJ, Bojrab DI, Babu S, Pieper DR. Endoscopic vascular decompression. Otol Neurotol. 2008;29(7):995–1000. https://doi.org/10.1097/MAO.0b013e318184601a.

14. Lee JYK, Pierce JT, Sandhu SK, Petrov D, Yang AI. Endoscopic versus microscopic microvascular decompression for trigeminal neuralgia: equivalent pain outcomes with possibly decreased postoperative headache after endoscopic surgery. J Neurosurg. 2017;126(5):1676–84. https://doi.org/10.3171/2016.5.JNS1621. Epub 2016 Jul 29.

15. Piazza M, Lee JY. Endoscopic and microscopic microvascular decompression. Neurosurg Clin N Am. 2016;27(3):305–13. https://doi.org/10.1016/j.nec.2016.02.008.

16. Flanders TM, Blue R, Roberts S, McShane BJ, Wilent B, Tambi V, Petrov D, Lee JYK. Fully endoscopic microvascular decompression for hemifacial spasm. J Neurosurg. 2018;131(3):813–9. https://doi.org/10.3171/2018.4.JNS172631.

17. Mostafa BE, El Sharnoubi M, Youssef AM. The keyhole retrosigmoid approach to the cerebellopontine angle: indications, technical modifications, and results. Skull Base. 2008;18(6):371–6. https://doi.org/10.1055/s-0028-1087220.

18. Pak HL, Lambru G, Okasha M, Maratos E, Thomas N, Shapey J, Barazi S. Fully endoscopic microvascular decompression for trigeminal neuralgia: technical note describing a single-center experience. World Neurosurg. 2022;166:159–67. https://doi.org/10.1016/j.wneu.2022.07.014. Epub 2022 Jul 8.

19. Zagzoog N, Attar A, Takroni R, Alotaibi MB, Reddy K. Endoscopic versus open microvascular decompression for trigeminal neuralgia: a systematic review and comparative meta-analysis. J Neurosurg. 2018;131:1–9. https://doi.org/10.3171/2018.6.JNS172690. Epub ahead of print.

20. Zhao Z, Chai S, Xiao D, Zhou Y, Gan J, Jiang X, Zhao H. Microscopic versus endoscopic microvascular decompression for the treatment of hemifacial spasm in China: a meta-analysis and systematic review. J Clin Neurosci. 2021;91:23–31. https://doi.org/10.1016/j.jocn.2021.06.034. Epub 2021 Jun 28.

21. Jiang H, Zou D, Wang P, Zeng L, Liu J, Tang C, Zhang G, Tan X, Wu N. Case report: Fully endoscopic microvascular decompression for trigeminal neuralgia. Front Neurol. 2023;13:1090478. https://doi.org/10.3389/fneur.2022.1090478.

22. Jiang H, Zhou D, Wang P, Zeng L, Liu J, Tang C, Zhang G, Tan X, Wu N. Case report: fully endoscopic microvascular decompression for glossopharyngeal neuralgia. Front Surg. 2023;9:1089632. https://doi.org/10.3389/fsurg.2022.1089632.

23. El Refaee E, Matthes M, Schroeder HWS. Value of endoscopic visualization during the sling-transposition technique for microvascular decompression of the facial nerve in a case with hemifacial spasm. World Neurosurg. 2022;163:4. https://doi.org/10.1016/j.wneu.2022.03.117. Epub 2022 Apr 2.

24. Wang P, Li Q, Wang C, Li C. Complete neuroendoscopic *versus* microscopical trigeminal neuralgia microvascular decompression (MVD) in primary trigeminal neuralgia (PTN). Am J Transl Res. 2021;13(11):12,905–12.

25. Sun Z, Wang Y, Cai X, Xie S, Jiang Z. Endoscopic vascular decompression for the treatment of trigeminal neuralgia: clinical outcomes and technical note. J Pain Res. 2020;13:2205–11. https://doi.org/10.2147/JPR.S268441.

26. Blue R, Alexis M, Mensah-Brown K, Yang AI, Spadola M, Ajmera S, Lee JYK. Endoscopic microvascular decompression without the use of rigid head fixation. J Clin Neurosci. 2022;106:213–6. https://doi.org/10.1016/j.jocn.2022.10.030. Epub 2022 Nov 10.

27. Al Menabbawy A, El Refaee E, Elwy R, Shoubash L, Matthes M, Schroeder HWS. Preemptive strategies and lessons learned from complications encountered with microvascular decompression for hemifacial spasm. J Neurosurg. 2023;140:1–12. https://doi.org/10.3171/2023.4. JNS23557. Epub ahead of print.

28. Rennert RC, Brandel MG, Stephens ML, Rodriguez A, Morris TW, Day JD. Surgical relevance of the suprameatal tubercle during superior petrosal vein-sparing trigeminal nerve microvascular decompression. Oper Neurosurg (Hagerstown). 2021;20(6):E410–6. https:// doi.org/10.1093/ons/opab046.

29. Blue R, Li C, Spadola M, Saylany A, McShane B, Lee JYK. Complication rates during endoscopic microvascular decompression surgery are low with or without petrosal vein sacrifice. World Neurosurg. 2020;138:e420–5. https://doi.org/10.1016/j.wneu.2020.02.142. Epub 2020 Mar 4.

30. Luzzi S, Del Maestro M, Trovarelli D, De Paulis D, Dechordi SR, Di Vitantonio H, Di Norcia V, Millimaggi DF, Ricci A, Galzio RJ. Endoscope-assisted microneurosurgery for neurovascular compression syndromes: basic principles, methodology, and technical notes. Asian J Neurosurg. 2019;14(1):193–200. https://doi.org/10.4103/ajns.AJNS_279_17.

第十八章
全内镜额骨肿瘤切除术

Waleed Yousef, Mustafa Najibullah, Zafdam Shabbir, Shayma Shamo, and Waleed Abdelfattah Azab

18.1　简介

　　骨瘤是颅骨最常见的原发性骨肿瘤，发病率低于 0.5%[1]。是一种良性的、生长缓慢、质地坚硬且固定的肿块，通常发生在颅顶、乳突、鼻窦和下颌骨。骨瘤可分为传统经典型、骨膜型和髓质型。传统经典型最为常见，通常位于颅颌面区域[2]。在颅顶骨瘤中，从外板生长的外生型比从内板生长并向颅内生长的内生型更为常见[3]。

　　从组织病理学上看，它由成骨细胞组织内的类骨质组织构成，周围被反应性骨包围。在影像学上，边界清晰，最常起源于外板，在 CT 上表现为均匀的高密度影。

　　前额骨瘤非常明显且影响容貌，患者通常出于美观原因寻求医疗建议。偶尔因疼痛就诊[4]。前额骨瘤的传统切除方法是在病变部位直接切开（利用自然形成的褶皱）或采用传统的双冠状皮瓣进行切除。这两种技术都有各自的缺点。直接切开显然会在前额留下明显的瘢痕，并且有损伤前额神经的风险。虽然传统的双冠状皮瓣是在发际线后进行皮下分离[5]，但它需要对皮下组织进行彻底分离，因此存在包括面神经额支损伤、与切口垂直的眶上神经或滑车上神经损伤在内的潜在风险。此外，尽管位于发际线后但术后仍可见的较大瘢痕。

　　1995 年，Onishi 等首次报道了用内镜切除前额骨瘤的方法。他们使用了一个 30° 的内镜和两个 5～7mm 的切口。第一个切口用于内镜，另一个用于器械[6]。结果非常令人鼓舞，该技术被世界各地的许多团队采用，但在技术上仍存在许多不同之处[2,3,7,8]。

　　与传统手术相比，内镜有很多优势，因为硬质内镜的设计允许术者通过一个远离前额区域的切口获得骨瘤的详细的视图，并且由于在骨膜下平面进行，所以完全远离神经、血管和额肌纤维。根据我们的经验，采用全内镜下切除前额骨瘤耗时更短、效率更高、侵入性更小，并且具有良好的美容效果（图 18.1）。

在本章中，我们将详细阐述完全内镜下切除前额骨瘤的手术技术。

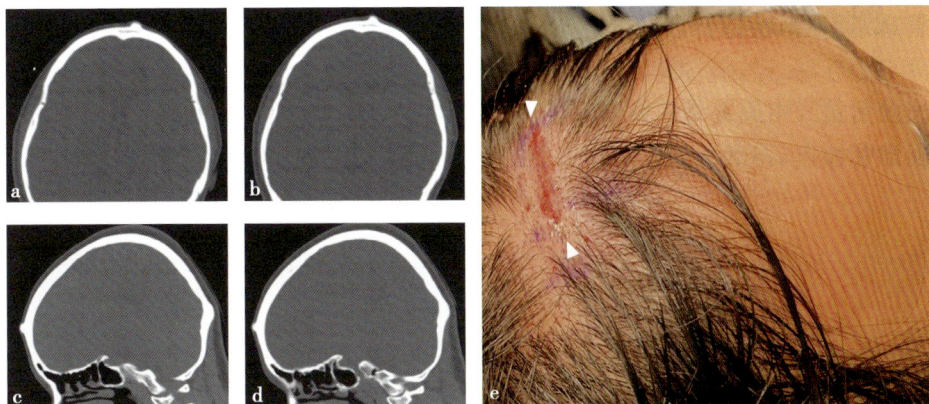

图 18.1　一例额骨骨瘤患者轴位（a, b）和矢状位（c, d）术前连续 CT 图像以及同一患者术后美容效果展示（e）。（e）可见闭合的皮肤切口（箭头）

18.2　手术技术

在全身麻醉下，患者仰卧，头部置于马蹄形头托上。选择发际线后 1cm 处作为切口中心，同时使其到骨瘤的操作距离最短。沿着计划的切口进行有限的 3～4mm 宽的毛发修剪，并在切口部位局部注射 2% 利多卡因与 1∶200 000 肾上腺素的混合液。在头皮上做一个 3cm 的切口直至骨面（图 18.2a）。然后用骨膜剥离器剥离骨膜。使用一个小型手持 Langenbeck 牵开器来抬起头皮，并将一个 Killian 经蝶窦内镜向下插入骨瘤处并打开，以形成操作通道（图 18.2b）。

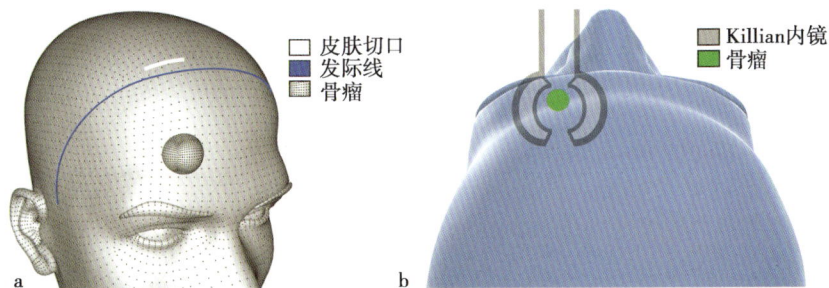

图 18.2　头皮切口和手术通道规划。（a）头皮切口位于发际线后 1cm 处，其位置应使从切口到骨瘤的操作距离最短。（b）将 Killian 经蝶窦内镜向下插入骨瘤处并打开以建立操作通道

　　将一个带有冲洗鞘的 0° 硬质内镜连接到一台 4K 内镜摄像机和监视器上。内镜下的操作步骤如图 18.3a～f 所示。助手医生手持内镜，从通道的 12 点位置插入，直至清晰看到骨瘤。在内镜视野下进一步调整内镜叶片。有时需要使用剥离器在通道最深部将骨膜从骨瘤上剥离。通过注射生理盐水并由助手医生用注射器吸出最后一滴液体，可以很容易地清除内镜镜头上的污渍。大多数时候，在通道的下角放置一个吸引管。吸引管除了具有清除冲洗液、磨骨时的骨屑以及烧灼时产生的烟雾的功能外，还可在深部起到牵开器的作用。

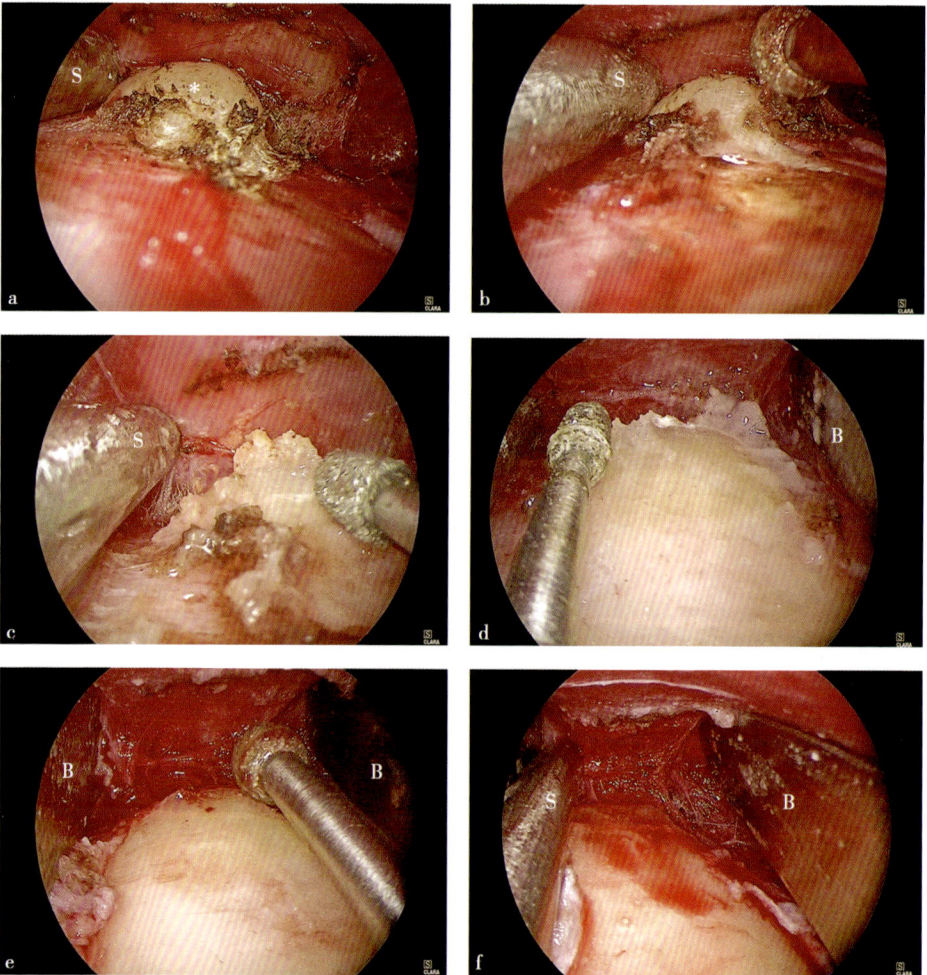

图 18.3　（a）将内镜沿通道插入，直至清晰看到骨瘤（*）。（b）骨瘤已部分磨除。注意，吸引管大部分时间保持在通道的下角，并且在深处还起到牵开器的作用。（c,d）对骨瘤进一步磨除。使用较小的钻头对骨瘤的最后部分进行磨除（d）。（e）在骨瘤磨除后对颅骨外板表面进行打磨。（f）看到手术视野的最终视图。B，内镜叶片；S，吸引器

下一步是使用一个带有细长手柄的长角度钻头来去除骨瘤。通常使用4mm的锋利金刚石钻头，但在骨瘤切除的最后阶段可能需要更小的钻头。

有时会使用30°或45°的内镜以获得更好的视野。将内镜杆远离通道中心为器械操作腾出更多的空间。内镜杆和器械在工作通道内动态协调地进入和退出对于手术过程的无缝进行至关重要。因此需要手术团队的成员通过更多的工作和合作培养默契。

最后，在骨瘤被钻除后进行一些磨骨动作以平整外板表面。然后对腔隙进行大量冲洗，并以标准方式进行缝合以完成手术。

（童南阳 译，万经海 校）

参考文献

1. Izci Y. Management of the large cranial osteoma: experience with 13 adult patients. Acta Neurochir. 2005;147:1151–5.
2. Oyer SL, Patel KG. Endoscopic brow approach for frontal osteoma in a pediatric patient. Int J Pediatr Otorhinolaryngol. 2012;76(8):1211–3. https://doi.org/10.1016/j.ijporl.2012.04.011.
3. Lai CH, Sun IF, Huang SH, Lai CS, Lin SD. Forehead osteoma excision by endoscopic approach. Ann Plast Surg. 2008;61(5):533–6. https://doi.org/10.1097/SAP.0b013e31816d829a.
4. Foustanos A, Zavrides H. Endoscopic resection of forehead osteomas. Br J Oral Maxillofac Surg. 2007;45(5):392–5.
5. Kim JS, Lee JH, Kim NG, Lee KS. Forehead osteoma excision by anterior hairline incision with subcutaneous dissection. Arch Craniofac Surg. 2016;17(1):39–42. https://doi.org/10.7181/acfs.2016.17.1.39.
6. Onishi K, Maruyama Y, Sawaizumi M. Endoscopic excision of forehead osteoma. J Craniofac Surg. 1995;6(6):516–8. https://doi.org/10.1097/00001665-199511000-00021.
7. Papay FA, Stein JM, Dietz JR, Luciano M, Morales L Jr, Zins J. Endoscopic approach for benign tumor ablation of the forehead and brow. J Craniofac Surg. 1997;8(3):176–80. https://doi.org/10.1097/00001665-199705000-00007.
8. da Costa MDS, Suzuki FS, Biló JP, Cavalheiro S. Endoscopic approach for resection of frontal forehead osteoma: technical case report instruction. World Neurosurg. 2023;175:11. https://doi.org/10.1016/j.wneu.2023.03.135.